암컷 그리고 수컷

오페라 카르멘과 함께 하는 性 이야기

암컷 그리고 수컷

© 주석원, 2013

1판 1쇄 인쇄_ 2013년 1월 10일
1판 1쇄 발행_ 2013년 1월 15일

지은이_ 주석원
펴낸이_ 홍정표

펴낸곳_ 세림출판
       등록_ 제 25100-2007-000014호

공급처_ (주)글로벌콘텐츠출판그룹
    이 사_ 양정섭
    디자인_ 김미미
    일러스트_ 강성남
    기획·마케팅_ 노경민 배정일 배소정
    경영지원_ 안선영
    주 소_ 서울특별시 강동구 길동 349-6 정일빌딩 401호
    전 화_ 02-488-3280
    팩 스_ 02-488-3281
    홈페이지_ www.gcbook.co.kr

값 14,800원
ISBN 978-89-92576-52-9 03300

·이 책은 본사와 저자의 허락 없이는 내용의 일부 또는 전체를 무단 전재나 복제, 광전자 매체 수록 등을 금합니다.
·잘못된 책은 구입처에서 바꾸어 드립니다.

실연의 아픔을 간직한 이들에게

[다스름]

나는 대학시절에 그때 오페라에 끌려 아름다운 아리아에 심취한 적이 있었다. 그때 즐겨 불렀던 게 도니제티Gaetano Donizetti, 1797~1848의 오페라 〈사랑의 묘약〉의 유명한 아리아 〈남 몰래 흐르는 눈물〉과, 푸치니Giacomo Puccini, 1858~1924의 오페라 〈라보엠〉 중에 나오는 아리아 〈그대의 찬 손〉 등이었다. 지금으로부터 거슬러 족히 20년도 넘은 때의 일이다. 이태리 말은 하나도 모르면서 음반의 삽지에 소개된 이태리어 가사만 하나 달랑 들고 카세트에서 흘러나오는 아리아들을 수십 번씩 들으며 어설프게 흉내 내던 그 까마득하던 시절의 기억이 문득 새롭다. 그렇게 아리아를 달달 외워서는 술자리의 친구들 앞에서 무반주로 자랑스레 부르곤 했다. 무식하면 용감하다더니.
 우리 대중음악이나 영미 팝송에만 심취했던 내게 오페라에서 울려나오는 사람의 웅혼한 목소리의 예술은 참으로 크나큰 충격이었다. 대중음악에도 물론 나름의 보컬 훈련이 있기는 하지만, 그것은 어쨌든 정칙이 없는 자유와 개성의 발현이 주된 것이다. 성악처럼 엄격한 발성법을 따라 치열한 훈련을 통해 도달하는 그런 지고의 경지는 아닌 것이다. 나는 인간의 목소리를 가지고 예술적 감성을 표현하는 장르로 성악을 따라갈 만한 분야는 거의 없지 않나 생각한다. 우리 전통에서 찾는다면 아마도 판소리의 득음得音의 훈련에나 비견될 수 있으리라.

나의 오페라에 대한 관심은 그러나, 가물가물해졌다. 대학을 졸업하고 직장을 다니면서 숨가쁜 생존경쟁에 파묻히게 된 것이다. 그래서 손쉽게 다가갈 수 있는 대중음악이 다시 나의 음악생활의 주류가 되었다. 기타를 들고 돈 맥클린Don Mclean의 〈빈센트Vincent〉나 존 레논John Lennon의 〈이매진Imagine〉을 읊조리는 것으로 회귀한 것이다.

그러던 어느 날. 나는 지루하게 반복되는 일상의 매너리즘에서 벗어나 그간의 삶을 되돌아보게 되었다. 그리고 장고에 장고를 거듭한 끝에 6년이라는 기나긴 과정의 한의과대학에 진학하기로 마음먹었다. 33세의 늦은 새내기로서 새로운 패러다임의 인체를 탐구해보고자 동급생들보다 12년이나 늦게 상아탑에 다시 발을 들여놓게 된 것이다. 나는 기나긴 6년의 의업을 마치고 마침내 한의사가 되었다.

이러한 특이한 인생역정 때문에 나는 남들보다 꽤 결혼이 늦어지게 되었다. 자칫 결혼도 못해보고 총각귀신으로 늙어죽을 판이었다. 그때 배지연을 만났다. 그녀는 대학 졸업 후 이태리의 베르디 음악원에 유학하여 오페라의 본 고장에서 10여 년을 활약하고 귀국하여 국내 여러 무대에서 활발히 활동하던 프로 성악가였다. 그녀가 무대에서 부르는 아리아는 오래 전에 잊혀진 아련한 오페라의 추억을 되살려 주었다.

이 글은 메조소프라노 배지연이 즐겨 부르는 오페라 〈카르멘〉의 유명한 아리아 하바네라Habanera를 듣고 영감을 얻어 쓴 글이다. 사랑에 관한 변덕스런 인간의 심리를 절묘하게 표현한 노랫말이 나에게 아이디어를 준 것이다. 오페라 〈카르멘〉은 단지 카르멘이라는 강한 개성과 카리스마를 지닌 한 여성의 단순한 사랑이야기로만 치부할 수는 없는, 여러 각도에서 다양한 해석이 가능한 문제작이다. 그것은 최소한 내게는 총체적 인간의 문제를 노래하고 있는 심오한 예술작품이었다. 인간의 성·사랑·야망·질투·이별·결혼·양육과 같은 인간 삶의 본질적 주제에 대해 깊이 생각해 볼 수 있는 뜻 깊은 기회였다.

한의사라는 직업을 가진 까닭에 나는 평소 성性에 관해 문의를 하는 환자들을 종종 접한다. 흔히들 정력을 증진시키고자 은근슬쩍 묻는 사람도 있지만, 가끔 성과 관련된 심각한 정신과적인 고민을 해결하고자 말을 꺼내는 사람도 있다. 이들을 치료하는 과정에서 나는 인간의 성에 대해 임상적으로 많은 것을 배울 수 있었다. 내가 평소 자주 접하는 생물학·생리학·해부학·조직학 등 다양한 의학 지식들도 이 글을 쓰는 데 많은 도움이 되었다.

다윈의 진화론에 바탕을 둔 진화생물학과 사회생물학의 최근 성

[다스름]

과는 이 글의 가장 든든한 토대가 되었다. 특히 존 스파크스의 『동물의 사생활』은 성과 관련된 동물들의 다양하고 기발한 행태에 대하여 많은 것을 깨닫게 해주었다. 맬컴 포츠와 로저 쇼트 공저의 『아담과 이브 그 후』와 로버트 라이트의 『도덕적 동물』도 역시 많은 통찰을 주었다. 여기에는 인간 남녀의 성적 행위의 근원에 관한 심도 있는 연구결과가 다양한 사례를 통해 흥미롭게 분석되고 있다. 인간이 비록 문명을 통하여 자연의 많은 제약으로부터 벗어나, 애초의 동물로서의 본성이 많이 흐려지기는 했지만, 그 근원에 있어서는 여전히 자연의 일부인 동물의 속성이 면면히 흐르고 있음을 다시금 깨달을 수 있었다. 우리는 결코 자연을 떠나서는 살 수가 없다.

〈카르멘〉은 오페라 팬들에게는 너무도 널리 알려진 최고 인기의 레퍼토리 중의 하나이지만, 보통사람들은 의외로 〈카르멘〉을 잘 알지 못한다. 나도 아내를 만나기 전에는 〈카르멘〉에 대해 그다지 잘 알지 못했다. 〈하바네라〉나 〈투우사의 노래〉, 그리고 〈카르멘 서곡〉 정도나 단편적으로 알고 있는 수준이었다. 아내가 부르는 하바네라를 듣고, 그리고 오페라 〈카르멘〉을 함께 보면서 나는 이 오페라의 진면목에 매료되었다. 그리고 문득 〈카르멘〉의 극적인 스토리를 바탕으로 인간의 사랑과 성에 관한 얘기들을 포괄적으로 할 수 있겠다는 생각이 들었다. 나는 그것을 〈카르멘〉의 열정적 음악을 배경으로 또 한편의 오페라처럼, 혹은 또 하나의 소설처럼 펼쳐보았다. 독자들은 마치 대작 오페라 〈카르멘〉을 바로 옆에서 들으면서, 인간의 사랑과 성의 위대한 서사시를 온몸으로 만끽하는 색다른 즐거움을 누릴 수 있을 것이다.

이 글에 실린 오페라 〈카르멘〉의 우리말 번역은 〈카르멘〉 공연실황 영상물과 인터넷 웹사이트 자료, 그리고 메조소프라노 배지연에게 〈카르멘〉의 불어 대사Libretto를 가르친, '르 꼬르동 블루 숙명아카데미Le Cordon Bleu-Sookmyoung Academy'의 통역 매니저 홍성숙 선생의 〈카르멘〉 강의 내용 등을 참고하여 재구성한 것이다. 필요에 따라 곡의 순서를 바꾸거나 일부 첨삭한 부분이 있지만, 될 수 있는 대로 원문에 충실하게 표현하려고 최대한 노력을 기울였다.

이 글은 나의 음악적 삶이 녹아 있는 의학이야기이다. 독자들은 성에 관한 동서의학이론과, 나의 다양한 임상경험이 오페라 〈카르멘〉의 아름다운 음악 속에 고스란히 녹아 있음을 발견할 것이다. 그리고 예술적인 완성도와 빼어난 아름다움을 알면서도 왠지 어려운 것으로 인식되어 잘 접근하지 못하는 클래식오페라가, 우리가 흔히 라디오에서, 길거리에서, 그리고 지하철에서 듣는 대중가요의 사랑

[다스름]

노래와 하나도 다를 바 없는, 비근하고 가슴 시린 보편적인 인간의 감정을 담고 있는 예술이라는 사실도 공감하게 될 것이다.
   음악은 인류가 낳은 위대한 유산이다. 음악은 우리의 정서를 순화하고 생체의 리듬을 고르는 의학적 치유의 효능이 있다. 엄마 뱃속의 태아시절부터 죽는 바로 그 순간까지 한시도 쉬지 않고 쿠쿵! 쿠쿵! 울리는 심장의 생명의 리듬 속에서 우리는 살고 있지 않는가! 나에게 음악은 몸과 분리되지 않는다. 우리 몸이 비로 음악인 것이다. 그럼 인간의 사랑과 증오가 적나라하게 펼쳐지는 〈카르멘〉의 짙은 감동의 세계로 떠나보자!

주석원

목차

다스름 04

첫째 가름 01 유혹

유혹 16 유성생식 20 암내 23 유혹 28 식색동원 35 값싼 정자, 비싼 난자 37 여자는 까다롭고 남자는 헤프다 40 남자는 배 여자는 항구 42

02 구애

수컷들 46 다이아몬드는 여자의 가장 좋은 친구 49 물질공세 51 멋쟁이 신사 55 춤꾼선발 59 마리아 칼라스 63 향연 66 아이는 안 돼! 70 성행위의 이중성 72 자연이냐 학습이냐 74 우리도 즐긴다 76 꼭꼭 숨어라 머리카락 보인다 78 창과 엠 80 발기 83 비아그라 85 자위중독 89 클리토리스 95 자위의 역사 100

Intermission 1 오페라 『카르멘』에 대하여 102

둘째 가름 01 남과 여

연적 112 당신의 숨결 하나하나마다 117 엉덩이의 재발견 124 윗입술 아랫입술 129 호모섹스 130 아슬아슬한 곡예, 성의 결정 136 남녀는 원형 138 신화 141 양중유음, 음중유양 144

02 갈등

다툼 148 고백 153 함께 도망가요 157

Intermission2 오페라의 목소리들 163

셋째 가름 01 질투

대물의 허와 실 174　결투 178　난교의 추억 182　결혼제도 186　일부다처제의 부활 188　누가 일부일처제를 싫어했나 190　갱제가 잘 돼야 193　살아보고 결혼하자 194

02 권태

이별 198　낭만은 짧다 205　성 격차 209　원죄 216　탄트리즘 218　몇 번이 적당할까? 220　8체질 성의학 224　쾌락주의와 금욕주의 226　담력게임 233

Intermission 3　오페라『카르멘』실황 DVD 238

넷째 가름 01 엄마

엄마의 회상 246　정자은행 253　멀고 험한 길 256　벽 259　배란기 감추기 262

02 의심

운명 268　정조대 269　정자전쟁 271　못 믿겠어 276　남자는 나이, 여자는 돈 279　남녀평등 282　폐경 284　단기전략, 장기전략 286

03 자유

돌아오지 않는 강 290　사랑을 팔고 사는~ 301　권투선수 303　성매매를 뿌리뽑자? 308　자유로운 사랑을 위해 314

뒷풀이 320

참고문헌 및 자료 324

이 책에 나오는 오페라 〈카르멘〉 주요 음악 목록

- 하바네라
- 투우사의 노래
- 날 진정 사랑한다면
- 3막 피날레
- 마지막 합창
- 세기디야와 이중창
- 당신을 위해 춤을 추려오
- 나는 에스카미요
- 어머니에 대해 말해주오
- 마지막 이중창
- 집시의 노래
- 꽃노래
- 미카엘라의 아리아
- 트럼프의 노래

이 노래들은 필자의 카르멘 블로그에서 유명 성악가들의 동영상으로 직접 들으실 수 있습니다. 주소창에 blog.naver.com/docj624 라고 쳐보세요(스마트폰은 m.blog.naver.com/docj624).

등장인물

- 카르멘(메조소프라노): 집시 여인. 돈 호세의 애인
- 돈 호세(테너): 세비야의 치안을 담당하는 군인. 카르멘의 애인
- 미카엘라(소프라노): 돈 호세의 고향 약혼녀
- 에스카미요(베이스-바리톤): 세비야의 유명한 투우사. 카르멘의 새 애인
- 메르체데스와 프라스키타(소프라노): 카르멘의 친구들
- 주니가(베이스): 돈 호세의 직속상관

첫째가름

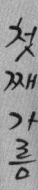

01 유혹

02 구애

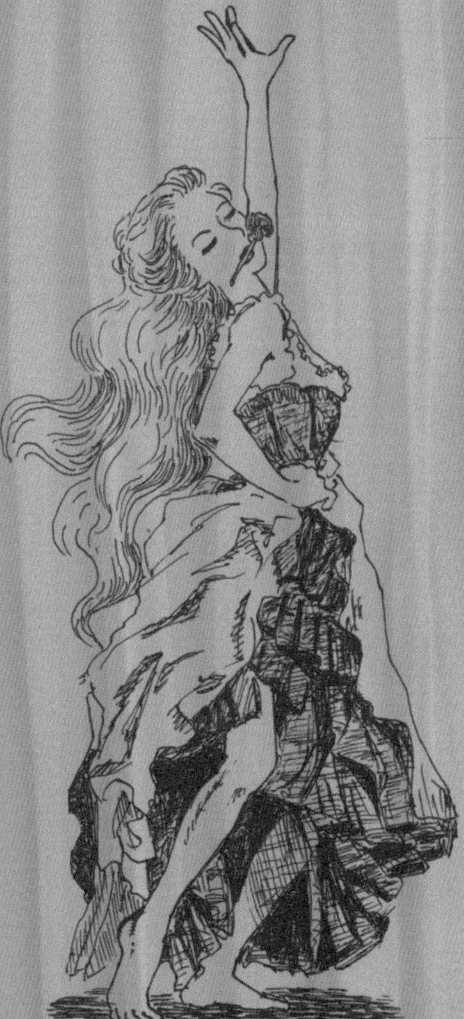

나는 유혹 이외의 모든 것에 대항할 수 있다.

― 오스카 와일드

유혹

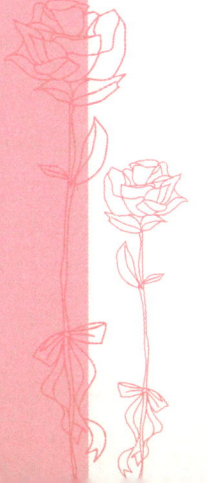

유혹

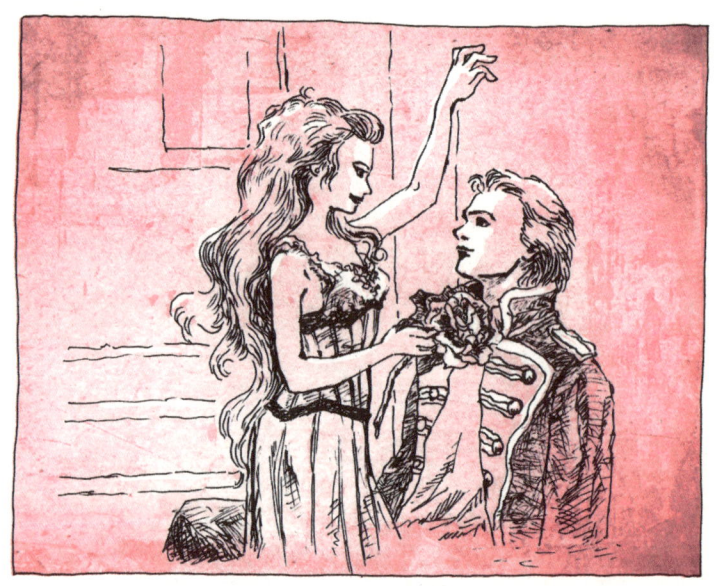

언제 당신들을 사랑하려냐구요?

모르겠어요!

사랑을 결코 하지 않을런지

아니면 내일 할런지

하지만 오늘이 아닌 것만은 확실해요!

사랑은 반항하는 새, 그 누구도 길들일 수 없어
한번 마음 돌아서면 아무리 달래도 소용없지
협박을 해도 안 되고 꾀어도 안 돼요
말 잘하는 사람과 말 없는 사람이 있다면
차라리 난 말 없는 그 사람을 택하겠어요
아무 말을 안 해도 날 즐겁게 하니까요

그 새를 잡았다 생각하면
새는 어느새 날개를 펼치고 날아가버리죠
사랑이 멀리 있을 땐 기다려요
더 이상 기다리지 않을 때 다시 찾아오니
당신 주위에 날아왔다 재빨리 날아가고
모르는 결에 어느 새 또다시 돌아오네
잡았다고 생각하면 달아나고
벗어나려 하면 당신을 꼭 붙들지

후렴

사랑~ 사랑~ 사랑~ 사랑~
사랑은 집시 아이, 제멋대로지요
당신이 날 사랑하지 않는다 해도, 난 당신을 사랑할 거예요
내가 당신을 사랑하면, 당신, 조심해요!

당신이 날 사랑하지 않는다 해도, 난 당신을 사랑할 거예요
내가 당신을 사랑하면, 당신, 조심해요!
아리아 〈하바네라〉, 1막, 노래듣기 동영상: blog.naver.com/docj624 참조

카르멘Carmen은 호세를 유혹한다. 호세는 착하고 성실한 군인이다. 카르멘은 자유로운 사랑을 추구하는 집시 여인이다. 모범생 같은 순진한 남자를 발랑 까진 섹시한 여자가 꼬시는 것이다. 위 노래는 오페라 〈카르멘〉에서 가장 유명한 아리아 중의 하나인 〈하바네라Habanera〉다. 사랑에 대한 카르멘의 심리를 잘 표현하고 있는 걸작이다.

하바네라Habanera

조르쥬 비제Georges Bizet, 1838~1875의 오페라 〈카르멘〉에서 가장 널리 알려진 아리아의 하나로서 담배공장 앞 광장에서 카르멘이 처음 등장하여 부르는 노래다. 광장의 수많은 사내들을 앞에 두고 자신의 변화무쌍한 사랑관을 펼치는 카르멘의 요염한 자태와 노래는 가히 일품이다. 극의 무대는 정열의 나라 스페인이다. 곡의 별칭인 하바네라란 쿠바의 수도인 아바나Habana의 춤곡danza이라는 뜻이다. 당시 스페인의 식민지였던 쿠바로부터 물자뿐만 아니라 쿠바의 음악도 함께 흘러들어 온 것이다. 원래 하바네라는 19세기 초 쿠바에서 유행하기 시작한 2/4박자의 여유 있는 특징적 리듬이 반복되는 춤곡을 말한다. 이 리듬은 카르멘의 오만한 성격을 표현하는 데 멋들어지게 작용한다.

그런데 정작 비제는 스페인 민요 모음집에서 이 하바네라를 발견했다고 한다. 대번에 가치를 알아본 그는 이 오페라의 대표곡으로 지극한 정성을 들여 이 유명한 아리아를 작곡한 것인데, 실은 쿠바에서 수입된 음악이 바탕이 되었던 것이다. 여기 등장하는 담배공장 장면도 당시 스페인의 식민지였던 쿠바 등 라틴아메리카로부터 수입해 들여온 담배를 스페인 도처에서 가공하던 역사적 풍속도가 반영된 것이다. 지금 담배는 암과 순환계, 소화계 질환 등 수많은 만성질병의 원흉으로 낙인찍혀 퇴출 위기에 놓여 있지만, 당시만 해도 담배는 대서양 건너 저 멀리 환상의 낙원 신대륙에서 건너온, 권위의 상징이요, 심지어 불로장생의 영약으로 숭배되던 최고 인기의 기호품이었다.

이 오페라는 감미롭고 몽환적인 언어인 불어로 작곡되어 카르멘의 섹시함을 더욱 돋보이게 한다. 빨간 장미 한 송이를 돈 호세Don José의 미간에 획 던지고 사라지는 장면이 바로 이 첫대목의 노래에서 나온다. 영화나 수많은 공연물에서 자주 패러디 되는 너무도 유명한 신이다. 1994년 아놀드 슈왈제네거Arnold Schwarzenegger, 1947~ 주연의 코믹 액션 영화 〈트루 라이즈True Lies〉에서도 비슷한 장면이 있었다. 촌스럽던 아내 헬렌Helen, 제이미리커티스분이 몸에 쫙 달라붙는 섹시한 옷에 새빨간 장미 한 송이를 입에 물고 남편 해리Harry, 아놀드 슈왈제네거분 앞에서 그를 유혹하는 우스꽝스런 춤을 춰 폭소를 자아낸 기억이 난다.

유성생식

인간은 생식reproduction을 한다. 그것도 유성생식을 한다. 유성생식이란 생식에 있어 서로 다른 성, 즉 암수의 생식세포의 교합에 의해 자손을 퍼뜨리는 생식방법이다. 그래서 인간의 생식에는 남녀가 만나야 한다. 이 남녀의 만남에서 사랑이 싹트는 것이다.

자손의 번식을 위해 꼭 암수가 모두 필요한 것은 아니다. 진화의 초기단계에는 유성생식이 아닌 무성생식이 대세였다. 아메바는 자신의 몸을 둘로 나누는 이분법으로 자손을 퍼뜨린다. 지극히 간단하고 효율적인 생식 방법이다. 아메바에겐 아마 사랑이란 없을 것이다. 그렇다고 아메바에게 생식의 쾌락이 없다고 단정할 수는 없다. 자신의 몸이 둘로 나뉘는 순간 황홀한 오르가슴orgasm에 온몸이 전율하는 듯한 짜릿한 느낌이 회오리처럼 휘감을지도 모른다. 그래서 사무라이처럼 비장하게 할복하는 위험을 아메바가 무릅쓰는 것일까? 단순히 자손을 퍼뜨려 자신의 유전자를 되도록 많이 후대에 전수하려는 맹목적 소명의 동인만이 아메바를 이끄는 것 같지는 않다. 뭔가 나뉘는 그 과정이 아메바에게 쾌락을 주는 것인지도 모른다. 하지만 그렇다고 해서 그것이 아메바에게 사랑일 순 없다. 사랑이란 상대가 있어야 하는 것이니까.

흔히들 이런 말을 한다. "성sexual intercourse은 사랑love을 전제로 해야 한다." 성은 생식행위를 말한다. 하지만 생식 그 자체, 즉 번식만을 목적으로 한다면, 다시 말해 자손을 퍼뜨린다는 단순한 목적만을 위한 것이라면 꼭 사랑이 필수불가결한 조건은 아닐 것이다. 단순히 일시적 쾌락만을 위해서 할 수도 있고, 아무런 감정의 동반 없이 맹목적으로 하는 경우도 있고, 물리적인 폭력에 의해 강제적으로 당하는 경우도 드물지 않게 있다. 이 중 일부는 물론 인간만이 아닌 동물에서도 종종 볼 수 있는 현상이다. 하지만 우리가 말하는 사랑이란 다분히 심리적이고 정서적이면서도 이성적인, 어떤 문화적 요소를 포괄하는 광범위하고 복합적인 것이다. 그래서 심지어는 육체적인 교합이 없이도 남녀가 서로 사랑할 수 있다. 사랑 없는 섹스가 가능한 것처럼. 하지만 일반적인 사랑은 대개 성을 포함한다.

우리는 사랑을 미화한다. 많건 적건 우리는 사랑에 대해 막연한 환상을 갖고 있다. 그 사랑에 대한 환상의 진원지는 어디일까? 아마도 그것은 성에 있을 것이다. 성이 가져다주는 그 순간적 쾌락과 황홀경! 바로 그 순간에는 그 어느 것에도 비견될 수 없는 절대적 경지의 어떤 느낌에 휩싸인다. 성이 주는 지속적 쾌락의 기억은 30억 년 이상 축적돼 온 진화의 기나긴 세월의 관성이 떠받치고 있는 것인지도 모른다.

우리는 이렇게 유성생식을 하는 인간이기에 성행위를 당연시하고, 또 그것을 인간만의 언어로 끊임없이 아름답게 수식해 왔지만, 사실 이러한 유성생식은 번식방법으로는 매우 비효율적인 방법에 속한다. 짝을 구하기 위해 복잡한 구애과정을 통과해야 하고, 경쟁자를 물리치기 위해 생명까지도 위태로운 투쟁을 치러야 하며, 포식자에게 무방비로 노출될 수 있는 위험천만한 교미의 순간도 감수해야 하고, 상당한 기간 동안 태아를 수태한 채 지내야 하는 번거로움을 헤쳐 나가야 하며, 엄청난 산고를 동반하는 분만을 견뎌내야 하고, 그 후에

오는 부담스럽기 그지없는 양육의 부담 또한 필연적으로 감당해야 하기 때문이다. 어떤 의미에서는 무성생식에 비해 바보스러울 정도로 거추장스럽고 번잡하며, 에너지 소비가 과하고, 때로는 견디기 어려운 심한 고통까지도 수반하는 형극의 과정이다. 게다가 배우자 각자가 자신의 고귀한 유전자를 50%나 버려야 하는 막대한 손실까지도 감수해야 한다. 아메바처럼 때가 되면 반으로 '쓱싹~' 나뉘는 분할법으로 생식을 했더라면, 훨씬 더 간단하고 효율적인 방법으로 자신의 유전자를 고스란히 100% 전수받은, 그야말로 자신과 똑같은 분신을 비교도 할 수 없을 정도로 엄청나게 거느렸을 텐데.

그럼에도 불구하고 왜 자연 선택은 유성생식을 선호했을까? 왜 하필 많고 많은 방법 중에 거추장스럽기 이를 데 없는 유성생식이라는 불편한 생식방법을 택했을까? 그것은 바로 끊임없이 변화하는 환경에 적응해서 진화해야만 가까스로 생존할 수 있는, 생명체라는 존재의 피할 수 없는 영원한 숙명 때문이었다고 한다. 유성생식을 통해야만 다양한 형질을 갖는 유전자들이 계속 섞이고 또 섞여, 예측할 수 없는 복잡한 환경변화에 기민하게 대처할 수 있는 적응력을 얻을 수 있었던 것이다. 말하자면 이것은 유전자 수준에서 다양한 경험을 쌓는 것과 비슷하다. 마치 우리가 어려서부터 여행을 많이 하고 견문을 넓혀 다양한 삶의 경험을 축적해야만 인생의 험난한 여정에서 쉽게 좌절하지 않고 끝내 삶의 목표를 훌륭하게 달성할 수 있는 것처럼! 카르멘은 지금 호세를 유혹하고 있다.

> ### 유전자 카드놀이
>
> 아버지로부터 받은 정자와 어머니로부터 받은 난자가 결합하여 수정되면 부모로부터 받은 염색체가 서로 뒤섞이게 된다. 또, 그 전에 생식세포의 형성 과정인 감수분열meiosis의 과정에서도 교차crossing-over라는 현상으로 인해 염색체의 교환이 일어나 유전자 배열에 변이가 있게 된다. 생명체는 이렇게 배우자 간, 또는 한 개체 내에서 유전자를 뒤섞는 과정을 통해 유전자의 다양성을 획득함으로써 변화하는 환경에 기민하게 대처할 수 있는 적응능력을 갖추게 되는 것이다. 이것은 카드놀이할 때 카드가 잘 섞이도록 카드를 뒤섞는 행위shuffling와 비슷하다.

암내

동물의 세계에서 보이는 유성생식의 과정은 결코 낭만적이지 않다. 동물의 세계에서 짝짓기란 말 그대로 전쟁이다. 그것은 너무도 치열하고 처절하고, 때로는 야비하고 잔인하며, 심지어는 치명적이기까지 한, 그래서 극단적인 경우에는 목숨까지도 담보로 한 살벌한 게임이다. 유성생식은 양성 간의 전쟁일 뿐만 아니라 동성 간의 투쟁이다.

동물에 있어 성의 전쟁은 수컷과 암컷의 발정으로부터 시작된다. 발정의 사인은 여러 가지가 있다. 신체의 특정 부위의 색깔이 변한다든지(시각적 사인), 특이한 소리를 낸다든지(청각적 사인), 특수한 향취를 풍긴다든지(후각적 사인) 하는 것들이 바로 그것이다. 흔히 암내란 것은 암컷에서 분비되는 화학적 물질이 풍기는 향취로서 후각적 사인의 하나이다. 이것은 페로몬pheromone이라 불리는 물질인데, 동종의 개체들 간에 짝짓기를 유도하는 최음제 같은 것이다. 소나 돼지 등을 기르는 축산업에서 전혀 할 생각이 없는 암수를 강제로 교미시킬 때 쓰는 물질도 이런 것의 일종이다. 그것은 거부할 수 없는 세뇌요, 절대적 명령이요, 맹목적 본능이다. 생명의 세계에는 우리들이 알 수 없는 신비롭고 경이로운 수수께끼로 가득 차 있다. 인간은 이제 암내가 거의 사라지는 방향으로 진화해 버렸기 때문에, 이것이 얼마나 거부할 수 없는 강력한 향취인지 가늠하기가 불가능하게 되었다. 아직도 암내를 풍기는 진화가 덜 된(?) 여성이 간혹 있다고는 하나, 어쨌든 대부분의 여성에게서 암내라는 것은 사라지고 없는 상태다. 이는 인간의 문명으로의 진입과 결코 무관하지 않은 것 같다. 왜 암내를 없애는 방향으로 진화했는지는 여러 가지 의견이 분분하다. 분명한 것은 암내가 사라진 것이 인간의 발정기의 소실과 관련이 있다는 것이며, 그래서 언제 여성이 배란을 하는지 겉으로는 알 수 없게 되었다는 것이다. 이러한 암내의 소실은 여성에 있어 배란기징후의 은폐의 한 예이다. 배란기징후에는 암내 이외에도 음부의 색깔의 변화 또는 음부의 부풀음과 같은 시각적 징후가 있다.

여성에게 암내가 아직도 풍긴다면 문명생활에 큰 문제가 야기되었을 것이다. 암내를 풍기는 여성에게 성적으로 흥분된 남성 무리들이 한꺼번에 달려들 것이고, 그 와중에 이성을 잃은 남성에 의해 여성이 상당한 폭력에 노출될 수도 있을 것이며, 남성들 사이에서도 한 여성을 두고 치열한 경쟁을 하게 되면서 역시 상호폭력으로 인해 심한 상처를 입을 수 있기 때문이다. 마치 동물의 세계에서 수컷들이 암컷을 두고 목숨을 건 처절한 결투를 벌이는 것처럼.

이 암내가 없어지면서 인간 여성에게는 '발정기'에만 배란이 일어나던 생식시스템에서 매달 배란ovulation이 일어나는 주기적 배란시스템으로 전환이 일어났다. 이제 발정기의 짧은 기간만이 아닌 연중 내내 임신이 가능한 상태로 바뀐 것이다. 따라서 성행위도 발정기의 일정한 시기에만 하던 것이 연중 내내 아무 때나 할 수 있게 된다. 연중무휴의 성교! 암내의 사라짐은 화학적 동인에 의해 맹목적 본능으로 행해지던 성교가 인간 스스로 선택하여 행하는 능동적 성교로 전환됨을 의미한다. 비로소 남녀의 만남과 이별, 사랑과 증오, 삶과 죽음의 대서사시가 가능하게 된 것이나.

요즘에는 거의 찾아볼 수 없게 되었지만, 어릴 때 동네에서 바람난 암캐 한 마리가 발정하여 암내를 풍기면, 사방의 수캐들이 그 냄새에 홀려 죄다 몰려와 그 암캐와 교미하려고 침을 질질 흘리며 낑낑대던 풍경을 심심찮게 바라보곤 했다. 보기에도 민망하게 반쯤 포피가 벗겨져 기다랗게 발기된, 여자 립스틱—이것은 남자의 성기를 모델로 한 것이 아닌가? 립스틱이란 사실 노골적으로 에로틱한 것이라 하지 않을 수 없다—같은 수캐의 핑크빛의 페니스가 아직도 기억에 생생하다. 빙 둘러싸고 낄낄대던 애들과 민망스러워 하던 어른들도 아랑곳하지 않고 암컷의 엉덩이에 올라탄 채 한껏 발기된 페니스를 삽입하려고 전후로 헐떡이며 피스톤질을 하던 모습이며, 마침내 삽입에 성공하여 엉덩이를 맞대고 각기 반대쪽을 바라보며 우스꽝스럽게 서로 붙어 있던 모습도 역시 머리에 선하다. 수컷과 암컷의 성기가 서로 꽉 맞물려서 거의 이삼십 분 이상을 동네 아이들의 짓궂은 몰이에 이리저리 끌려다니며 끙끙대던 꼴이란! 남사스럽다며 한참 성애에 몰입해 있는 개들에게 뜨거운 물을 찌끌던 억척스런 아줌마도 뇌리를 스친다. 돌이켜보면 아줌마의 이런 행위는 우습다고 하기에는 너무도 잔인한 짓이었던 것 같다. 역지사지! 한번 입장을 바꿔 생각해보라! 당신이 지금 그 험난하고 복잡한 구애의 과정을 모두 다 통과하고 드디어 파트너와 멋진 사랑을 나누고 있다. 그런데 아닌 밤에 홍두깨 식으로 연적이 나타나더니 당신 등에 펄펄 끓는 물을 퍼붓는다. 등골이 오싹하지 않은가? 사실 요즘 유행하는 리얼리티 쇼라는 것도 대체로 이런 류의 짓들이 아닌가.

"개새끼!", "개만도 못한 새끼!", "개망신 당했다!", "개똥이야!", "빛 좋은 개살구" 등등 개에 빗댄 이런 욕지거리나 상스런 표현은 인간이라면 제정신으로는 결코 할 수 없는 짓을, 저 개는 남들이 보는 백주 대낮에 버젓이, 보란 듯이 행하는 것에 대한 단순한 종차별적 편견에서 비롯된 것이다. 하지만 개에게는 인간의 그 알량한 도덕이 어디에도 없다. 인간을 그토록 충직하게 무조건적으로 따르는 자신들이 왜 이렇게 무참하게 푸대접을 받아야 하는지 개들은 좀체 이해할 수 없을 것이다. 그들은 그저 무조건적으로 충성하고, 시도 때도 없이 애교를 떨고, 밤낮으로 집을 지키고, 가끔 분풀이 샌드백도 되어 주고, 떨어지는 낙엽에 온몸을 부르르 떨며 시린 옆구리를 부여잡는 외로운 이들에게 한결같이 벗이 되어 준 죄밖에 없는데.

개들이 그렇게 서로 성기가 결합된 채 긴 시간을 지속하는 것은, 수컷이 장차 태어날 새끼에게 아비로서의 '부성父性, paternity'을 확고히

하기 위해 암컷이 다른 수컷과 재차 교미를 하지 못하도록 암컷 성기를 물리적으로 봉쇄하기 위한 것이란다. 수컷 성기가 암컷 성기와 단단하게 결합됨으로써 어지간해서는 쉽게 빠지지 않게 하여, 정자가 난자와 확실하게 결합할 수 있는 충분한 시간을 확보하려는 것이다. 그러니까 사정은 이미 했는데도 페니스는 아직도 몇 십 분 동안 계속 발기상태를 유지하여 암컷 성기로부터 쉽게 뽑히지 않은 채 그 상태로 계속 있는 것이다. 사정하고 나면 금방 풀이 죽어 버리는 인간 남성의 성기와는 사뭇 다른 광경이 아닐 수 없다.

가끔 거대 양물의 강쇠와 철갑자물쇠의 옹녀 같은 커플이 만나 이렇게 되었다는 음담이 사실처럼 항간에 회자되는 경우가 있는데, 이는 교접하에 있는 개들의 이미지가 인산에게 그대로 투사된 환상 같은 것이라 할 수 있다. 질이 경련을 일으켜 강력하게 수축되는 바람에 음경이 꽉 물려서 그렇게 빼도 박도 못하게 되었다는 그럴 듯한 의학적 설명이 곁들여지기도 하지만, 이는 사실 근거 없는 낭설이기 십상이다. 수컷 개의 성기가 쉽게 뽑히지 않는 것은 발기 시 음경에서 돋아나는 역방향의 가시 돌기 같은 것이 음경의 후행을 방해하고 있기 때문이다(낚시 바늘에 나있는 작은 가시를 생각하면 쉽게 이해가 갈 것이다). 인간에게는 그런 메커니즘이 없다. 밋밋한 음경표피의 해부학적 구조상 결코 그렇게 될 수가 없는 것이다. 게다가 질에서 분비된 점액으로 음경표피는 꽤 미끌미끌하다. 그래서 남성이 음경을 뒤로 빼면 질에서 쏙 빠진다. 여성이 조금만 둔부를 후방으로 이동해도 역시 쉽게 분리된다. 성기가 붙어 버린 강쇠·옹녀의 설화는 허구적으로 과장된 고금소총古今笑叢류의 민담일 뿐이다. 남자의 성기를 꽉 깨

무는 여성기의 치아로서의 공포스런 이미지가 반영된 설화이기도 하다.

성기가 확고부동하게 결합되는 것은 개들에게만 있는 것은 아니다. 나비나 나방은 한술 더 떠 하루 종일 붙어 있고, 메뚜기는 이틀 동안 올라탄 자세를 유지한다고 한다. 심지어 바구미는 1달! 무려 1달을 붙어 있단다. 목적은 단 하나! 다른 놈이 씨를 뿌리지 못하게 입구를 봉쇄하기 위해서! "아하~! 그래서 파리나 잠자리들이 그렇게 계속 붙어 다니고 있었구나!" 이미 실질적 성교는 끝났는데도 수컷이 암컷을 계속 붙잡고 늘어지고 있는 것이다. 오로지 암컷 자궁에 자신의 후손을 단단히 심어놓기 위해서. 그것도 모르고 사람들은 또, 개가 그렇게 오랫동안 하고 있으니까 정력이 참 대단하다고 부러워하며 침을 흘리기도 한다. 이러한 후손 만들기의 대업을 이끄는 방아쇠가 개 같은 동물에게 있어서는 바로 암내와 같은 발정의 사인인 것이다.

유혹

호세를 표적으로 카르멘은 본격적으로 암내를 풍긴다. 물론 여기에서 카르멘이 이러는 것이 호세와의 사이에서 어여쁜 아이를 낳고 싶어서 그러는 것은 아니다. 여기에 인간 성행위가 갖는 특수성이 있다. 인간에게는 생식적 측면, 즉 자손을 낳기 위한 성행위도 물론 있지만, 성행위 그 자체, 즉 성적 쾌락을 위하여, 또는 사랑을 확인하기 위하여, 혹은 그 밖의 다양한 목적을 위하여 더 많이 성교를 하는 것이다.

카르멘은 담배공장의 다른 여공과 사소한 시비로 심히 다투다가 손찌검을 한 혐의로 군인 호세에게 체포된다(당시 스페인에서는 군인이 치안을 담당했던 것 같다). 등 뒤로 밧줄에 손을 묶인 카르멘은 이제 호세를 처음 만났을 때보다 더욱 적극적으로 그를 유혹한다. 누에가 실을 뽑듯 매혹적인 아름다운 멜로디가 카르멘에게서 흘러나온다.

세비야의 성벽 가까이 내 친구 릴라스 파스티아의 선술집에서
세기디야 춤을 추며 만쟈니아를 마실 거예요

그래요, 하지만 혼자 있는 것은 무료해요
진정한 즐거움은 두 사람이 나누는 것
그래서 같이 갈 친구로 연인을 데리고 가겠어요

내 애인이 어디 있느냐구요?
그는 꺼져 버렸어요
어제 그를 차버렸거든요
가엾은 내 마음, 그래도 쉬 회복되지요
내 마음은 공기처럼 자유로워요!

추근대는 남자도 참 많지만
그들은 내 취향이 아니에요

이제 주말이 됐어요
누가 날 사랑하고 싶나요?
나도 그를 사랑할 거예요
누가 내 영혼 원하나요?
여기 있으니 가져가세요
당신은 때 맞춰 잘 오셨군요!
나는 참고 기다릴 시간이 없어요
왜냐하면 새로운 연인과……

세비야의 성벽 가까이 내 친구 릴라스 파스티아의 선술집에서
세기디야 춤을 추며 만쟈니아를 마실 거니까요

카르멘이 그녀의 친구인 릴라스 파스티아Lillas Pastia의 선술집에서 함께 세기디야Séguedille 춤을 추고 만쟈니아Manzanilla를 마시자는 달콤한 유혹의 말에 고지식한 호세이건만 순간 마음이 흔들리기 시작한다. 카르멘과 같은 섹시한 여자가 자진해서 함께 춤을 추고 술을 마시자는데 넘어가지 않을 남자가 과연 몇이나 될까? 공자? 예수? 석가모니? 마호메트? 그래도 호세는 짐짓 태연한 척한다.

호세	닥쳐요! 말하지 말라고 하지 않았소!
카르멘	당신에게 말한 게 아니에요
	나 혼자 노래하고 있는 거예요!
	그리고 생각하고 있는 거예요

생각하는 것은 막지 않았잖아요!
어떤 군인을 생각하고 있어요
날 사랑하는 군인 말이에요
그리고 나도 어쩌면……
사랑하게 될지도 모를

호세는 마침내 카르멘의 달콤한 유혹에 흥분을 감추지 못한다.

호세 카르멘!
카르멘 내가 말하는 군인은 대장이 아니에요
부관도 아니고……
단지 병장일 뿐이죠.
집시 여자에겐 그걸로 충분해요
그것으로 난 대만족이에요!

카르멘이 가슴을 내밀며 호세를 홀린다. 호세는 카르멘의 집요한 유혹에 그만 넘어가고 만다.

호세 카르멘, 술에 취한 기분이요!
내가 무릎 꿇는다면, 내가 항복한다면
그 약속을 지키겠소?
내가 당신을 사랑한다면, 카르멘
당신도 나를 사랑해 주겠소? 카르멘?

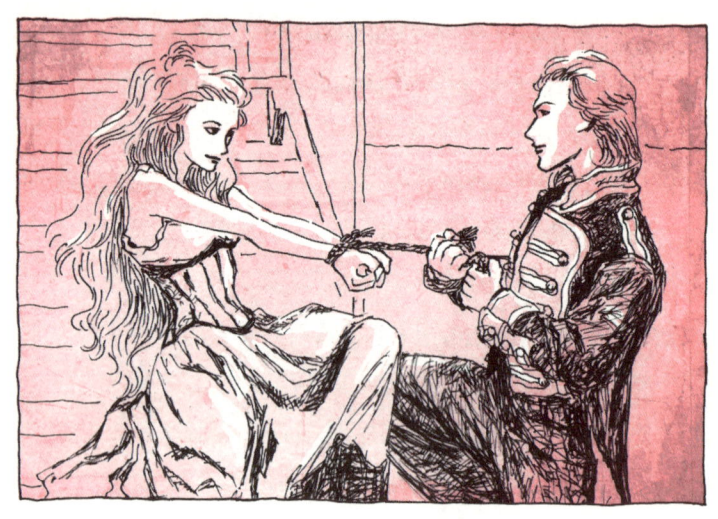

카르멘   네!
호세   저 릴라스 파스티아의 선술집에서?
카르멘   우린 세기디야 춤을 출 거에요
호세   약속해줘요, 카르멘!
카르멘   그리고 만쟈니아를 마시고, 아!
호세   약속요!

  호세는 마침내 카르멘의 손을 묶고 있던 밧줄을 풀어준다. 풀려난 카르멘은 두 손을 높이 들어 엉덩이를 좌우로 흔들면서 호세를 쟁취한 승리의 기쁨을 노래한다.

세비야의 성벽 가까이 내 친구 릴라스 파스티아의 선술집에서
우린 세기디야 춤을 추며 만쟈니아를 마실 거예요

트랄라라라라라라라라라라~
트랄라라라라라라라라라라~

〈세기디야와 2중창〉, 1막, 동영상: blog.naver.com/docj624

세기디야와 2중창 Séguidille Et Duo

제1막의 후반부에 나오는 내가 특히나 좋아하는 카르멘과 호세의 듀엣곡이다. 듀엣곡이라지만 호세의 부분이 조금밖에 들어 있지 않아 카르멘의 아리아나 다름없다. 호세는 속수무책으로 카르멘의 유혹에 그냥 서서 추임새만 넣을 뿐이다. 정감 있는 삼박자(3/8)의, 약간은 들뜬 듯 부드럽고 조용한 클라리넷과 현악기들의 반주가 살짝 흐르면 카르멘의 매혹적인 목소리가 솜사탕처럼 포근하게 온몸을 감싸고 들어온다. 이 카르멘의 감미롭고 아름다운 멜로디에 녹지 않을 남자가 과연 있을까? '치명적 유혹 Fatal Attraction'이란 이를 두고 하는 말이리라.

암내에 홀린 수컷은 이제 암컷의 노예일 뿐이다. 이 순간 수컷의 생의 목적은 암컷과 성교를 하는 것이다. 발정한 수컷 사자 한 마리가 자신의 하렘(harem: 한 마리의 수컷과 그를 둘러싼 여러 암컷의 무리로 구성되는 생활단위)의 암컷들과 이틀 그리고 반나절 동안 밤낮으로 아무 것도 먹지 않고, 대략 21분 간격으로 무려 157회의 섹스를 연속으로 한 기록이 있다고 한다. 이럴 때면 자신의 유전자를 가능한 한 많이 퍼뜨리려 한다는 저 유명한 '이기적 유전자The Selfish Gene'가 생명체의 몸속에 들어 앉아, 몸이라는 기계를 조종하여 자신의 목적을 달성한다는 리처드 도킨스Richard Dawkins, 1941~의 말이 결코 허언만은 아니라는 생각에 몸서리가 처진다.

 그에 따르면 동물(더 넓게는 생물)은 유전자에 의해 창조된 기계일 뿐이다. 우리는 유전자들의 '생존기계survival machine'라는 것이다. 그는 성공한 유전자의 특질은 비정한 이기주의에 있다고 본다. 보편적 사랑이니, 종 전체의 번영이니 하는 것은 결코 진화적으로 있을 수 없다고 한다. 오로지 유전자가 자신을 복제하여 후손에 퍼뜨리려는 독단적 이기주의만이 진리라는 것이다. 말하자면 사자라는 개체는 유전자를 후손에 전달하기 위한 수단일 뿐이요, 유전자가 잠시 머물다 가는 휴게실에 불과하다. 그래서 그렇게 미친 듯이 식음을 전폐하고 자신의 의지와는 무관하게 맹목적으로 섹스를 하는 것이다. 오로지 유전자 전달의 지고한 사명을 완수하기 위해!

 도대체 그렇게 몸을 망가뜨리고 수명을 단축하면서까지 그깟 유전자는 전수해서 뭐하겠다는 건가? 몸이 파멸하는 마당에 유전자 전수란 게 무슨 의미가 있단 말인가? 유전자는 악마의 사주를 받은 마녀인가? 끝없는 확대·재생산만을 충동질하는 보이지 않는 마수의 정체는 무엇일까? 풀리지 않는 수수께끼에 매번 좌절하지만 다시금 부질없는 질문을 던져 본다.

식색동원食色同源

카르멘은 담배공장 앞 광장에서 그 요염한 자태를 흩날리며 뭇 사내들의 침을 질질 흘리게 하곤 했다. 다윈Charles Robert Darwin, 1809~1882도 성적인 욕망이 군침을 흐르게 만든다고 하면서 희한한 상관관계라고 여겼던 모양이다. 성욕이 식욕과 비슷한 반사를 일으키는 것은 신기한 일이다. 야한 영화를 보거나 애인이 섹시하다고 느껴지면 침이 꼴딱 넘어가는 것이다. 그래서 에로틱한 영화를 보다가 조용한 분위기에서 참지 못하고 그만 "꼴깍!" 소리를 크게 내면 참말로 얼굴이 뜨거워진다. 옆의 파트너가 들었을 거라고 생각하면 식은땀이 등줄기를 타고 흐른다. 무슨 색골이 된 기분이다. 그럴 때면 우라질 침이 더 자주 고인다. 괜한 헛기침을 하면서 동시에 재빨리 침을 삼킨다. 영화가 머리에 잘 들어오질 않는다.

우리의 젊은이들이 황홀한 축제의 쌍쌍파티 다음날이면 이런 인사말로 운을 떼는 것을 종종 본다. "야! 너 어제 걔 먹었어?" 이것도 비슷한 맥락의 말인 것 같다. ≪플레이보이≫지 같은 도색 잡지에도 비슷한 표현이 나온다. '그녀를 먹는다(eat her, 구강성교를 말함)'라고. 그런데 침은 남자만 삼키는 것이 아니다. 터프한 아가씨가 순진한 청년을 끌어당긴다. "아, 이리 가까이 좀 오이소, 안 잡아 묵을 기니." 여자도 군침이 도는 것은 마찬가지.

20세기의 대표적 철학자의 한 사람인 버트런드 러셀Bertrand Russel, 1872~1970도 식욕과 성욕은 상통한다고 했다. 그리고 심리학적인 견지에서 볼 때 성에 대한 욕망과 음식에 대한 욕망은 유사하다고 설했다.

> 억제하면 더 강해지고, 만족시키면 일시적으로 진정되며, 절박할 때는 다른 어떤 것도 눈에 들어오지 않는다. 그 순간에는 다른 모든 관심이 사라지고, 잠시 후면 자신이 생각해도 미친 짓이라고 생각할 수밖에 없는 행동을 하기도 한다.

그는 이어 음식물에 대해 세 가지 제약이 있다고 했다: 법률적 제약(훔치면 안 된다), 예절의 제약(남보다 많이 먹는 것은 어긋난 행동이다), 건강의 제약(무절제하면 몸에 해롭다). 그리고 이와 유사한 제약이 성에도 있다고 갈파했다. 이에 대해서는 명시적으로 뭐라고 하지는 않았지만, 맥락에 따라 예측하면 다음과 같은 것이 될 것이다. 성에 있어 법률적 제약이란 강간과 같은 폭력적인 것이며, 예절의 제약은 아무데서나 문란하게 행하는 비윤리적인 행위라 할 수 있고, 건강의 제약이란 신체의 한도를 넘어 과도하게 하거나, 위생을 지키지 않는 불결한 성행위를 들 수 있을 것이다.

값싼 정자, 비싼 난자

　카르멘은 뭇 사내들의 침을 질질 흐르게 하지만 실상 그들에게는 지금 이 순간 아무런 관심도 없다. 자유분방한 사랑을 추구하는 그녀지만 그렇다고 아무하고나 하지는 않는다. 카르멘은 호세를 선택한다. 카르멘은 닳고 닳은 이 사내들보다 순진한 호세에 더 끌리는 것이다. 이렇듯 암컷은 수컷의 눈을 멀게 하여 색욕의 회오리를 일으키지만, 암컷은 나름대로의 세세한 기준과 절차에 의해 엄격하게 수컷들을 콘테스트한다. 피 말리는 성의 전쟁이 시작된 것이다.
　암컷들이 수컷들을 선택할 때 왜 그렇게 까다로운 것일까? 카르멘은 왜 자신을 유혹하는 다른 남자들은 거들떠보시도 않고, 자신에게 아무런 관심도 보이지 않는 어리숙한 호세에게 추파를 던지는 것일까? 일반적으로 인간을 포함한 동물의 세계에서는 수컷과는 다른, 암컷만이 갖는 생리적 특징이 이러한 까다로운 구애의 시나리오를 만들 수밖에 없었다고 학자들은 말한다.
　유성생식에서는 암컷의 난자와 수컷의 정자가 만나야 한다. 이렇게 말하면 사람들은 남녀가 평등하듯 난자와 정자도 같은 자격과 조건을 가지고 평등하게 만나는 것으로 착각을 한다. 꽃향기 가득한 춘삼월에 이몽룡과 성춘향이 광한루에서 만나, 아름다운 사랑을 나누고, 마침내 그 사랑의 결실로서 합궁할 적에 평등한 난자와 정자가 극적인 수정을 이루는 것이라고. 물론 최종적으로야 그렇게 결론이 나지만 정자와 난자는 그 출신성분이 절대로 평등하지 않다!
　우선 난자와 정자는 그 생성과정이 완전히 다르다. 인간의 경우 여성은 태어날 때 대략 난소에 200만에서 400만 개 정도의 알(primary oocyte, 일차난모세포)을 갖고 태어난다. 이것이 사춘기가 될 즈음에는 그 1/10인 20만에서 40만 개 정도만 남고 나머지는 퇴화해 버린다. 그리고 사춘기가 되면 이 중에서 1개의 건강한 난자가 매달 성숙되어 배란ovulation이 시작되며(평균 28일의 배란주기), 여자의 일생을 통틀어 계산하면 대략 400~450개 정도의 난자를 배란하는 것이다(그 밖의 대부분의 난자들은 수정 능력이 없는 것으로 결국은 저절로 소멸된다). 그러니까 애초에 여성은 태어날 때 이미 일생동안 배란할 난자의 총량을 유한하게 가지고 태어나며, 그것을 폐경에 이를 때까지 하나하나 꺼내 쓰는 방식으로 난자은행을 운영하는 것이다. 그래서 선택된 일부만이 배란되고 50세를 전후해서 폐경menopause을 맞이함으로써 마침내 완전히 생식 능력을 상실하게 되는 것이다.

이에 비해 정자의 생성은 완전히 다른 패턴을 갖는다. 남자는 사춘기가 되면 고환에 존재하는 미분화된 원시생식세포primitive spermatogonia가 분화를 시작하여 정자를 생성하기 시작한다. 고환에서 만들어지는 성숙한 정자의 수는 대략 하루 동안에만 무려 1억 5천만 개나 된다. 따라서 고환 전체에 존재하는 생식세포의 수는 몇 십억이 될지, 아니면 몇 백억이 될지 헤아릴 수조차 없다. 이는 같은 시기의 여성의 난소에 존재하는 난자의 수, 20만~40만 개에 비하면 비교도 할 수 없을 정도로 어마어마한 수이다. 게다가 한번 사정할 때마다 자그마치 3억 개 정도의 정자가 노도와 같이 쏟아져 나와 배란된 단 하나의 난자를 향해 벌떼처럼 진격해 올라간다. 그야말로 경쟁률 3억 대 1의 장관을 연출하는 셈이니, 우리의 상상을 초월하는 불가지의 세계라 하지 않을 수 없다. 난공불락의 성을 함락하기 위해 진격하는 로마군단의 인해전술을 방불케 하는 이러한 장엄한 신 scene이 단 하룻밤의 베드에서, 그것도 단 몇 초 사이에 일어난다고 하니 도무지 알 수 없는 무한한 생명의 신비에 다시금 고개가 절로 숙여진다.

이렇게 남자는 그 정자가, 한번 생성되어 오로지 그것만으로 평생 유지되는 여자의 소수의 난자에 비해 어마어마한 수로 존재하고, 또 사정으로 인해 손실된 부분이 언제든지 새로이 생성된 정자에 의해 신속하게 보충되는 시스템으로 되어 있으며, 또 이러한 정자생성의 능력이 기력이 많이 쇠한 노년에 이르기까지 일생동안 유지될 수 있으므로 여자보다 훨씬 많은 나이에 이르기까지도 생식능력이 유지될 수 있다.

위대한 영화배우로서 이름을 떨친 멕시코 태생의 명배우 안소니 퀸Anthony Quin, 1915~2001. 아마도 독자 여러분 중 그를 모르는 사람이 없을 것이다. 그는 여성편력으로도 이름이 높아 그 방면으로도 탁월한 명성을 쌓았다. 그는 세 번의 결혼에 9남 4녀를 낳았다. 80이 넘은 나이인데도 2세를 낳았다는 외신을 접한 것이 엊그제였던 것 같은데 얼마 전 그가 세상을 떠났다는 부음訃音을 들었다. 그러니까 86세로 세상을 뜨기 얼마 전까지도 활발한 성생활을 즐기다가 천수를 누리고 간 것이다.

한편 남성의 세계 최고령의 출산 기록은 112세의 브라질 남자 호아킨 세자리오라고 한다. 그는 27세의 여자가 낳은 아이의 법적 아버지로 인정됐다. 그에 비한다면 안소니 퀸은 한갓 어린 아이에 불과한 것이 아닌가! 호아킨은 남성의 생식력이 죽을 때까지 지속됨을 몸으로써 증명했다.

결론을 말하자면, 남자의 정자는 항상 새롭고 젊은 것이다. 반면 여자의 난자는 그녀가 태어날 때 가지고 있던 것이 그대로 존속되므로 그 나이만큼 오래된 것이다. 말하자면 점점 나이를 먹어 낡아지는 것이다(35세인 여자의 난자는 말하자면 35년 묵은 것이다). 그래서 여자는 나이가 많을수록 생식력이 가파르게 줄어드는 것이다. 20대 후반부터 임신 성공률이 떨어지기 시작하다가, 대개 35~40세를 전후해서 가임 연령의 한계가 그어진다(물론 이후의 나이에도 임신에 성공하는 사례는 많다. 다만 상대적으로 임신 성공률이 크게 떨어짐을 말하는 것이다). 따라서 난자와 정자는 우리가 피상적으로 알고 있는 것과는 전혀 다른 환경에 놓여 있다는 사실을 확실히 깨달아야 한다.

여자는 까다롭고 남자는 헤프다

난자는 이렇게 그 수가 천문학적인 정자에 비해 비교도 할 수 없을 만큼 적은 수지만, 그 크기는 정자보다 훨씬 크다. 대략 성인의 난자는 정자보다 백 배 가량 더 크다고 한다. 다윗과 골리앗, 아니 강아지와 공룡의 게임이라고나 할까? 남자가 한번 사정할 때 나오는 정액 semen의 양은 대략 3cc 정도 된다. 이것은 작은 스푼 정도의 양밖에 되지 않는다. 이 작은 스푼 정도에 3억 마리의 정자가 우글거린다면 정자가 얼마나 작은지 짐작이 갈 것이다. 게다가 우리가 알고 있는 정액에서 정자sperm가 차지하는 부분은 전체에서 단 몇 퍼센트밖에 되지 않는다. 나머지 대부분은 정낭seminal vesicle과 전립선prostate에서 분비된 분비물로서, 대부분 수분과 영양분, 정자를 보호하는 완충제들buffers로 구성된 화학적 물질들인 것이다.

그러면 왜 난자는 정자보다 그렇게 무지무지하게 커야만 했을까? 그것은 나중에 정자와 결합되었을 때 그 수정란fertilized ovum이 태아로 발생development해 나가는 데 필요한, 수정 직후 며칠간의 양분을 비축할 충분한 공간이 필요했기 때문이라고 한다. 정자와 난자가 결합하여 수정란을 이루고, 그 수정란이 자궁내막endometrium에 안착하여 그 안으로 파고들어 가는 착상implantation에 이르기까지 대략 일주일 정도는 수정란 그 자체에서밖에는 양분을 소달할 길이 없었던 것이다. 난자는 어미의 유전자를 보관한 정보저장소이면서, 동시에 수정란이 일주일 동안 나팔관fallopian tube에서 자궁강uterine cavity에 이르는 공간을 둥둥 떠 헤엄쳐 가야 하는 기나긴 여정의 도시락인 셈이다.

그에 비한다면 정자는 오로지 그 머리 안에 아버지의 유전정보인 디엔에이DNA만을 가지고 있을 뿐이며, 그것을 운반하기 위한 추진체인 가느다란 꼬리와 추진에 필요한 에너지를 생성하는 세포내 발전소인 미토콘드리아mitochondria만을 가진, 그야말로 불알 두 쪽 외엔 아무것도 없는, 올챙이 같은 우스꽝스런 몰골의 빈털터리 같은 놈이다. 난자는 그 희소성이나 거기에 들어간 유전정보는 물론, 영양분의 양과 물리적 크기로 볼 때 그 비용이 이루 말할 수 없이 막대한 것인데 반해, 정자는 지천에 깔려 있듯 흔해빠진 수로 보나 아무런 영양분도 없이 유전정보만을 전달하는 최소의 내용물로 볼 때, 싸구려 일회용품에 불과한 것이라 해도 과언이 아닌 것이다. 이러한 난자와 정자의 비용 경제학적인 차이로 인해 남자와 여자가 배우자를 선택하는 방식이 매우 다른 양상으로 진화하게 되었다고 한다. 남자는 물 쓰듯 낭비하고 여자는 될 수 있는 대로 아끼는, 완전히 상반되는 성향을 가지게 된 것이다. 즉, 남자는 헤프고 여자는 까다롭게 된 것이다.

지금은 대개 일부일처제라는 결혼제도가 정착되어 있고, 사회적인 분위기도 남녀평등의 가치관이 깔려 있기 때문에 좀 다른 양상이지만, 이삼십년 전만 해도 남녀 간의 성풍속도는 지금과는 사뭇 다른 것이었다. 대개 여자는 순종적이고 정조를 중시하며, 남자는 권위적이고 정조관념이 희박한 것이 대체적인 풍경이었다. 이러한 정조에 관한 모럴 역시 값비싼 난자와 싸구려 정자의 맥락과 동일한 선상에 있는 것 같다.

남자는 배 여자는 항구

여자는 속마음은 어떨지 모르지만 겉으로는 쉽게 남성과 섹스를 하려고 하지 않는다. 그래서 흔히들 여자들이 내숭을 잘 떤다고 한다. 물론 쾌락만을 추구하는 남자들은 이 내숭 떠는 여성들을 그다지 좋아하지 않는다. 섹스를 하기 전에 여성의 유전자는 미래의 배우자가 될지도 모를 이 남자에 대하여 세심한 평가를 요구하는 것이다. 이렇게 시간끌기작전을 구사하면서 남자를 애타게 하여 남편과 아비로서의 충성도와 성실성과 같은 자질을 평가하고 있는 것이다. 한 순간의 쾌락만을 위해서 속임수 전략을 구사하는 남자는 결국 쉽게 포기하고 딴 여자를 찾아 떠날 것이다. 이런 남자에게 자칫 몸을 허락했다가 덜컥 아이라도 떠안고 버림받는다면 이 여자의 일생은 말 그대로 '여자의 일생'이 되고 말 것이다.

반면 남자는 될 수 있는 대로 빨리 일을 해치우려 한다. 남성의 유전자는 갖은 감언이설과 유혹으로 여성의 판단력을 흐리게 하고, 자제력을 여리게 하여 얼렁뚱땅 일을 성사시키려 드는 것이다. 그래서 작업이 성공하여 이 여자를 정복하고 나면 또 다른 여자를 사냥하러 떠날 것이다.

언제나 찾아오는 부두의 이별이
아쉬워 두 손을 꼭 잡았나
눈앞에 바다를 핑계로 헤어지나
남자는 배 여자는 항구
보내주는 사람은 말이 없는데
떠나가는 남자가 무슨 말을 해
뱃고동 소리도 울리지 마세요

하루하루 바다만 바라보다
눈물지으며 힘없이 돌아오네
남자는 남자는 다 모두가 그렇게 다
아~ 아~

이별의 눈물 보이고 돌아서면 잊어버리는 남자는 다 그래!

심수봉, 〈남자는 배 여자는 항구〉

'사랑'이란 감정은 이렇게 짝짓기의 전쟁에서 불리한 입장에 있는 여성들이 남성을 보다 지속적으로 붙잡아 두기 위해 진화시킨 감정의 모듈module이라고 한다(모듈이란 미국의 심리학자 제리 포더Jerry Forder, 1935~가 제안한 인지심리학의 개념이다. 그는 마음을 각자 자신만의 규칙을 가지고 있는 많은 특수목적프로그램들, 즉 모듈들의 집합으로 보았다). 단지 정자만 제공하고 매정하게 떠나는 남자에게, 가능한 한 많은 유전자만을 뿌리려는 창백한 산술적 논리에만 경도되어 있는 남자에게, 뭔가 끈끈하고 진한, 거부할 수 없는 어떤 절대적 느낌으로 유도하여 그 여자와 보다 장기간 머물고 싶게 함으로써, 남편과 아비로서의 역할을 충실하게 수행하도록 하기 위한 고도의 정교한 마음의 기제로서 발달시킨 것이 사랑이란 감정이라는 것이다. 이런 말이 있다.

"남자는 섹스를 위해서 사랑을 하고, 여자는 사랑을 위해서 섹스를 한다!"

남녀의 사랑의 차이에 대한 단면을 재치 있게 잘 표현한 말이라고 생각된다.

구애

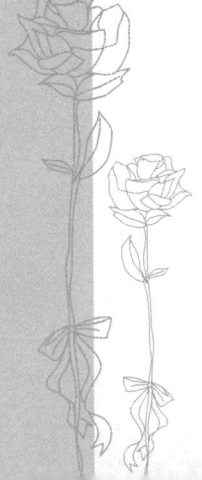

수컷들

동물의 세계에는 하렘harem이라는 것이 있다. 이는 수컷 한 마리와 그에 속한 다수의 암컷으로 구성된 생식 및 생활단위 같은 것이다. 대한민국의 남성들이 과거에 가끔 술자리에서 즐겨 부르던 노래 중에 이런 개사곡이 있다.

"내게 물개 같은 정력, 내게 물개 같은 정력, 내게 물개 같은 정력 넘치네~ 할렐루야~"

대한민국 남성들의 부러움을 한 몸에 받는 정력의 대명사 물개 수컷 한 마리는 대략 30마리 이상의 암컷들을 거느리며 산다고 한다 (한 남자가 30명의 여자와 같이 산다고 가정해 보라! 부러운가, 남자들이여). 하지만 모든 수컷이 다 그런 지위를 누리는 것은 아니다. 강한 수컷 몇 마리만이 그것을 누리는 것이다(그렇게 부러워할 것도 아니다). 암수가 동수라는 가정 하에서 보면 수컷 30마리 중 1마리를 제외한 나머지 29마리는 결국 암컷과 평생 한 번도 해보지도 못한다는 결론이 나온다. 건강하고 튼튼한 자손을 가능한 한 많이 배출하기 위해 자연이 선택한, 냉혹하지만 필연적인 전략인 셈이다. 이것은 전술한 정자와 난자의 비용경제학적인 측면에서도 정확하게 설명이 된다.

하지만 예외적으로, 경쟁에서 밀린 수컷들도 이따금 우두머리 수컷이 한 눈 파는 사이 암컷과 슬쩍 도둑교미를 하는 경우도 있단다. 우두머리 입장에서 보면, 이것은 이른바 오쟁이질 당하는 것이다. 하여튼 열등하다고 완전히 죽으라는 법은 없다. 하지만 이것은 열등한 수컷에게는 대단히 운이 좋은, 가뭄에 콩 나듯 일어나는 희소한 사건일 뿐이다.

정자는 비용이 거의 들지 않는 무한정의 자원이므로 그것은 전혀 아낄 필요가 없다. 따라서 수컷은 기회가 닿는 대로 그것을 많이 쓰면 쓸수록 좋은 것이다. 그래서 남자는 여자보다 바람을 자주 피운다는 분석을 하기도 한다. 바람을 피운다는 것이 윤리적으로 부도덕하다는 가치관이 성립되기 이전의 생물학적인 행태가 여태껏 존속하고 있는 하나의 파편이라 할 수 있다. 물론 이것은 적어도 그 시대에는 아무런 문제가 되지 않는, 오히려 우수한 자손을 얻기 위해서는 권장되는 바람직한 것이었다. 얼마 전끼지만 해도, 좋은 왕손을 얻기 위해 왕후 외에도 수많은 빈과 후궁을 거느리며 매일 밤 방어전을 치러야 했던 왕들의 거친 숨소리가 아직도 귓전에 쟁쟁한 시대에 우리는 살고 있지 않은가! 주간지나 여성지, 그리고 요즘 빼놓을 수 없는 매체인 인터넷신문 등에는 다음과 같은 문구가 심심치 않게 등장한다. ─"재벌 2세 사칭 현대판 카사노바! 여대생, 연예인, 직장 여성, 주부 등 수백 명 마음대로 농락!" 이 뿐인가! 오늘도 유흥가를 헤매는 대한민국의 남성들이야말로 이러한 성性스런 진화론적 사명에 불타 그 모든 위험을 무릅쓰고 성전을 치르고 있는 것은 아닐까?

암컷의 난자는 비용이 많이 들어가는 귀한 것이다. 따라서 되도록이면 튼튼하고 건강한 자손이 확실하게 보장되는 강한 수컷에게만 교미를 허용할수록 암컷에게 유리하다. 유한한 자원과 시간을 가능한 한 낭비하지 않고 최적으로 쓸 수 있기 때문이다. 게다가 인간을 포함한 대부분의 동물들은 체내수정의 생식방법을 채택하였으므로, 결과적으로 여성의 몸 안에서 일정 기간 애기를 길러야 한다는 결론이 나온다. 인간의 경우는 근 10개월을 몸 안에 가지고 있어야 하는 것이다. 과거 선사시대는 물론, 최근의 역사시대에도 인간의 평균수명이 40이 채 안되었고(지금도 수렵, 채취와 같은 원시시대의 방식으로 살아가는 부시맨 같은 종족을 보면 평균수명이 40이 되지 않는다고 한다), 가임 연령도 지금보다 상당히 낮았다는 사실을 감안하면 이는 상대적으로 너무도 긴 세월의 희생이었다.

  임신을 하는 쪽은 남성이 아니라 여성이다. 지금처럼 다양한 피임법이 있었더라면 양상은 좀 달라졌을 테지만, 그런 것을 감안한다 해도 역시 만일에 일어날 지도 모르는 임신에 대한 중압감은 남성보다는 역시 여성이 훨씬 큰 것이다. 따라서 여성은 배우자의 선택에 보다 신중해야 했다. 여자가 남자보다 상대의 선택에 까다로운 것이다. 흔히들 여자가 남자보다 상대적으로 '튕기는' 경우가 많은 것은 바로 이 때문이다. 여자가 튕기는 것은 수많은 세월 동안 축적된, 나름대로 우수한 배우자를 선택하기 위한 필터링 과정이 하나의 심리전으로 표출된 현상이지 않을까?

다이아몬드는 여자의 가장 좋은 친구 Diamonds Are A Girl's Best Friend

요즘 여성들이 남자를 고르는 가장 우선되는 지표 중의 하나로 경제적인 능력을 꼽는다고 한다. "무기력한 남자는 참을 수 있어도, 무능력한 남자는 결코 참을 수 없다!"고 공언하면서. 그래서 비틀스 Beatles가 이렇게 외쳤나보다. 돈밖에 모르는 금전지상주의의 여성들을 질타하고 이들이 깨달음을 얻기를 소망하면서.

Can't buy me love, everybody tells me so
Can't buy me love, no no no, no~

Say you don't need no diamond rings
And I'll be satisfied
Tell me that you want the kind of things
That money just can't buy
For I don't care too much for money
For money can't buy me love~

돈으로 사랑을 살 순 없어요, 모두 다 그렇게 말을 하지요
돈으로 사랑을 살 순 없어요, 그럼요, 그렇구 말구요

다이아 반지는 필요 없다고 말해주세요
그럼 나는 만족할 거예요

말해주세요, 돈으로는 살 수 없는

그런 것들을 원한다고

나는 돈에는 그렇게 많은 애착이 없으니까요

돈으로 사랑을 살 수는 없으니까요

비틀스의 〈Can't Buy Me Love〉
동영상: blog.naver.com/docj624

비틀스 신화

〈돈으로 사랑을 살 순 없어요 Can't buy me love〉라는 곡은 비틀스의 세 번째 앨범 〈힘든 하루의 밤 A hard day's night, 1964〉에 수록된 히트 싱글이다. 본격적인 비틀스 사운드가 정립되기 전의 초기 록큰롤 Rock'n Roll의 맛이 아직 서린 경쾌한 곡이다. 비틀스를 시기하는 사람들은 가사의 일부를 단장취의 斷章取義하여 이 곡을 매춘부에 대한 곡이라고 '비틀스 죽이기'에 열을 올리기도 했다.

이 곡은 마침내 1964. 4. 4. 빌보드 차트 정상에 올랐다. 이 날은 세계 대중음악 사상 초유의 사태가 벌어졌다. 비틀스의 곡이 빌보드 차트를 1위부터 5위까지 독식하였고, 이를 포함하여 평생 한 곡 올리기도 힘들다는 빌보드 핫100 인기차트에 무려 12곡이 동시에 랭크되었으며, 앨범 차트에서도 1, 2위를 한꺼번에 싹쓸이 한, 불멸의 대기록을 수립한 것이다. 세계가 바야흐로 비틀스 천하에 들어간 날이다.

하지만 아무리 이렇게 외쳐도 돈이 없으면 사랑을 얻기란 쉽지 않다. 주머니가 가벼운 우리네 보통사람들이야 좋으나 싫으나 돈이 아닌, 절대적 사랑을 추구할 수밖에 다른 도리가 없지만 말이다. 그리고 나름대로 무위자연의 노장철학으로 무장하고, 불타의 무소유 정신으로 마인드 컨트롤을 연마해야 한다. 그리고 노래방에선 비틀스의 〈캔트 바이 미 러브〉를 목 놓아 부른다.

하지만 정작 비틀스는 진정한 사랑은 돈이 필요 없다고 외쳐대면서 세상의 돈이란 돈은 다 긁어모은 것 같다! 그리고 모두들 부러워하는 미녀들을 얻었다!

왜 팝 스타가 되지 못해 안달인가? 왜 스크린의 주인공이 되지 못해 혈안인가? 왜 우리의 청소년들의 최고의 꿈이 한결같이 연예인인가? 스타가 되면 돈이 쏟아지지 않는가! 그리고 더더욱 중요한 건, 꿈에도 그리는 미남미녀들이 눈앞에 즐비하게 줄을 서지 않는가! 유전자를 퍼뜨릴 무궁한 찬스가 창해와 같이 펼쳐지는 것이다!

물질공세

인도네시아의 이리안자야라는 지역에는 바우어새bowerbird의 일종인 보겔콥바우어새가 서식하는데, 이 새의 수컷은 탁월한 건축술과 조경예술을 동원하여 화려하고 사치스러운 집을 짓는다고 한다. 수컷은 주변에서 나뭇가지들을 물어와 그것들을 세우고 쌓아 지붕이 둥근, 돔형의 텐트를 연상케 하는 집을 짓고, 그 집 앞뜰에는 숲속에서 수집한 여러 가지 물건들로 아름답게 장식한다. 하여튼 화려한 것이면 뭐든 가져와 집 앞을 꾸미는 것이다. 반짝이는 새의 깃털, 무늬가 아름다운 나뭇잎들, 형형색색의 예쁜 열매들, 무지갯빛 찬란한 곤충의 날개, 매일 새로 갖다놓는 싱싱한 꽃 등으로. 아름다운 저택과 화려한 장식의 물질공세에 눈이 먼 암컷은 기고만장하던 고자세는 간 데 없이 그 집으로 성큼 들어서 수컷에 엉덩이를 들이대고 몸을 허락한다. 수컷은 득의양양 미소를 머금은 채 폴짝 하고 위에 올라탄다! (자료 동영상: blog.naver.com/docj624)

값비싼 명품 옷이며, 가방, 다이아, 외제차 등 럭셔리한 물건으로 유혹하는 남자에게 넘어가는 여성들은 이 새와 같은 과에 속한다고 할 수 있을 것이다. 차이가 있다면 바우어새 수컷은 어쨌든 자신의 진실한 노력으로 얻은 물질을 암컷에게 선물하는 반면, 인간에 있어서 이 부류의 남자란 대개 여자 후리는 재미로 사는 얼빠진 재벌2세이거나, 아니면 겉만 반지르르 한 플레이보이이거나, 혹은 저질스런 사기꾼일 가능성이 많다는 것. 하지만 요즘처럼 거금의 집값에 서민들의 내 집 마련이 신기루처럼 자꾸만 멀어져가는 시대에, 바우어새처럼 어떤 남자가 고급아파트나 호화 저택을 여자에게 선물로 턱 내놓는다면, 아~ 이건 좀 얘기가 달라질 수 있다. 아무리 물질에 초연한 여자라도 흔들리지 않겠는가. 바우어새 수컷은 이렇게 한번 화끈하게 쏴서 콧대 높은 암컷을 일거에 무장해제 시켜 버리는 것이다.

혹자는 이러한 물질공세만으로 어떻게 우량한 후손이 보장되느냐고 반문할 것이다. 비록 돈은 많을지라도 약골인 남자도 많지 않느냐면서. 인간의 경우에는 그러한 경우가 다소 있을 수 있지만, 동물의 경우에는 오히려 그러한 좋은 집을 지을 수 있는 능력, 좋은 먹이를 제공할 수 있는 능력 등이 그 수컷의 건강상태를 파악할 수 있는 좋은 가늠자일 수 있다고 한다. 대개 그러한 물질적 능력이 그 수컷의 생식능력과 비례한다는 것이다. 몸이 튼튼해야 다른 수컷들보다 많은 먹이와 재물을 조달할 수 있을 테니까. 이는 인간의 경우에도 어느 정도는 적용될 수 있는 기준이 아닐까? 치열한 생존경쟁을 뚫고 남들보다 더 많은 부를 축적하려면, 지능도 물론 뛰어나야 하지만 대체로 그를 뒷받침하는 우수한 체력 역시 없어서는 안 되는 중요한 요소이기 때문이다.

암컷의 서울질은 저마다 다양한 기준으로 이루어진다. 맛있는 먹이를 많이 제공하는 수컷에게 몸을 허락하는 것은 가장 흔한 경우에 속한다. 늑대거미는 맛있는 파리를 암컷에게 선사하고 대가로 성을 제공받는다고 한다. 초파리 암컷도 교미하는 동안 충분한 먹이를 제공하는 수컷에게 몸을 준다. 심지어 교미하는 동안 먹이 공급이 떨어지면 교미하다 말고 암컷이 달아나 버린다고 한다(이럴 수가!). 수컷 또한 계산이 확실하다. 교미를 마쳤을 때 아직 남은 먹이는 수컷이 다시 회수해 간단다(오 마이 갓!). 또, 형편없는 먹이를 제공하는 제비갈매기는 금방 채이고 만단다(쯧쯧). 동물의 세계에서도 돈 없는 놈은 장가가기가 쉽지 않은 모양이다.

이러한 동물들의 행동양식을 보면 마치 윤락가에서 성을 매매하는 원색의 광경이 뇌리를 스친다. 마치 돈을 받고 성행위를 허락하는 인간의 성문화를 연상케 하는 것이다. 인류역사에 있어 여성 최초의,

그리고 가장 지속적이며 오래된 전문 직업이 바로 매춘이라는 설이 문득 생각난다. 매춘의 기억은 이렇듯 문명 이전의, 인간이 동물이던 시대에까지 거슬러 올라가는 기나긴 역사를 갖는 것이다. 하지만 동물의 이러한 행태를 인간의 매춘과 동일 선상에서 간주하는 것은 좀 무리가 있다. 동물은 쾌락과 돈만을 위해서 그러한 행위를 하는 것이 아니기 때문이다. 동물들은 훌륭한 자손을 많이 낳기 위해 피치 못해서 그런 선택을 하는 것이다.

성과 먹이 제공이 연관된 가장 엽기적인 경우는 사마귀의 교미를 들 수 있다. 교미를 끝낸 후 암컷 사마귀는 수컷 사마귀를 먹어치운다. 머리부터 우걱우걱 씹어 제키는 것이다. 수컷이 자신의 몸을 제공함으로써 그것을 먹느라고 정신이 팔린 암컷이 다른 수컷과 재차 정사를 하지 못하게 시간을 벌어, 암컷의 몸에 사정된 자신의 정자가 그동안 확실하게 암컷의 난자와 수정케 하고, 또 자신의 몸으로써 2세가 무럭무럭 자랄 수 있는 양질의 영양분을 제공하기 위한 것이라고 한다. 온몸을 바쳐 사랑의 결실을 이룬 너무나도 아름다운 최상의 커플이라고 해야 할까…. 하지만 생각만 해도 온몸이 떨려오는 것은 무슨 까닭일까? 내가 남자라서?

멋쟁이 신사

이러한 금품선호와 비슷하면서도 조금 다른 양상의 취향이 암컷에게 있다. 그것은 반짝거리고 원색적인, 화려함을 좋아한다는 것이다.

공작의 꼬리는 엄청난 크기의 부채꼴을 이루며, 거기에는 아름다운 무지개 빛깔의 눈꼴무늬가 광택 있는 푸른색 목과 복부를 에워싸는 형상으로 촘촘하게 배열되어 있다. 공작 수컷이 꼬리깃털을 살랑살랑 흔들어서 눈꼴무늬들이 흔들리며 금속성 빛을 발하면 이러한 연기가 주는 인상은 한층 더 강화되며 마치 실제보다 훨씬 큰 움직임이 있는 양 암시한다. 각각의 눈꼴무늬는 이 새 자체의 축소 아이콘과 흡사하며, 눈길을 끄는 깃털의 푸른색과 녹색을 반영한다. 그것은 마치 그 공작이 무대에 서 있는 스타이고, 꼬리를 한 번 떨 때마다 그 주위에서 번쩍거리는 작은 수컷들이 코러스라인을 형성하고 있는 것처럼 보인다. 그 쇼가 성공하면 그 모습을 바라보던 공작 암컷은 감동을 받아 수컷이 올라타도록 허용한다(존 스파크스, 김동광·황현숙 공역, 까치글방, 『동물의 사생활』, 2000).

공작 암컷은 이렇게 언제부턴가 가장 화려하고 아름다운 꼬리를 가진 수컷을 선택하기 시작했다. 이에 수컷들은 그 꼬리를 크고 아름답게 장식하는 데 온 힘을 기울였다. 마침내 부채가 쫙 펴지듯 무지갯빛 찬란한, 엄청난 크기의 꼬리장식이 탄생한 것이다. 꼬리 하나하나마다 새겨져 있는 신비스런 눈꼴무늬는 현란한 홀로그램hologram 쇼를 방불케 한다. 이 눈꼴무늬 하나하나가 이 새를 상징하는 축소

판이란다. 이 무늬들이 한꺼번에 떨면 그 눈부신 아름다움에 정말 눈이 멀 지경이다. (자료사진: blog.naver.com/docj624)

하지만 도대체 이 거대한 꼬리장식이 뭣에 필요하단 말인가? 도대체 왜? 이유는 단순하다. 흥미롭게도 암컷들은 이렇게 화려한 꼬리를 가진 수컷을 섹시하다고 느낀단다. 화려한 꼬리가 그들에게는 우량 유전자의 손짓으로 보이는 것이다. 비록 그것이 날기에 거추장스럽고, 수컷의 에너지를 엄청나게 고갈시키며, 포식자의 눈에 쉽게 띄게 하여 생명을 위태롭게 하는 위험천만한 것이지만 말이다. 공작의 날개는 이제 장식품이나 다름없다. 그것은 본연의 임무인 나는 것과는 별 관계가 없다. 오히려 방해가 될 뿐이다. 공작은 날짐승이기를 포기한 것이다. 한사코 걸어 다니는 길짐승이고자 한다. 단지 암컷의 눈에 들기 위해 저 푸른 하늘을 비상하는 자유를 포기하다니!

여자가 화려한 것을 좋아하는 것은 말하자면 동물적 본능이다. 백화점의 1층이 하나같이 금은보석, 화장품, 핸드백 등 여성용 치장품으로 진열되어 있는 이유를 알 수 있지 않은가! 과거에 수컷에게서 갈망하던 것들이 이제는 자신들의 몸에 옮겨와 있는 것이 다를 뿐이다. 남자는 이제 그런 것들을 여자에게 조달해 주기 위해 허리가 끊어지도록 일해야 한다.

동물의 세계에서는 대개 암컷보다 수컷이 화려하고 아름다운 경우가 많다. 까다로운 암컷에 잘 보이고 그것으로 환심을 사 암컷과 짝짓기를 하고자 하는 수컷들 사이의 경쟁 때문에. 그런데 인간의 경우는 어찌된 영문이지 오히려 반대다. 여자는 연지곤지 찍고 분바르고, 아이쉐도우eye shadow 칠하고 립스틱 바르고, 머리 볶고 귀걸이하고, 목걸이 하고 반지 끼고, 팔찌하고 발찌하고, 거기에다가 형형색색의 화려한 의상을 온몸에 걸치고, 심지어는 코에, 입술에, 배꼽에 구멍까지 뚫어 장식물을 끼우는 등 다단계판매조직보다 더 복잡한 절차로 치장을 하는데, 남자는 대뜸 양복 한 벌이면 끝이다.

남자는 원래 화려하니까 따로 치장할 필요가 없는데 반해, 여자는 스스로 그다지 수려하지 못하니까 그렇게 인위적으로 꾸며야만 할까? 인간의 문명사회에서는 동물의 경우와는 달리, 권력을 가진 남자가 여자를 마음대로 취할 수 있었던 반면, 남성보다 권력에서 소외된 여성은 그다지 선택권이 없었기 때문일까? 그래서 여자는 자신이 원하는 남자에게 간택되기 위해서 오히려 자신을 치장해야 했던 것일까? 그것이 오늘날 첨단 자본주의의 상업주의와 결탁하여 거대한 공룡 같은 패션산업과 화장품 산업의 회오리 속에서 여성들이 표류하게 된 것일까?

근년의 보도에 우리나라 여성이 세계에서 가장 화장을 많이 한다고 한다. 참 뭐라 할 말이 없다. 인위적인 것을 그렇게도 혐오하고, 자연과의 조화로운 삶을 그토록 철저하게 추구했던 민족의 후예가 이렇게까지 변하다니······. 우리 문명이 나락으로 떨어지고 있는 것은 아닐까? 문명의 말기는 항상 화려하고 문란했다는데 지금이 꼭 그렇지 않은가! 우리가 현재 소돔과 고모라의 시대에 살고 있는 것은 아닐까? 외양만을 치장하는 데 너무 치중하여 내면을 닦는 데 너무 소홀한 것은 아닐까?

동물과 인간의 다른 점은 동물에게 있어 그러한 화려한 치장은 인간처럼 몸과 분리된 장식이 아닌 바로 그 몸 자체라는 것이다. 어쨌든 공작의 화려한 꼬리는 갖다 붙인 것이 아닌, 자신의 몸이 아닌가! 그렇다면 수컷이 암컷보다 화려한 것은 당연한 것 아니겠는가? 그것이 강건한 체력을 의미하고, 보다 우수한 유전자를 표상하여 암컷의 환심을 살수만 있다면 말이다. 인간도 의상을 입지 않던 문명 이전의 시기에는 남자가 여자보다 더 화려하게 보였을 것이다. 털도 더 풍부하고 몸도 더 크고 건장했을 테니까.

그리고 여성의 화려한 의상이나 장식은 역사적으로 여자가 남자보다 권력에 있어 우월하지 못한 위치에 있었다는 것을 반증하는 것으로 보인다. 선택되는 위치에 있는 여자로서는 당연히 남자의 눈에 잘 띄어야만 하는 입장에 서있을 수밖에 없었을 테니까.

물론 현대 여성의 치장도 이렇게 남자의 눈길을 끌기 위한 목적이 있음은 부정할 수 없다. 하지만 이제는 그 밖에 다른 면들, 즉 자기 표현이나 자기만족, 그리고 사회·경제적 지위의 표방 등 다양한 관심이 엮인 복합적인 현상으로 봐야 할 것이다. 자본주의 경제 구조, 미에 대한 새로운 관점, 그리고 여권의 신장 등이 다각도로 포함된 세밀한 분석이 요구되는 것이다.

춤꾼 선발

암컷의 수컷 콘테스트는 계속된다. 가장 기발한 것 중 하나는 코스타리카에 사는 긴꼬리마나킨새 암컷이 주최하는 콘테스트라고 한다. 이 암컷 새야말로 지구상에서 가장 까다로운 변덕쟁이 암컷이라고 알려져 있다. 이 암컷 새는 춤과 노래솜씨가 가장 뛰어난 수컷을 자신의 짝짓기 상대로 선택한다고 한다. 춤과 노래? 우리 배달민족의 민족성을 닮은 샌가? 가무실력으로 배우자를 선발하다니! 하지만 이 암컷이 요구하는 수준은 그 정도가 아니다. 국가대표급 수준의 가수이자 춤꾼을 원하는 것이다. 재미있는 것은 수컷 두 마리가 한 조가 되어 팀으로 경연한다는 것이다. 한 마리는 우위의 수컷이고, 다른 한 마리는 하위의 수컷으로 구성된다. 말하자면 고참과 쫄병, 또는 사수와 보조 같은 관계이다. 우스꽝스런 외모로 코믹한 커플댄스를 자랑하던 원로 코미디언 남철·남성남의 콤비플레이를 연상케 한다.

  수컷들은 목청을 돋아 기이한 소리를 내며 노래를 한다. 이때 서로 호흡을 맞춰 완벽하게 동일한 음으로 듀엣을 해야 한다. 그러니까 이들의 노래는 화음이 없는 단선율monophony이다. 노래는 특정한 멜로디를 가진 반복구조로 되어 있다고 한다. 마치 동일한 멜로디와 리듬을 한없이 반복하는 테크노음악의 주술 같다고나 할까? 이 동일한 선율을 암컷이 방문하기까지 시간당 무려 1000회 가량 반복한다고 한다. 이 콤비세레나데의 주술에 홀려 암컷이 이들을 찾는 것이다. 암컷은 이 반복악절을 가장 정확하게 노래하는 수컷 쌍을 더 자주 찾아간다고 한다. 암컷은 악보를 머리에 쫙 꿰고 있는 것이다.

이 듀엣의 노래에 감동받아 암컷이 내왕하면 수컷들은 이제 놀라운 체조묘기를 선보인다. 두 마리가 발을 끌면서 암컷을 향해 춤을 추거나, 또는 한 마리가 다른 놈의 등을 짚고 넘는가 하면, 때로는 서커스처럼 머리 위로 고난도의 공중제비 묘기를 펼치는 것이다. 왜 이런 해괴한 짓을 하는 걸까? 이들도 인간처럼 콘서트에 가고, 오페라를 관람하고, 연극을 구경하는 문화생활을 즐기는 것일까? 물론 아니다. 이것은 암컷에게 다름 아닌 수컷의 체력과 건강테스트라는 것이다.

암컷은 여러 공연 팀들 중 가장 마음에 드는 팀을 발견하면 마침내 교미의사를 표한다. 이때 우승팀 내에서 우위의 수컷, 즉 고참만이 암컷을 차지한다. 우위 수컷은 하위 수컷에게 꺼지라는 신호를 보낸 후 암컷 앞에서 독무를 춘다! 닭살 돋는 이벤트로 시청자의 낯을 뜨겁게 하는 텔레비전의 짝맞추기(맞선) 오락프로에 비한다면, 이들의 세리모니는 가히 중세 귀족들의 구애의 프로포즈를 능가하는 최고 수준을 자랑한다. 독무를 마친 수컷은 마침내 암컷에 올라타서 번개처럼 정자를 주입한다. 한 마리의 수컷은, 도제시절 견습공으로부터 약 300만 회의 후렴을 되풀이해야 하고, 도제를 벗어나 우위의 수컷이 되기까지 대략 1000시간 이상의 춤 공연을 해야 한다! 찰나의 엑스터시를 위해(『동물의 사생활』, 자료동영상: blog.naver.com/docj624)!

새들이 이런 식으로 교미를 하는 것을 보면 좀 기이하다는 생각이 든다. 거의 1~2초도 안 돼 성교가 끝나기 때문이다. 그래서 새들의 교미 순간을 육안으로 목격하기는 하늘의 별따기처럼 어렵다. 나도 어렸을 적에 시골 큰집, 외갓집 등에서 마당을 노니는 닭들을 그렇게도 많이 보았건만, 단 한 번도 실제로 그들의 교미 순간을 본적이 없다(새들이 성교를 한다는 사실조차도 몰랐던 것 같다). 본 것이라고 해봐야 간혹 동물 다큐멘터리에서 스쳐지나가듯 잠깐 본 것이 전부라고나 할까. 이들의 성교가 너무도 순간적이라서 슬로우비디오로 봐야 그것이 성교인지 확인될 정도이다.

순진한 숫총각이 처음 '딱지'를 뗄 때면 너무 흥분한 나머지 질에 음경을 삽입하자마자 순식간에 사정이 되고 마는, 이른바 조루현상이 흔히 발생한다. 하지만 그래도 1분, 하다못해 10초는 지속된다. 근데 새들의 경우는 정말 너무 허탈하다. 그렇게 공들이고 뜸 들여 분위기 잡아놓고 단 1초도 채 안 돼 사정해 버리는 것처럼 보이기 때문이다. 이들에게 섹스란 쾌락과는 전혀 상관없이 보인다. 오로지 유전자 전수만이 목적인 것 같다. 너무 하지 않은가?

진화생물학자에 따르면 이것도 자신의 유전자를 보다 많이 퍼뜨리기 위해 진화된 수컷들의 생식전략의 하나라고 한다. 자신의 정자를 되도록 빨리 주입하여 암컷을 수태시키기 위해 성교의 시간을 줄이려는 의도라는 것이다.

인간에 있어서 성교의 초년병일 경우 성교 지속시간이 짧은 것은 사실은 이와 유사한 맥락이라고 볼 수도 있다. 성교시간이 길면 길수록 다른 수컷에게 발각될 확률이 높아지기 때문이다. 발견한 수컷 놈이 강자이거나 경쟁관계인 경우, 혹은 간통과 같은 불륜의 관계인 경우, 자신의 정액을 파트너의 질 안에 사정하기도 전에 멱살 잡히고 죽도록 맞은 다음 내동댕이쳐질지도 모른다. 자신의 유전자가 후대에 전달되지 못할 위기에 처하는 것이다. 그러니 쾌락이고 뭐고 우선 빨리 사정하여 애나 만들고 보자!

그래서 조루는 어찌 보면 정상적인 생리현상의 하나라 할 수 있다. 아니, 조루가 사실은 정상이다. 원래 성교란 생식을 위한 것이 아닌가! 생식이란 말 그대로 자신의 유전자를 가진 후손의 재생산 reproduction일 뿐이다. 그러던 것이 어쩌다가 본질이 쾌락으로 바뀌어, 될 수 있는 대로 길~게! 길게 해야만 장땡인 것처럼 상황이 돌변한 것이다. 30분 이상을 지속하는 수컷은 마치 천하라도 얻은 듯 거드름을 피운다. 그리고 한번 하면 1시간도 훌쩍 넘긴다는 불사의 영약을 찾아 수컷들은 오늘도 성인용품 샵을 기웃거린다. 아내들 역시 고개 숙인 남편을 세우기 위해 기백만 원 하는 뱀탕 구입도 마다하지 않는다(뱀탕은 불법이다).

"야! 너 그 징그러운 뱀 먹기 질리지도 않냐?"

"야! 누군 먹고 싶어 먹냐? 마누라가 먹으라고 갖다 주니까 하는 수 없이 먹지~."

모두들 변강쇠가 되고 싶어, 그리고 모두들 변강쇠를 만나고 싶어 저마다 혈안이다. 유수의 일간지나 스포츠연예지에 '누구누구의 러브펀치' 어쩌구 하는 강쇠와 옹녀 양성 성교테크닉 강좌도 이제는 이미 낡은 코너가 돼 버린 지 오래다. 짧게 경제적으로 성교하는 남자 친구는 이제 설 땅이 없다. 마치 무슨 큰 병이라도 걸린 것처럼 사각의 코너로 몰려 손가락질 당한다. '쾌걸 조루' 같은 놈이라고!

마리아 칼라스

암컷이 여러 가지 까다로운 기준으로 수컷을 선택하는 것은 결국 건강하고 섹시한 수컷을 고르기 위한 것이다. 건강하고 섹시한 남자는 동서고금을 막론하고, 인간·동물을 불문하고 여성이 가장 선호하는 단골메뉴다. 이는 누구에게나, 특히 동물에게는 당연히 건강하고 튼튼한 후손을 낳는 보증수표로 생각될 것이므로. 플레이보이는 대개 이러한 매력을 지니고 있는 것 같다. 그래서 여자들은 알면서도 이들의 농간에 곧잘 넘어간다.

성악을 좋아하는 사람이라면 '오페라의 여신Diva' 마리아 칼라스 Maria Callas, 1923~1977를 모르는 이는 없을 것이다. 그녀는 저 하늘 끝까지 올라가는 맑고 고운 천상의 목소리만을 최고의 소프라노soprano로 치던 당시의 통념을 여지없이 깨버렸다. 그녀는 고음을 낼 때도 통상 맑고 아름답게 소리를 띄우지 않고, 자신만의 독특한 스타일로 노래했다. 흡사 쇳소리와 같은 강한 생소리로, 지나치다 싶을 정도로 뒤흔드는 격정적 비브라토에 실어, 내면의 저 깊은 곳에서부터 끓어오르는 감정을 그대로 뽑아 내지르는 절창絶唱으로 소프라노에 대한 미학적 관점을 완전히 바꿔놓은 것이다. 칼라스가 몰고 온 파장과 충격이 얼마나 컸으면 기원전을 뜻하는 'BCBefore Christ'가 성악계에선 'Before Callas', 즉 '칼라스전'으로 통한다고 한다.

그녀는 '드라마틱 소프라노dramatic soprano'의 새 장을 연 강철 같은 정열의 여인이었다. 형언할 수 없는 깊은 한이 굽이굽이 서려 있는 그녀의 목소리를 듣고 있노라면 피를 토하듯 애절하게 소리를 뽑아내는 우리시대 최고의 명창 김소희(1917~1995) 선생의 판소리 심청가를 듣는 듯한 착각에 빠진다. 칼라스는 말했다.

"인생은 어떠한 감언이설로도 미화할 수 없는 고통이며 끝없는 투쟁이에요. 마냥 맑고 곱기만 한 목소리로 어떻게 인간의 기쁨과 슬픔, 두려움과 증오를 완벽하게 표현할 수 있겠어요?"

명성과 부, 그 무엇 하나 부족할 게 없었던 마리아 칼라스! 그녀는 가엾게도 '선박왕'이라 불리던 그리스의 부호이자 세기의 플레이보이 오나시스Aristotle Onassis, 1906~1975에게 덜컥 걸려들고 만다. 오빠처럼, 그리고 아버지처럼 끔찍이도 자신을 돌봐주고 후원했던 충성스런 남편 메네기니Giovanni Meneghini, 1896~1981에게서는 그 '사랑'을 느끼지 못했던 것이다.

칼라스는 돈 많고 여자 밝히는 늙은 여우 오나시스에게 생애 처음이자 마지막으로 여자로서 사랑에 빠진다. 오나시스의 좋지 않은 평판을 아는 주위 사람들이 하나같이 그를 조심하라고 주의를 줬건만, 그녀는 그 말을 듣지 않고 눈 뜬 장님처럼 오나시스에게 몸과 마음을 죄다 바치고 만 것이다. 오나시스는 그런 칼라스를 한껏 이용하여 전 세계에 자신의 지위와 명성을 드높인 후, 그녀에게서 단물쓴물 다 빠지자 헌신짝처럼 그녀를 차버렸다. 이미 다른 사냥감을 물색하던 중이던 그는 미 대통령 존 에프 케네디John F. Kennedy, 1917~1963의 미망인 재클린 케네디Jacqueline Kennedy, 1929~1994에게로 미련 없이 옮겨간 것이다.

칼라스는 순식간에 낙동강 오리알 신세가 되고 말았다. 그래도 엄청난 부호였던 오나시스에게서 위자료는 듬뿍 챙겼겠지? 천만에! 오나시스는 칼라스에게 단 한 푼도 줄 필요가 없었다. 오나시스는 칼라스와 결혼하지 않고 단지 즐기기만 했던 것이다. 그는 심지어 그녀를 하녀처럼 대했다고 한다. 이럴 수가! 웬만하면 돈 몇 푼 집어주고 그동안 그녀에게서 받았던 명성과 쾌락에 약간의 성의라도 표했을 법도 한데. 오나시스란 인간도 참 대단한 강적이라는 생각이 든다.

칼라스는 사랑도 잃고 돈도 잃고, 그리고 무엇보다도 소중한 그녀의 불세출의 목소리마저도 잃고 만다. 너무도 깊은 실연의 아픔에 예술적 감성을 고스란히 상실하고 만 것이다. 그녀는 결국 오나시스의 슬럼프에서 헤어나지 못한 채 허무하게 허물어져 버린다. 비탄에 빠진 그녀는 외부와 철저히 단절한 채, 처절한 고독 속에서 우울증과 불면을 오로지 약물로 달래며 스스로 죽음을 재촉했다. 삶의 의욕을 완전히 상실한 그녀는 한 친구에게 다음과 같이 말했다.

"신이여, 감사합니다. 오늘도 하루가 줄었네요!"

오로지 죽기만을 기다리는 슬픈 삶을 하릴없이 이어갔다. 그녀는 철저한 은둔 속에서 53세를 일기로 생을 마감했다. 그녀의 오나시스에 대한 사랑은 무엇이었을까? 진실한 사랑이었을까? 부와 명성을 향한 허영vanity이었을까? 돌이켜 보면 그녀 역시도 플레이보이의 농간에 알면서도 당하고 만 것이다.

그런데 카르멘과 호세는 지금 어떻게 됐을까? 여기는 반대로 우리의 순진한 남자 호세가 위험하다! 호세는 "릴라스 파스티아의 주점에서 세기디야 춤을 추고 만쟈니아를 마시며 사랑을 나누자"는 카르멘의 유혹에 결국 무너지고 만다. 고향의 약혼녀 미카엘라Micaëla와 어머니의 간절한 바람도 헌신짝처럼 저버리고, 화냥년 같은 카르멘에 그만 사로잡힌 것이다. 사랑이란 참 묘한 것 같다. 그렇게도 강직

하고 확고한 호세였건만, 한번 무너지면 걷잡을 수 없는 것이다. 호세는 카르멘의 노예가 되고 만다. 그는 카르멘이 도망치도록 밧줄을 풀어주고 대신 투옥된다.

향연

카르멘은 집시여자다. 담배공장에서 일하는 일개 천박한 여자다. 카르멘에게 정조관념이란 애초에 없다. 자신에게 마음에 드는 남자가 있으면 내키는 대로 사귀는 여자다. 물론 그렇다고 아무 놈하고나 붙는 개념 없이 헤픈 여자는 아니다. 나름대로 자유연애의 철학을 가진 의식 있는 여자다. 자기가 원하는 남자는 반드시 자기 품으로 오게 만들고야 마는 카리스마를 가진 여자다. 카르멘은 손을 아래로 쭉 뻗어 손목을 돌리고 엉덩이를 흔드는 관능적인 춤을 추며 정열적인 〈집시의 노래 Gypsy Song〉를 부른다.

> 씨스뜨레(고대 이집트의 타악기)의 쇠소리 짤랑거리고
> 이상한 음악 소리에
> 집시 여인들이 일어섰네
> 탬버린의 리듬 소리 둥둥거리고
> 격앙된 기타 열정적으로 소리 내네
> 같은 노래, 같은 후렴을
> 같은 노래, 같은 후렴을

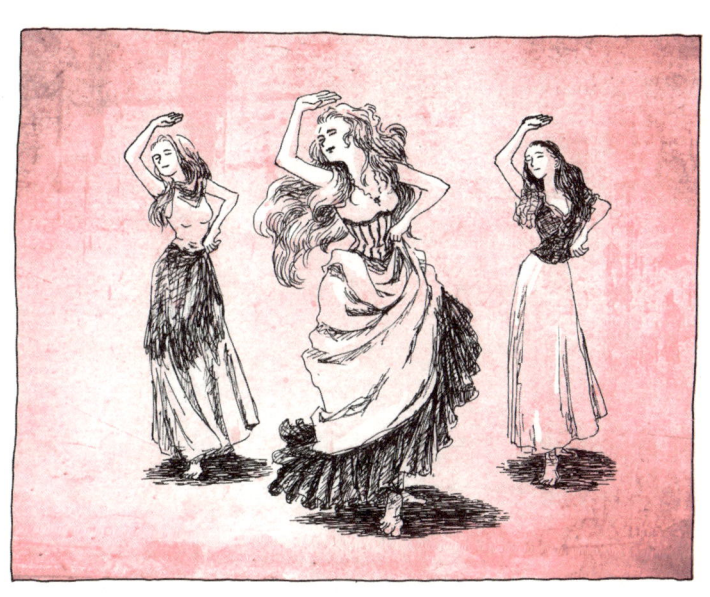

트랄라라라~ 트랄라라라~
트랄라라라~ 트랄라라라라라라~

주위에 있던 카르멘의 친구들과 집시들도 플라멩코 춤에 몸을 맡기고, 홍학처럼 쭉 빠진 긴 다리의 남자 탭 댄서는 에로틱한 율동으로 좌중을 휘어잡는다.

구리반지와 은반지가
가무잡잡한 피부 위에 번쩍이고
오렌지색과 붉은색 줄무늬 옷자락
바람에 펄럭이네

춤이 노래와 어우러지니
처음에는 수줍고 머뭇거리나
점차 활기 띠고 빨라져
갈수록 열기 고조되네

트랄라라라~ 트랄라라라~
트랄라라라~ 트랄라라라라라라~

  카르멘은 손을 위로 쭉 뻗었다가 아래로 내려 엉덩이를 스쳐 쓰다듬으면서 치마를 살짝 올렸다 내린다. 마릴린 먼로가 보도의 환기구 위에 서서 바람에 날리는 치마를 두 손으로 제어하는 장면이 연상된다. 카르멘은 이제 흥에 겨워 두 손을 높이 들고 엉덩이를 좌우로 격렬하게 흔들면서 더욱 교태롭게 춤을 춘다.

집시 남자들 힘을 다해
미친 듯 정열적으로 연주하니
혼을 빼는 이들의 음악에
집시여인들 완전히 넋 잃었네
격렬하고 야성적이고
열정적인 음악의 리듬에
도취된 채 정신없이
회오리처럼 돌며 춤을 춘다

트랄라라라라~ 트랄라라라라~

트랄라라라라~ 트랄라라라라라라라~

아리아 〈집시의 노래〉, 2막, 동영상: blog.naver.com/docj624

집시의 노래 Chanson Bohème

간주곡이 끝나고 〈카르멘〉의 제2막이 시작하자마자 나오는 첫 번째 곡이다. 릴라스 파스티아의 주점에서 카르멘이 부르는, 스페인 풍의 정열적인 춤이 함께 하는 에로틱하고 격정적인 느낌이 물씬 풍기는 노래다. 이곳은 카르멘이 담배공장 앞 광장에서 처음 호세를 만났을 때, 그를 유혹하면서 함께 세기디야 춤을 추고 만쟈니아를 마시자고 약속한 바로 그곳이다. 카르멘은 친구 프라스키타, 메르체데스와 더불어 술취한 군인들과 희롱을 하다 흥에 겨워 이 노래를 부르며 춤을 추게 된 것이다. 남자 집시들이 탬버린을 치고 기타를 퉁길 적에 집시 여인들 역시 정열적이고 섹시한 춤으로 화답하고 있다. 이윽고 모든 이들이 어우러져 질풍처럼 휘몰아치는 음악과 춤에 휩싸여 광란의 향연으로 치닫는다.

원작 소설에 나오는 카르멘은 오페라에서보다 훨씬 다양한 남자들과 거침없이 섹스를 즐긴다. 물론 그 남자들도 다른 많은 여자들과 섹스를 하는 부류들일 것이다. 동물들을 보면 어떤 종은 다수의 수컷과 다수의 암컷들 사이에 서로 파트너를 바꾸어가며 다양하게 성교를 하는 '난교'亂交의 양상을 보인다. 마치 그러한 성의 향연을 즐기는 것처럼. 하지만 이 역시 결국은 우수한 자손을 낳기 위한 본능적인 행위일 뿐, 인간들처럼 자신이 좋아하는 상대를 자신의 주체적인 결단에 의해서 선택하여 추구하는 쾌락적 행위와는 질적으로 다르다. 더군다나 사람은 이러한 난교의 성행위를 하면서도 대개는 동물들과는 반대로 될 수 있는 대로 아이를 낳지 않으려고 모든 방법을 다 동원한다. 카르멘이 아이를 갖고 싶어서 그렇게 섹스를 하고 다니는 것은 아닐 것이다.

아이는 안 돼!

인간이라는 동물은 해괴하게도 섹스를 하면서 피임을 한다. 피임 contraception이란 인간이 생식과정에 개입하여, 성행위를 하면서도 임신은 되지 않도록 하는 모든 방법을 일컫는 말이다.

가장 흔하면서도 효과적인 방법은 콘돔condom의 사용이다. 주로 남성이 성기에 끼워서 정액이 질 속으로 들어가는 것을 방지하는 방법인데, 요즘엔 '페미돔femidom'이라는 여성용feminine 콘돔도 개발되어 양성이 모두 사용할 수 있게 되었다.

그 외에도 정자를 죽이는 화학물질인 살정제spermicides를 성교 전에 질 속에 넣는 방법도 있고, 호르몬 성분의 약재를 복용하는 경구피임제oral contraceptives나, 호르몬을 주사하는 주사용 피임제도 있다. 대부분 피임의 대상은 여성이 되는데 최근에는 남성용 경구피임약도 개발될 거라는 소식이 있다.

착상 방지를 위해 약이 아닌 기구를 사용하는 경우도 있다. 흔히 '루프'라고 알려진 자궁내피임장치Intrauterine device, IUD가 있고, 요즘엔 구리, 황체호르몬 등을 첨가한 '약제첨가자궁내피임장치medicated IUD'도 개발되었다. 피임용격막contraceptive diaphragm과 페서리pessary는 아예 성교 전에 질에 삽입하여 수정 자체를 물리적으로 막는 장치이다.

외과적 시술로 임신을 거의 완벽하게 차단하는 방법도 있는데, 남성은 정관절제술vasectomy, 여성은 난관결찰법tubal ligation이 보편적이다.

이렇게 약이나 도구를 사용하지 않고 배란기를 피해 성교를 하는 자연피임법도 있다. 날짜피임법, 기초체온법 등이 바로 그것이다. 좀 외설적인 느낌이 들지만 남자가 오르가슴에 도달했을 때 재빨리 성기를 질에서 빼내는, 자연피임법의 하나인 질외사정법(腔外射精法; 중절성교라고도 한다)도 있다.

이들 자연피임법은 말 그대로 부작용이 없는 피임법이지만 실패율이 높아 주의가 필요하다. 가장 실패율이 높은 방법은 질외사정법일 것 같다. 성교 시 냉정을 유지하여 이성적으로 대처하기 어려운 까닭에 원치 않는 임신을 하는 경우가 종종 있다. 찰나의 흥분을 억누르고 재빨리 성기를 인출引出한다는 게 말처럼 쉬운 일이겠는가? '냉정과 열정 사이'에서 헤맨다고나 할까?

끝으로 약제나 도구에 의한 피임은 효과적일 수도 있지만 때로는 심각한 부작용도 초래할 수 있으므로 세심한 주의가 필요하다. 중증의 심혈관계 질환이나 심지어 암까지도 유발할 수 있다.

성행위의 이중성

인간이 이렇게 피임을 하는 것과 같은 특징을 들어 나일즈 엘드리지Niles Eldredge 같은 고생물학자는 모든 것을 유전자 중심으로 해석하려는 극단적 진화론자들의 이론, 특히 리차드 도킨스의 이기적 유전자The Selfish Gene론에 강한 반론을 제기한다. 자신의 유전자를 되도록 많이 퍼뜨리기 위해 인간을 비롯한 모든 생명체가 존재한다는 그들의 이론에 정면으로 위배되기 때문이다.

그는 인간에게 섹스란 자손을 갖는다는 본래의 목적 이외의, 생식활동에 속박되지 않는 나름대로의 의미를 가지게 되었다고 말한다. 그에게 인간의 삶이란 다음의 세 가지 측면의 상호작용으로 인식된다. 경제적 측면의 삶, 생식적 측면의 삶, 그리고 성행위. 경제적 측면의 삶이란 인간이라는 동물이 그 삶을 유지하기 위하여 행하는 의식주와 관련된 모든 생명활동을 말하며, 생식적 측면의 삶이란 말 그대로 자손을 얻기 위하여 행하는 성생활을 통틀어 말한다. 그는 인간에게 있어 성행위는 이제 생식적 측면에서 크게 멀어지고, 오히려 경제적인 측면의 삶과 보다 더 밀접한 관계를 맺어가고 있다고 주장한다. 인간은 더 이상 아이만을 낳기 위하여 성행위를 하지 않는다는 것이다.

엘드리지의 이러한 주장은 상당히 일리가 있지만, 진화생물학자들이 말하고자 하는 바는 인간의 성행위가 비록 현실적으로는 자손을 억제하고 쾌락만을 추구하는 것처럼 보인다 할지라도, 그 행위의 심층구조에는 여전히 자손을 많이 낳아 자신의 유전자를 가능한 한 많이 퍼뜨리려는 진화생물학적인 동인이 지배하고 있다는 것을 말하고 싶은 것으로 보인다. 다만 인간의 뇌라고 하는 의식활동의 주체가, 생식이라고 하는 본능적 측면마저도 쾌락의 추구만을 주된 목적으로 전환시킬 정도로 압도적인 통제력을 발휘하게 된 것이 다른 것이다. 즉 언어를 매개로 한 정보의 축적이 생식과 관련된 이 모든 상황을 급변하게 만든 것이다.

  2009년 현재 대한민국의 출산율(합계출산율)은 1.15라고 한다. 가히 세계 최저의 출산율이다(세계 1~2위를 다투는 수준이다). 이는 가임연령의 여성 한 명당 평균 1명 정도 밖에 아이를 낳지 않는다는 말이다. 세계보건기구WHO에 따르면 전 지구적으로 하루에 약 1억 회의 성교가 이뤄진다고 한다. 그 중에 임신으로 이어지는 것은 100만 회에도 못 미치는 것으로 알려져 있다. 99%의 성교가 임신과 무관하다는 것이다. 대부분이 종족번식을 위해 성행위를 하지 않는다는 것이 명백하다.

  시도 때도 없이 불끈 솟는 혈기왕성한 어린 청소년들로부터, 자유연애의 기치를 높이 든 성생활의 주류 세대인 청장년의 성인 남녀들, 그리고 비아그라로부터 초능력을 빌린 황혼의 노익장에 이르기까지 아마도 단군왕검 이래 가장 많은 섹스를 하며 살고 있을 바로 이 시점에 대한민국의 출산율이 역사상 최저, 그리고 세계적으로도 손꼽히는 최저출산국가라는 사실을 상기한다면 엘드리지의 주장은 거의 반박할 수 없는 강한 설득력을 지닌다. 그는 인간에 있어서는 경제적 측면의 삶이 생식적 측면의 삶에 우선한다고 말했다. 섹스 없이는 살 수 있지만, 빵 없이는 살 수 없다는 것이다. 이는 너무도 상식적인, 하지만 우리가 오랫동안 망각해 온 지고의 진리가 아닌가!

자연이냐? 학습이냐?

 이기적 유전자론은 그것으로 그럴 듯하게 설명되는 동물의 행동양식도 많지만, 모든 동물의 행동양식의 일반원리로 설명하려고 하는 것은 많은 무리가 따른다. 특히 인간이라는 특이한 동물에 이르면 잘 들어맞지 않는 부분이 많다. 이기적 유전자론은 생물학주의와 문화주의, 즉 "자연(nature, 생물학주의)이냐, 학습(nurture, 문화주의)이냐?"라는 오랜 논쟁에서 생물학주의의 극단에 서 있는 이론이다. 인간의 모든 행위가 유전자라는 생물학적 조건에 의해 전적으로 지배된다는 것이다. 이는 인간의 삶의 전 과정이 유전자에 의해 프로그램 되어 있고, 인간은 오로지 그 프로그램에 의해 실행되는 기계일 뿐이라는 생물학적 결정론의 전형이다. 하지만 인간은 이미 자연으로부터 너무도 멀리 항해해 와 있다.

 유전자는 결정론적이면서, 동시에 비결정론적인 불확정성의 원리를 함께 갖고 있다고 나는 생각한다. 따라서 인체는 유전자에 의해 전적인 지배를 받는 영역이 있는가 하면, 유전자에 의해 직접 지배를 받지 않는 자유의지의 영역이 함께 있다. 인체의 임기응변, 즉 그때그때의 상황에 따른 자율적인 대처, 이성적인 판단, 우연적인 행동, 예술적인 행위 등 이 모든 형태의 자유의지는 유전자에 기록되어 있는 것이 아니다. 그것은 그때그때 처한 상황에서 순간적이고 임의적으로 발현되는 것이다.

 그렇다고 이러한 자유의지가 유전자로부터 완전히 동떨어져서 독립적으로 존재하는, 하늘로부터 뚝 떨어진 이방의 것은 결코 아니다.

그것은 유전자의 결정론적인 영역에 성문법처럼 프로그램되어 있는 것은 아니지만, 유전자로부터 현현한 것이다. 그것은 마치, 오로지 프로그램된 행위만 하도록 제작된 로봇이 그 프로그램의 자발적 응용을 통해 프로그램 되지 않은 행동마저도 할 수 있도록 어느새 자율성을 획득한 것과 비슷하다고 할 수 있다. 그래서 프로그램 되지 않은 창조적인 행위마저도 할 수 있게 된 것이다.

어쨌든 자연이든 학습이든, 현대인의 풍요로운 성생활은 다양한 피임법의 개발로 가능해 진 것이다. 피임으로 인해 현대의 성혁명이 가능하게 된 것이다. 지금과 같은 편리한 피임법이 발명되지 못했더라면 현재 인류가 구가하고 있는 자유연애는 도무지 꿈도 꾸지 못했을 것이다. 피임법은 특히 여성을 성의 굴레로부터 해방시켰다. 정조관념이 더 이상 여성을 족쇄지우는 철퇴가 되지 못하는 것이다. 여성은 이제 자신이 원하는 남성과 얼마든지 사랑을 나눌 수 있게 됐다. 남녀 공히 건전한 관계에 기반한 폭 넓은 교제는 행복한 결혼을 위해서도 반드시 필요하다. 이성에 대한 풍부한 경험이 자신에 적합한 배우자를 선택할 수 있는 높은 안목을 갖게 하고, 결혼 후 안정된 성생활을 영위할 수 있는 굳건한 디딤돌이 될 수 있기 때문이다(킨제이─Alfred C. Kinsey─가 평생을 그렇게 분투한 세상이 지금 실현됐다고 할 수 있다). 이러한 자유연애와 안정된 결혼생활에 피임법의 공헌이란 이루 말할 수 없이 큰 것이다.

피임법이 없었더라면 인간은 임신이라는 문제와, 그에 따른 양육의 문제라는 생물학적인 대사건에 봉착하게 된다. 더욱이 임신이 원치 않은 것이었다면 문제의 심각성은 참으로 큰 것이다.

지금 우리나라의 여성들이 출산을 기피하는 것도 사실은 이 때문이라 해도 과언이 아니다. 이 문제는 곧바로 개인의 경제적인 측면의 삶에 막대한 영향을 끼치기 때문이다. 이는 경제가 생식에 우선하는 또 다른 명백한 증거이다. 카르멘이 그러한 자유로운 성생활을 할 수 있었던 것도 아마도 철저한 피임을 했기 때문일 것이다. 아니면 애초에 불임의 여성이었던지. 그렇지 않고서야 절대 그런 삶은 불가능할 것이다. 그렇게 몸을 굴리다간 우리 어머니들처럼 쉬지 않고 아이를 가질 수밖에 없었을 테니까.

우리도 즐긴다

인간은 관념적인 요인으로, 또는 생물학적인 요인으로 남녀 간의 정상적인 성행위 이외에도 다양한 성행위, 즉 동성애, 양성애, 그리고 때로는 병리적인 성도착적 행위도 서슴지 않는 거의 유일한 종이 되었다. 헌데 다음에 소개하는 영장류는 인간 뺨치는 다양한 섹스의 향락을 즐기는 요상한 놈이다.

동물들은 대부분 성행위를 생식과 관련해서만 하지만, 일부 소수의 동물, 예를 들어 보노보(침팬지와 사촌인 유인원의 하나)와 같은 경우는 마치 인간의 행태를 보는 것 같아 당혹스럽기까지 하다. 이들은 자손을 낳기보다는 유희를 위해 섹스를 한다. 이들은 암컷과 수컷이 교접을 하는 보통의 정상적인 행위도 물론 하지만, 암컷끼리 서로 부풀어 오른 분홍빛 외음부를 서로 맞대고 비비는 레스비언섹스,

수컷끼리 성기를 서로 밀착하여 누르고 쾌감을 즐기는 호모섹스를 하기도 한다. 성적 흥분을 위해 거의 모든 수단을 동원해서 자극을 하고, 게다가 인간에게는 변태적인 성도착이라 할 수 있는 소아성애(어린 새끼들을 대상으로 하는 성교)를 암컷과 수컷이 모두 행하는가 하면, 어린 시절에도 서로 성적인 장난을 하고, 나무에 매달린 채 자위를 하기도 한다. 이들은 이런 식으로 인간보다 훨씬 더 빈번하게 섹스를 하는데, 하루에도 보통 대여섯 번씩 하는 것이 보통이라고 한다.

보노보에게 있어서 섹스란 생식적인 목적도 물론 있지만, 단지 쾌락 그 자체만을 위해서 하는 경우가 그보다 훨씬 많고, 보다 중요한 것은 사회적인 관계를 원활하게 하기 위해서도 한다는 것이다. 그래서 친구를 사귀거나 동맹을 맺을 때, 어떤 집단에 합류할 때, 서로 간에 다툼이 있을 때 이들은 섹스를 이용한다고 한다. 심지어 암컷은 수컷이 가진 음식물과 섹스를 맞바꾸기도 하고, 또 이들의 음식회합은 바카스축제와 같은 것으로 이어지기도 한단다. 배불리 먹고 질펀한 성의 향연으로 끝내는 것이다. 이렇게 섹스란 이들에게 모든 사회적 관계를 강화시켜 주는 촉매제인 것이다. (자료동영상: blog.naver.com/docj624)

하지만 인간처럼 지속적으로 짝을 이루어 생활한다든지, 배란현상이 겉으로 드러나지 않는다든지, 아비가 아이를 돌보는 등의 행동은 전혀 보이지 않는다. 그리고 또 하나 보노보가 인간과 다른 점은 이들이 이러한 모든 성적행위를 전혀 숨기지 않고 무리 전체가 보는 앞에서 당당하게 한다는 것이다.

꼭꼭 숨어라 머리카락 보인다

사실 이렇게 성행위를 공개적으로 한다는 점에 있어서는 모든 생물이 같다. 동물이든 식물이든, 고등동물이든 하등동물이든, 다 남들이 보는 앞에서 자랑스럽게 한다. 단지 인간만이 숨어서 한다. 인간이기 때문에 우리는 이를 당연시하고 동물들의 이런 행태를 눈꼴사나운 저열한 추태로서 간주하지만, 이는 사실 하나의 종차별주의일 뿐이다. 생각해 보면 성행위가 꼭 죄 지은 사람처럼 숨어서 해야 할 그런 나쁜 짓이 전혀 아니기 때문이다. 부부가 서로 사랑해서, 그리고 어여쁜 아이를 낳기 위하여 성교를 하는 것은 아름다운 광경이요 당연한 행위가 아닌가? 그런데 왜 우리는 그것을 남들이 보지 않는 밀폐된 곳에서, 마치 해서는 안 되는 것을 하는 것처럼 몰래 하는가?

여러분이 예를 들어 주위에 친구나 아는 사람, 또는 경쟁 상대들이 있는 가운데 애인과 성행위를 한다고 상상해 보자. 당신은 파트너와 진한 키스를 한다. 그리고 서로의 몸을 애무한다. 서로의 몸이 뒤엉키고 서서히 달아오른다. 남자는 이제 성기를 파트너의 성기에 삽입하고 피스톤 운동을 한다. 서로의 몸이 용광로처럼 타오르며, 마침내 오르가슴에 도달하여 교성을 지르고 쾌감에 휩싸여 불꽃처럼 사정에 이른다. 옆에서는 이 모든 광경을 사람들이 지켜보고 있다!

일전에 '짧은 버스(SHORTBUS, 일반적인 버스를 타고 등교할 수 없는 장애를 가진 학생들을 통칭하는, 어딘가 모자라고 남들과 다른 이들을 놀리는 은어)'라는 존 캐머런 미첼John Cameron Mitchell 감독의 영화가 실제 정사 장면을 담고 있다고 해서 화제를 모았는데, 이렇게 실제 정사를 하는 배우들은 이와 같은 상황에 그대로 노출된다고 볼 수 있다. 감독과 카메라맨들, 그리고 그 밖의 수많은 스태프와 구경꾼들이 참관하는 가운데 부끄러움도 없이 실제 정사를 벌이다니!

인간의 성적 반응에 대한 연구를 위해 학자들이 남녀의 실제 성행위를 관찰하는 경우도 있었다. 1966년 부인과 의사 윌리엄 매스터스와 심리학자 버지니아 존슨의 공동연구가 바로 그것이다. 이들은 자원자들에게 다양한 종류의 실제 성행위를 하게하고, 땀을 뻘뻘 흘리는 남녀들의 몸에 각종 기기들을 갖다 대면서 과학적 연구를 감행했다고 한다. 1966년, 아직도 성에 관한 모럴이 지금보다 한참 보수적이던 그 까마득한 옛날에 말이다(인간의 성행동을 선구적으로 연구한 킨세이가 사실은 이 방면에 선구자라고 할 수 있다. 그는 무수히 많은 형태의 성행위—이성애, 동성애, 자위행위, 사도마조히즘 등—를 직접 동영상으로 촬영해서 자신의 연구소에 산더미처럼 보관했다).

여기 실제 정사신을 행하는 배우들이나 실험자원자들이 참 존경스럽다. 그런 당혹스런 상황에서도 발기가 되나? 정말 강심장들이다! 나는 이들이야말로 인류조상의 모범을 몸소 실천하는 진정한 인류가 아닐까 하는 허황된 생각을 해본다.

창과 엥

 한편, 다음 이야기는 이들 상황과 내용은 질적으로 다르지만 일면 관련이 있는, 정말 희한한 실화이다. 창과 엥은 1811년 가슴부분이 붙은 채로 샴 왕국(태국의 옛 이름)에서 한 어머니에게서 쌍둥이 형제로 태어난다('샴쌍둥이'란 이들로부터 유래한 명칭이다). 요즘 같으면 크게 어렵지 않게 분리수술을 할 수도 있었겠지만 당시만 해도 수술 수준이 그리 높지 못해 그들은 붙은 채로 평생을 같이 살아야 했다. 특이한 용모 덕택에 고국을 떠나 미국의 서커스 흥행사와 계약을 맺고 근 10년 동안 활동하여 상당한 부를 축적했다. 이들은 28세에 구경거리를 제공하는 삶을 접고 노스캐롤라이나 주에 정착했다. 그리고 둘은 각기 영국인 자매와 결혼했다(합동결혼?). 이들의 결혼은 당시 보수적이고 엄격한 성윤리관 때문에 지역 주민들의 격렬한 반대에 부딪쳤지만 이들의 간곡한 뜻이 받아들여져 이 역사적인 결혼이 성사된 것이다.

 이들은 합의하에 일주일의 절반은 창의 집에서, 나머지 절반은 엥의 집에서 지냈다고 한다. 그래서 총 22명의 아이들을 낳았다! 근데 부부생활은 어떻게 했을까? 창이 부인과 성교를 할 적에는 엥이 옆에 붙어서 그 광경을 목격했을 것이고, 또 엥이 부인과 성교를 할 적에는 창이 옆에 붙어서 멍하니 그 광경을 목격할 수밖에 없었다는 얘긴데, 참으로 곤혹스러운 상황이 아닐 수 없었을 것이다. 타인에게는 결코 공개되지 않는 사적 행위로서의 성교가 이들에게는 생물학적으로 완전히 불가능한 상황이었다. 보통사람의 감각으로는 도저히 설명할 수도, 이해할 수도 없는 일이었던 것 같다.

자! 이렇게 남들이 보는 앞에서 당신이 성행위를 공개적으로 하게 되면 어떻게 될까? 이는 아마도 주위의 사람들, 특히 경쟁상대에게는 적잖은 성적 소외감을 불러일으킬 것이다. 그리고 그로 인해 필경 열등감이나 강렬한 시기심을 유발할 것이다. 이러한 감정들은 적대감이나 증오를 낳고, 심지어 폭력이나 생명의 위협까지도 야기할 수 있다. 그래서 집단의 구성원들 간에는 치정으로 인한 싸움이 끊일 날이 없을 것이다. 이러한 위험한 긴장관계는 반드시 완화되어야 했다. 따라서 지속적인 발정상태에 빠지는 것은 어떤 식으로든 피해야 한다. 이를 위해 인류의 조상은 특정한 행동유형을 진화시켰는데, 바로 일상에서 생식기를 가리고 생활하는 것과, 종족의 구성원들을 피해서 비밀스럽게 성교를 하는 것이라고 한다.

아직까지 원시시대의 삶을 유지하는 아프리카나 폴리네시아 등의 종족들이 하나같이 발가벗고 생활을 해도, 최소한 성기만은 가리고 남들이 보지 않는 곳에서 성행위를 하는 것은 바로 이러한 성적질투로 인한 구성원 간의 갈등을 최소화하기 위한 지혜의 소산인 것이다.

이러한 행동양식은 인간이 문명을 건설하면서 자연 상태에서 크게 벗어나 살게 됨으로써 더욱 강화되었고, 필연적으로 대두된 도덕이라는 체계에 의해서 강력한 터부로 자리 잡게 된 것이 아닌가 생각한다.

몇 년 전 모 티비TV 방송사의 쇼프로그램에서 한 인디밴드가 생방송 도중 고의로 성기를 노출한 사건이 온 나라를 떠들썩하게 했던 적이 있었다. 또 '나훈아괴담'으로 시달리던 나훈아 씨가 기자회견장에서 갑자기 책상위로 올라가 바지 지퍼를 내리려고 했던 사건도 생각난다. 그를 지켜보던 온 국민은 잠깐 동안 경악하지 않을 수 없었다. 우연히 그 회견을 시청하게 된 나도 잠시 가슴이 두근거리고 손에 땀을 쥐었었다. 여자들은 "아이구 망칙해!" 하면서 붉힌 얼굴을 가리고 손가락 사이로 뚫어져라 쳐다봤다. 일각에서는 야쿠자에게 자신의 성기가 절단됐다는 괴설을 불식시키기 위해 행한 대담한 연출이라는 반론도 있었다. 예상은 했지만, 그럼에도 불구하고 모두들 그렇게 긴장했던 것은 무슨 연유에서일까? 물론 잠재하는 도덕적 관념 때문에 대부분은 "설마 그런 자리에서 양물을 꺼내기야 하겠어?"라고 생각했겠지만, 또 한편으로는 "자네 거 진짜 대단하다던데 어디 한번 꺼내보게!" 하는 강한 호기심도 있었을 것이다. 그가 만일 진짜로 지퍼를 내렸다면 아마 전 세계에 일급뉴스로 긴급 타전됐을 것이다. 공중화장실에서 볼일 볼 때 아무렇지도 않게 꺼내는, 화장실청소부나 옆 사람이 흘깃흘깃 쉽게 쳐다볼 수 있는 것에 불과한 건데도 말이다.

항상 성기를 노출한 채 생활했고, 심지어 성행위마저도 공개적으로 했던 인류 조상들의 진화 역사를 생각한다면 뭐 그리 대단한 일이라고 호들갑인가 하는 생각도 들겠지만, 그만큼 우리를 지배하는 성에 관한 터부는 매우 강렬한 것이다. 그래서 우리의 아버지·어머니가 사랑의 행위를 할라치면 아이들이 빨리 자기를 기다리는 것이다. 그런데 요즘 아이들은 밤늦도록 잠도 안자고 무슨 꿍꿍이 속인지 알 수 없는 일을 벌이며 시간을 보낸다. 속 타는 일이다.

발기

발기erection란 남자의 페니스에 혈액이 몰려들어 딱딱하게 팽창하고 길이가 길어지는 생리적 현상을 말한다. 흔히 남자들은 이를 '섰다'라고 표현하는데, 서양에서도 동일하게 섰다라는 의미의 '이렉션erection'이라는 말을 쓰는 것을 보면 인간 인식의 보편성이 재미있다는 생각이 든다. 청소년기에는 특히 자고 난 다음 날 아침에 고추가 발딱 서 있는 경우가 흔한데, 우리 고등학교 다닐 때는 이를 영어로 '모닝 이렉션morning erection, 조조발기'이라며 낄낄대곤 했다. 혹은 좀 더 빗댄 표현으로 '텐트를 친다'고도 했다. 성기가 바짝 서서 텐트 폴대처럼 팬티를 밀쳐내는 바람에 세워진 구식 텐트 같은 현상을 보이기 때문이다.

발기는 냄새나 시각과 같은 오관의 감각적 자극이나, 에로틱한 생각이나 감정과 같은 정서적 자극에 의해서 일어날 수도 있고, 페니스를 마찰하는 물리적 자극에 의해서도 일어날 수 있다. 이러한 자극에 의해 페니스에 분포한 소동맥들이 팽창하게 되고 그 안으로 동맥혈들이 잔뜩 몰리게 되어 페니스가 부풀고 길어지는 발기현상이 일어나는 것이다. 그리고 페니스로 몰린 동맥혈은 동시에 주위에 분포한 정맥을 압박하므로 혈액이 빠져나갈 출구가 봉쇄되어 발기가 계속 지속된다.

발기의 메커니즘은 일반인들이 생각하는 것과는 달리 20세기 중반까지만 해도 베일에 가려 있던, 인체의 오묘한 신비였다. 발기와 관련하여 음경을 구성하는 가장 중요한 조직은 요도를 둘러싼 음경해면체corpus cavernous of penis라는 것이다. 해면체란 말하자면 스폰지 같은 조직을 말하는데, 이 음경해면체의 구멍이 숭숭 뚫린 동굴의 미로 속으로 동양혈관들sinusoids, 즉 동굴모양의 무수한 혈관들이 어지러이 네트워크를 형성하고 있다. 이 동양혈관들은 민무늬근이라는 근육들로 이뤄져 있는데, 성적 흥분 자극이 도달하면 이들 근육들은 순간적으로 이완하게 된다. 혈관을 형성하는 근육들이 이완되므로 이때 혈관들의 내경이 확 넓혀져, 이에 주위의 동맥혈들이 노도와 같이 음경해면체의 동양혈관들로 빨려 들어온다. 음경해면체의 스폰지 같은 구멍들은 동맥혈들로 가득 차게 되고 드디어 음경은 성난 뿔처럼 불끈 '서게' 되는 것이다. 이것이 발기의 기전이다.

들어온 혈액이 있으면 나가는 혈액도 있게 마련! 그런데 음경해면체의 이러한 급격한 팽창은 혈액이 나가는 통로인 정맥을 압박하여 순간적으로 납작하게 만들어 버린다. 혈액은 출구가 봉쇄되어 음경해면체 안에 갇힌다(정맥폐쇄, venous occlusion). 이에 혈액이 동양혈관 속에 잔류하게 되고, 그래서 발기가 계속 유지되는 것이다.

남자들은 이 발기가 오랫동안 유지되기를 학수고대한다. 여자들도 남자의 음경이 계속 화난 채로 있어 자신들을 더 오랫동안 즐겁게 해주기를 바란다. 하지만 한때 아무리 견고했다 하더라도 결국 음경은 시들어 죽기 마련이다. 남자가 오르가슴에 도달하면 포스포디에스테라제 5phosphodiesterase-5, PDE-5라는 물질이 나온다. 앞에서 발기를 일으킬 때 민무늬근이 이완한다고 했는데, 이 이완을 유발하는 물질은 구아노신 1인산cyclic guanosine monophosphate, cGMP이라는 것이다. 포스포디에스테라제 5는 이 구아노신 1인산을 분해하여 동양혈관의 이

완작용을 멈추게 한다. 이에 동양혈관은 수축하기 시작하며, 따라서 음경은 발기를 풀고 다시 원래 상태로 돌아가 고개를 숙이게 되는 것이다.

비아그라

1998년 3월 27일, 경구 복용약인 비아그라viagra의 시판이 승인됐다. 아마도 서양의학사에서 명실상부하게 가장 확실한 발기부전 치료제로 자리매김한 최초의 약일 것이다. 그전에는 '과학적'이고 '합리적'이라 자부하던 서양에서도 원숭이 고환도 으께 먹고, 개 붙안드 찧어 먹으며 별짓을 다 했다. 화학이 발달하면서 각종 제약회사의 치료제도 수없이 나왔다. 하지만 다들 소용없었다. 그런데 비아그라, 이것은 달랐다.

비아그라는 원래 협심증angina pectoris이라는 심장병 치료를 위해 개발된 것이었다. 그런데 협심증은 안 낫고, 부작용만 있었다. 부작용이란 바로 음경이 서는 것이었다. 이건 완전히 눈감고 배트 휘둘렀는데 공이 와서 맞아 홈런이 된 격이다. 어떻게 해서 그런 일이 발생했을까? 그 기전이란 이렇다. 비아그라의 원래 명칭은 실데나필 시트르산염sildenafil citrate. 이는 우연히도 앞에서 말한 포스포디에스테라제 5를 억제하는 작용을 한다. 발기된 음경이 다시 원래 상태로 되돌아가게 하는 물질을 억제하는 것이다. 그 결과? 발기가 지속된다!

하지만 이 '사랑의 묘약'에도 치명적인 약점이 있다. 비아그라 역사

초창기인 1998년 3월 말에서 11월 중순 사이에 100명 이상의 미국인들이 비아그라를 복용한 지 몇 시간 또는 며칠 이내에 사망했다고 한다. 발기지속이란 부작용 이외에 또 다른 부작용, 영원히 '잠재워주는' 부작용 또한 있었던 것이다. 그래도 우리 남성들은 발기를 원한다. 죽음을 무릅쓰고라도 한 번 꿋꿋이 서고 싶은 것이다. 그 푸릇푸릇했던 젊은 시절의 영화를 다시 한 번 구현하고 싶은 것이다.

하지만 한참 때의 사춘기 청소년의 경우는 이런 어른들의 얘기가 전혀 이해가 되지 않는다. 그도 그럴 것이 이들은 매 10분마다 발기가 일어난단다. 이런 정도라면 하루 종일 서 있는 거나 다름없다는 얘기다. 이 주체할 수 없는 성욕을 억제하고 청소년들이 책상에 앉아 공부만 하기란 여간 험난한 고행이 아닐 수 없다. 한참 기운이 치솟을 때는 발기가 마치 단단한 막대기와 같아서 구부리면 당장 부러질 지경이다. 무거운 책가방도 걸어놓으면 족히 들릴 것이다. 이럴 정도인데 이를 어쩌란 말이냐! 그렇다고 아직 미성년자인 이 녀석들이 이성과 함부로 성행위를 도모할 수도 없다(물론 조숙한 놈들은 일찍 사고를 치기는 하지만). 결국 이들은 스스로 위로할 수밖에 없다(自慰). 안방에서 부모님이 한참 사랑을 나누고 있을 적에, 녀석들은 공부방에서 컴퓨터로 동영상을 켜놓고 욕망을 해소하고 있을지도 모르겠다.

우리 때에는 이러한 도색물을 접하기가 여간 어려운 일이 아니었다. 게다가 요즘 같은 동영상動映像은 꿈도 꾸지 못할 때였다. 그래서 가끔 특별한 루트를 가진 놈이 우쭐대며 미국의 ≪플레이보이≫지나 ≪펜트하우스≫ 같은 '정영상靜映像' 잡지를 가지고 오기라도 하면 온 학급이 무슨 잔치라도 벌어진 듯 법석을 떨며 들뜨곤 했다. 쉬는 시간에 그 놈이 앉는 책상 주위에 첩첩으로 동심원처럼 빙 둘러싸 탑을 형성하고, 다른 놈보다 조금이라도 더 넓은 시야를 확보하고자 강한 신경전과 몸싸움을 벌였던 기억이 있다.

그때 난생 처음으로 그런 상상도 못할 야한 그림에 온몸이 얼어붙 듯 받았던 충격이란! 심장이 콩콩 뛰고, 화병 난 여자처럼 가슴이 답답해 숨도 제대로 쉬어지지 않고, 온몸이 떨리며 자신도 모르게 손에 땀이 쥐어지고, 입안에 침이 흥건히 돌았던 기억은 지금 청소년들 수준에 비한다면 차라리 낭만이라고 해야 할 것 같다(요즘은 초등학생도 맘만 먹으면 키보드 몇 번 두드려 식은 죽 먹기로 그런 음란영상물을 무한정 접할 수 있게 됐으니……). 지금 생각해 보면 그 이미지가 머리를 계속 맴돌아 공중에 붕 뜨듯 '휴거携擧'되어, 수업시간 내내 비몽사몽 마약에 취한 듯, 최면에 걸린 듯 몽롱한 상태에서 한참을 헤맸던 것 같다. 그 순간에도 그림책은 교실 뒤쪽 어딘가에서 이놈에서 저놈으로 열띠게 패스되고 있었다.

유년기와 청소년기의 성적인 장난이나 음란한 행동은 자연스러운 것이며 그리 크게 걱정할 필요가 없다고 한다. 그것은 혈기가 너무 왕성하여 자신도 모르게 발산되는 정기精氣 때문에 그러한 것이다. 이 것은 또 때가 되면 자연스럽게 감소되어 언제 그랬냐 싶게 원래의 모습으로 돌아온다(킨제이에 따르면 남자의 경우 대략 18세경에 성적 능력에 있어 최고점에 이른다고 한다. 이후 남자는 줄곧 완만한 내리막길을 걷는다는 것이다). 아마도 자위가 청소년들이 하는 가장 흔한 음란행위일 텐데, 이것을 부모가 너무 민감하게 받아들여 억압하고 크게 나무라면 아이는 큰 충격을 받고 깊은 죄의식을 가질 수 있다. 그런다고 그것을 중지할 수 있는 것도 아닌데 말이다. 그렇게 되면 그러한 본능의 충동과 그것을 억압하는 도덕적 압제는 이 아이를 병적인 성관념에 평생 시달리게 할 수도 있다. 어차피 자위는 계속 할 것이고, 자위를 할 때마다 부도덕한 짓을 했다는 죄의식은 점점 더 깊어질 수밖에 없기 때문이다.

자위를 안 한다 해도 문제가 없는 것은 아니다. 자위를 억제하기 위한 엄청난 노력 자체가 생리적 흐름에 역행하는 것이기 때문이다. 물론 무심결에 아이의 방문을 열었다가 포르노를 보면서 한참 자위에 몰두하고 있는 자녀를 보면 부모로서는 참 당혹스럽고 아이 못지않게 충격도 받을 것이다. 하지만 긍정적인 관점에서 아이와 성에 대해 허심탄회하게 대화하고, 큰 아량으로 올바른 성지식을 갖도록 자연스럽게 성교육으로 이끈다면, 아이는 금세 불필요한 호기심에서 해방되어 본능에 휘말리지 않고 슬기롭게 본능을 리드하는 성숙한 인간으로 거듭날 것이다.

프로이트Sigmund Freud, 1856~1939는 그의 평생을 불행한 정신병에 시달리던 환자들의 치료에 고스란히 바쳤다. 그 자신은 턱과 입천장의 암으로 끔찍한 고통을 감내하면서 살아야만 했다. 그는 평생 무려 서른세 번! 서른세 번의 암수술을 받았다고 한다. 도저히 믿기지 않는 일이다. 그가 인간심리의 대부분을 성적인 것과 관련지어 설명한 바람에 범색론자凡色論者로 낙인이 찍혔지만, 사실 프로이트 자신은 매우 엄격한 도덕적 삶을 산 장본인이었다고 한다(이견이 있다). 그의 이론은 결코 얄팍한 선정주의sensationalism가 아니었던 것이다. 그의 이론에 일부 무리한 논리가 있었다 할지라도 그것은 어쨌든 그에게는 투철하고 진실한 진리탐구의 결과물이었다. 그가 환자들과의 임상적 치료과정에서 각고의 연구 끝에 발견한 정신분석학의 결과로부터 우리는 다음과 같은 뼈저린 교훈을 얻을 수 있다. 인습에 불과한 도덕으로 해맑은 어린 시절을 물들게 하지 말라! 어린 아이의 리비도가 자연스럽게 발휘되도록 내버려둬라! 부당하게 억압된 성적 본능은 한 인간을 평생토록 깊은 고통과 죄의식의 나락으로 떨어뜨릴 수 있다.

자위중독

가끔 나의 한의원에 중고등학교 남학생을 데리고 그 엄마가 함께 오는 경우가 있다. 한 엄마 왈, 아들 녀석이 공부하느라 항상 피곤해하고 맥을 못 춘다는 것이다. 그래서 아침에 도통 일어나지를 못해 잠에서 깨우고 아침 먹여 학교 보내는 일이 전쟁이라고 한다. 녀석은 고개를 숙이고 가만히 듣고만 있다. 엄마가 없을 때 녀석에게 넌지시 물어보았더니, 밤마다 문을 걸어 잠그고 컴퓨터로 음란물을 보면서 노상 마스터베이션masturbation으로 환상의 세계를 여행한다는 것이다.

청소년뿐만 아니라 20~30대의 젊은 친구들도 종종 자위중독증으로 한의원에 내원한다. 한창 젊은 나이에 이들은 골방에 쑤셔 박혀 플레이로 세월을 보내는 것이다. 그러니 몸이 골대로 골아 한창 정기가 하늘을 찌를 나이인데도 도통 맥아리가 없이 항상 골골한 것이다. 생명의 원질인 정精이 고갈돼 버린 것이다. 이들은 대개 사회에 적응을 잘하지 못하고, 그 나이에 있어야 할 자신감이 거의 없으며, 자신에 대한 강한 콤플렉스에 끊임없이 시달리고 있다.

그 중에서도 특히 한 젊은 친구가 생각난다. 이 친구는 하루에도 수십 번을 자위한다고 했다. 중학생 시절부터 하루 한두 번씩 근 20년을 하루도 빠짐없이 해왔단다. 그러던 것이 이젠 하루에도 몇 십 번씩 하지 않으면 안 될 정도가 되어 버렸다는 것이다. 그 결과 이제는 가만히 있어도 정액이 흐른다고 했다. 한의학에서 말하는 유정遺精:정액유출증증상이다. 한 번은 도서관을 갔는데 옆에 있던 사람들이 하나둘 자신에게서 자리를 떴다고 했다. 자신에게서 정액냄새가 너무 지독하게 나서 그랬다는 것이다. 정신병의 징후가 보였다. 나에게 진단을 받는 그 순간에도 정액냄새 때문에 미안하다고 했다. 사실 나는 그때 그런 냄새가 나는지 잘 인식하지 못했다. 냄새가 조금 났는지는 모르겠지만 후각에 쉽게 지각될 만큼 그리 심한 것은 아니었다. 그가 그렇게 말하니 그제서야 냄새가 자꾸 나는 것 같았다. 나도 도는 것 같았다(외국의 정신과 전문의는 1년에 한 번씩 다른 정신과 전문의로부터 정기적으로 정신과적 검진을 받도록 의무화되어 있는 게 이해가 된다).

그대로 간다면 그는 인생의 나락으로 떨어질지도 모른다. 이런 사람이 나에게 오기까지 얼마나 장고에 장고를 거듭해 왔는지 독자들은 잘 상상이 가지 않을 것이다. 나는 자위란 나쁜 것이 아니니 너무 자주만 하지 말라고 했다. 침을 놔주고, 이어 유정을 치료하고 성욕을 적절히 조절하는 한약을 처방해주었다.

또 한 젊은 친구도 기억난다. 그는 청소년기에 선배 형으로부터 자위를 배웠다. 누구나 그랬듯이 친구나 비슷한 연배의 선후배로부터 전수받는 그런 과정을 밟은 것이다. 그는 난생 처음 경험해보는 쾌락에 탐닉하면서 그 질풍노도의 시기를 살았다. 어느덧 청년이 되었다. 하루는 시내버스를 탔다. 별안간 곁에 있던 여자가 소리를 질렀다. 그녀는 그를 성추행범으로 몰아세웠다. 맹세코 그는 결백했다. 하지만 여린 성품이었던 그는 주위 사람들의 험악한 시선 속에 변변한 변호도 제대로 못하고 경찰서까지 연행되어 조사를 받았다. 그 사건으로 그는 큰 충격을 받았다. 삶은 송두리째 바뀌었다. 대인기피증이 생기고, 강박증이 나타났다.

그 이후 그는 정신과 치료도 받고, 트라우마로부터 헤어나려고 갖은 노력을 다 했다. 그러나 모두 허사였다. 그런 와중에도 그는 계속 자위를 했다. 아마도 그에게 자위는 고통스런 현실로부터 도피할 수 있는 유일한 해방구였을 것이다. 하지만 자위만 하고 나면 몸이 축 늘어졌다. 후회가 밀려들었다. 머리가 아프고 화가 치밀어 올랐다. 버스 안에서 자신을 향해 미친듯이 소리치던 그 여자의 영상이 달리Salvador Dali의 그림처럼 줄줄 흘러내리며 소용돌이쳤다. 그런 고통의 세월을 살다 어찌어찌 해서 실낱같은 희망을 품고 나의 한의원을 노크한 것이다. 경중은 있지만 다들 이렇게 인생을 건 절박한 심정으로 방문하는 사람들이 많다. 고통스런 삶에서 구원받고자 하는 일념으로….

"자위를 하면 몸이 너무 안 좋아지는 것을 느껴요. 그래서 자위를 하지 않으려고 하는데도 그것이 안 돼요. 벌써 20년이 넘었어요."

자위를 하지 않으려고 작심도 정말 많이 했다. 열심히 일에 몰두하고, 운동도 하고, 책도 읽고, 생각을 딴 데로 돌리려고 명상도 해보았다. 하지만 그게 노력으로만 되는 일이 아니었다. 일 끝나고 집에 돌아와 컴퓨터 켜고 인터넷을 하다 보면 절로 생각이 났다. 편지함을 열면 어김없이 '오빠~ 외로워요!' 하는 스팸 메시지가 와 있다. 어떤 때 아무 생각 없이 평정심을 유지하고 있는데 난데없이 포르노사이트가 불꽃놀이하듯 펑펑 창에 뜬다. 눈에 핏대가 서고 목이 탄다. 더 이상 자제할 수가 없다. 자신도 모르게 손가락이 도색사이트를 클릭한다. 그리고 자위한다.

"선생님 정말 자위를 끊고 싶어요. 남들처럼 좋은 여자 만나 정상적으로 사귀고 싶어요. 그리고 결혼도 하고 아이 낳아 행복하게 살고 싶어요. 제발 도와주세요!"

참으로 눈물 나는 소박한 소망이다.

자위는 나쁜 것이 아니다. 자위에 대한 그릇된 도덕적 압제와 그에 대해 스스로 지운 심리적 콤플렉스가 나쁜 것이다. 자위는 성행위의 한 형태일 뿐이다. 남녀가 서로 성기를 접속하여 행위를 하든, 홀로 자위를 하든 그것이 성적 쾌락을 목적으로 하는 한 동일한 성행위일 뿐이다. 문제는 그 행위를 바라보는 사람들과 그 자신의 인식이다. 그것을 어떻게 해석하느냐에 따라 결과가 천양지차를 나타내는 것이다.

그는 가끔 나에게 와서 치료를 받았다. 신경증을 치료하는 체질침을 맞고 한약도 지어갔다. 많이 좋아졌다고 한다. 얼굴이 전보다 많이 평안해졌음을 느낀다(부침은 있다). 내가 무슨 대단한 걸 해 주지는 않았다. 체질에 맞는 치료를 해주고, 그 사람의 말을 유심히 들어준 것밖에.(요즘은 삶이 바쁜지 왕래가 뜸하다.)

옥수수 조각의 비밀

　독자들 중에 아침 식사를 콘플레이크Corn Flakes로 대신하는 분들이 꽤 있을 것이다. 고소한 우유에 고소한 콘 조각들이 어우러져 맛과 건강에 좋다는 간편식이다. 미국식 아침식사American breakfast의 상징인 콘플레이크! 그런데 이 시리얼cereal의 대명사가 자위를 막기 위한 식품으로 개발됐다는 사실을 아는 사람은 얼마나 될까?

　이 식품의 개발자 존 하비 켈로그 박사John Harvey Kellogg, 1852~1943는 성에 대해 매우 보수적인 입장을 취한 사람이었다. 극단적인 성의 통제와 안티마스터베이션을 평생 소임의 하나로 삼았다. 그는 내과 의사로서 육식을 금하는 제7일안식일재림교의 신자였는데, 그가 운영하던 요양소의 환자들에게 식사로서 공급하기 위해 곡물, 야채, 견과류를 이용한 다양한 식단을 개발하고 있었다. 그 중 하나가 옥수수 가루로 만든 두께 1센티미터 가량의 비스킷으로, 이를 좀 더 가공하여 후에 아침식사 대용으로 만든 것이 바로 콘플레이크의 효시가 된 것이다.

　형을 도와 요양소에서 근무하던 윌 키스 켈로그Will Keith Kellogg, 1860~1951는 이 식품의 사업 가능성을 보고 형과 함께 식품회사를 세웠다(1897년). 후에 그는 형의 지분을 인수하여 배틀 크리크 토우스티드 콘 플레이크 회사Battle Creek Toasted Corn Flake Company를 독립으로 차렸는데(1906년), 이것이 바로 현 콘플레이크 회사 켈로그의 모태가 된 것이다. 100년이 넘는 유구한 전통의 아침식사 대용 식품의 제조의도 속에 금욕주의자 존 하비 켈로그의 안티마스터베이션의 이념이 숨어 있었다는 사실은 묘한 아이러니를 느끼게 한다. 이것이 성기능을 증진시켜 주리라고 열심히 먹는 사람들도 있을 테니까.

이러한 사례는 대개 너무 도덕적으로 억압된 가정이나 사회적 분위기, 심리적 중압감, 또는 성에 대한 단순한 무지로 인해 초래된 것이 많다. 원인이 무형의 정신적인 것이 많으므로 오히려 치료가 어렵다. 특히 강박적 자위에 빠진 사람이 더욱 그렇다. 이들은 끊임없이 도덕적으로 자책하며 죄의식에 괴로워한다. 아무리 그럴 필요가 없다고 과학적으로 설명해 주어도 당사자들이 그렇게 느끼는 다음에야 도리가 없다. 문제는 과학적 사실이 아니라, 그 사람의 마음이기 때문이다. 죄의식과 피해의식에 사로잡혀 하지 말아야겠다, 하지 말아야겠다, 하고 수십 번을 다짐하고 또 다짐하건만, 그럴수록 더욱 병적으로 자위에 집착하고 몰두하는 악순환에 빠지는 것이다. 말하지 않았던가, 성이란 잊으려하면 할수록 더욱 생각나는 악몽 같은 것이라고.

　한의학에서는 이렇게 심리적인 요인으로 인한 과도한 성욕을 상화의 망동相火妄動으로 본다. 음정陰精의 고갈로 허화虛火가 망령되이 동하여(陰虛火動, 음허화동) 뿌리를 상실한 욕정이 몸을 계속 고사시키는 것이다. 그래서 약을 쓸 때는 인체의 근본(뿌리)이 되는 음을 자윤滋潤하고 정을 보충하는 자음보정滋陰補精의 방법을 쓴다. 음정을 보하여 허화를 잠재우면 성욕이 누그러져 진정되는 것이다. 흔히 육미지황탕六味地黃湯이라고 알려진 방이 이런 효능을 갖고 있는 처방의 하나인데, 내가 전문으로 하는 8체질의학으로 말하면 대표적인 토양체질土陽體質에 해당되는 방이라 할 수 있다(혹은 토음체질). 신腎,신장이 약한 토체질이 색을 밝히면 이런 음허화동의 증이 발생할 수 있다(신은 한의학에서 생식의 근본이 되는 장기이다). 하지만 다른 체질에 대해서는 이 방을 쓰면 별 효험을 보지 못한다. 같은 증이라도 체질에 따라 병리가 다르기 때문이다. 약이란 체질에 합당하게 써야 그 효과를 발휘한다.

클리토리스

이상, 나의 임상경험상 남자의 사례만 소개했지만, 여자에게도 자위는 성행위의 매우 중요한 축의 하나이다. 여성이 자위할 때 가장 중요한 자극부위는 의외로 질이 아니라 소음순의 윗부분에 자리한 음핵陰核, 즉 클리토리스clitoris라고 한다. 질을 자극할 때는 별로 쾌감을 느끼지 못하지만 클리토리스를 자극할 때는 강한 쾌감을 느끼는 여자들이 많은 것이다. 이는 자위뿐만 아니라 남녀의 실제 성교에서도 나타나는 동일한 문제다. 발생학적으로 클리토리스가 남자의 음경에 해당되는 부위라고 하니까, 클리토리스의 강한 쾌감은 어쩌면 당연한 생리적 현상이 아닌가 하는 생각이 든다. 남자의 음경이 해면체조직으로 되어 있듯, 여자의 클리토리스도 해면체조직으로 되어 있는 것이다. 그래서 음경이 발기하듯이 클리토리스 또한 발기한다. 클리토리스를 자극하면 그 부위가 상당히 두툼하게 부풀어 오르는 것이다(남자처럼 아주 크게 발기하는 여성도 있다).

대개의 남성들은 이러한 여성기의 특성을 제대로 이해하지 못하고 질 성교에만 집착하는 경우가 많다고 한다. 그 바람에 삽입과 왕복운동에만 몰두하여 많은 여성들이 오르가슴에 이르지 못하고 불만만 쌓이는 경우도 많다는 것이다. 그런 여성들은 결혼을 해도 남편과의 성생활은 의무감에 응할 뿐, 결국 성적인 만족은 홀로 자위를 통해서 얻는 경우가 많다. 이때 클리토리스의 자극은 이들이 가장 흔히 행하는 자위의 형태가 된다.

물론 일반적인 삽입을 통한 질 성교에 더 쾌락을 느끼는 경우도 있다. 특히 질의 특정부위인 쥐 스팟G-spot이 여성에게 최고의 오르가슴을 일으킨다는 설이 있다. 쥐 스팟은 질의 전방 상부에 위치한다.

관습적으로, 그리고 의학 또는 심리학적으로, 그리고 종교적으로 여성의 클리토리스 자극 행위는 금기시되었다. 심리학의 거두 프로이트는 클리토리스에 집착하는 여성을 음경선망penis envy의 남성성 콤플렉스에 시달리고 있는 신경증의 환자로 보았다. 쉽게 말해 자신에 결여된 남자의 성기를 갖고자 갈망한 나머지, 그와 유사한 클리토리스를 자극하면서 대리적인 충족을 구한다는 것이다. 하여튼 프로이트 이론의 마력은 과학적이냐 아니냐를 떠나, 얼핏 들으면 너무도 그럴싸하여 자기도 모르게 고개를 끄덕이게 한다는 데 있다.

프로이트가 활약하던 때만 해도 클리토리스를 자극하는 행위는 엄격하게 통제되던 시대였다. 그리고 프로이트 역시도 클리토리스를 통한 자위에 대해서는 부정적인 입장이었다. 그것은 콤플렉스로서 신경증의 하나였으며 치료와 극복의 대상일 뿐이었다.

프로이트심리학의 위대성은 그때까지 극단적으로 금기시되어 오던 인간의 성에 대해 본격적으로, 그리고 학구적으로 직격탄을 날리며 접근했다는 점이다. 프로이트 담론의 충격이 얼마나 지대했으면, 지금도 공공장소에서는 말하기 좀 꺼려지는 클리토리스(순수 우리말로 '공알')니, 페니스(순수 우리말로 '자지')니 하는 단어들이 19세기 점잖은 신사숙녀들의 입에서 자연스럽게 오르내리는 보편적 술어가 되었다고 한다.

일부 아프리카 국가들에서는 얼마 전까지만 해도 여성의 클리토리스를 절제하는 할례割禮, circumcision ceremony가 성행했었다. 이는 물론 여성을 성적으로 남성의 지배하에 두기 위한 풍습이다. 그런데 아이러니 한 것은 이 습속을 지속하고 강화하는 데 남성보다 여성이 더 적극적이었다는 것이다. 누구를 대상으로 언제, 어떻게 할지, 누가 할례 받을 소녀를 붙잡을지, 이런 등등을 모두 여성이 결정하고, 시술자도 여성이 맡아 칼질을 했다고 한다(젊었을 적에 고초를 겪은 시어머니가 며느리에게 또 그렇게 잔혹한 시집살이를 대물림하는 우리의 고부관계를 연상케 한다).

할례는 클리토리스를 싸고 있는 포피 일부만 제거하는 가벼운 것에서부터, 클리토리스의 일부 또는 전체를 잘라 내거나, 소음순까지 잘라내는 등 다양한 수준의 것들이 있다고 한다. 가장 극단적인 것은 소말리아와 수단에서 행해지는 것이란다. 클리토리스와 소음순을 사그리 잘라내고, 거기에 한 술 더 떠 외곽의 좌우 대음순을 하나로 꿰매 버린다. 여성기의 외형을 대패질하듯 밀어 없애고 아주 조그마한 질 구멍만 하나 남겨두는 것이다. 그 구멍이 매우 작았다는데 얼마나 작았을까? 바늘구멍! 믿기지 않을 것이다. 과장이 섞인 말로밖에 여겨지지 않는데 실제로 그렇게 작은 구멍만 남기는 모양이다. 이른바 '음부봉쇄'이다. 옐토 드렌스Jelto Drenth의 『버자이너 문화사』에서 직접 들어보자.

음부봉쇄시술 현장은 상상을 초월할 정도로 야만적이다. 선물이 오가는 축제로 포장한다 해도 숨길 수 없다. 보통 마취 없이 바로 이루어지며, 유리 조각이나 면도날로 하는 경우도 있다. 위생 및 감염예방조치는 사실상 전무하다. 대음순을 꿰매는 데는 아카시아 가시를 쓰는 것이 전통이다. 시술이 끝나면 사람들은 소녀의 다리를 천으로 친친 동여매서 40일간 벌리지 못하게 한다. 이후 대부분의 여성들은 넓은 보폭으로 걸을 수 없게 된다. 오줌과 월경혈을 내보내는 구멍은 너무 작아서 거의 한 방울 한 방울 오줌을 짜내야 하는 형편이다. 수술에서 비롯하는 합병증이 말도 못하게 많고, 이후에도 분만 중에 감염이나 상처를 입을 가능성이 높다. 할례가 원칙인 나라의 여성들은 할례 받은 질이 '깨끗하다'고 여기는데, 사실과는 정 반대인 셈이다.(옐토 드렌스 저, 김명남 역, 동아시아, 『버자이너 문화사』, 2007)

이렇게 질을 봉쇄해버리니 수혜자(?)인 남자들에게도 고초가 없는 것은 아니다. 첫날밤에 한 신랑은 세 시간이나 온 힘을 다 쏟은 뒤에 겨우 삽입에 성공할 수 있었단다. 신부는 질이 찢어져 과다출혈로 곧장 병원 응급실로 실려 갔다. 영락없이 엽기적인 사이코패스 psychopath 영화의 한 장면이라고밖에 생각이 들지 않을 것이다.

이런 일이 아프리카 같은 문명화가 덜 된 곳의 이야기만으로 생각하기 쉽지만 서구에서도 클리토리스 절제는 시대에 따라 자주 행해지기도 했다. 히스테리, 간질, 강직 등의 정신질환에 효과적이라고 해서 시술되기도 하고, 여성이 자위를 통해 성에 탐닉하는 것을 차단하기 위해서 행해지기도 했다. 서양에서도 19세기, 그리고 심지어 현대 20세기의 전반부까지만 해도 여성은 성을 즐기는 동등한 주체가 결코 될 수 없었다. 그런 성향을 보이는 여성은 비정상적인 것으로 보였고, 심지어는 정신병을 가진 것으로 간주되었다. 그러한 여성을 치료하는 합법적 의료로서 클리토리스 절제가 권장되었고, 필요하면 멀쩡한 자궁과 난소까지도 제거하는 일이 횡행했었다.

여성들이 주체가 되어 클리토리스의 주도적 역할을 복권하는 심리학 연구결과가 발표된 게 1975년에나 가능했다고 하니 여성운동이란 게 얼마나 척박한 토양에서 이뤄져 온 것인지 실감이 간다. 앨리스 칸 라다스가 중심이 된 이 연구는 클리토리스가 쾌락자극의 중요한 장소임을 공식적으로 인정했다. 수많은 여성들이 실제적으로 느끼는 명백한 감각적 사실마저 인정받기가 이토록 어려웠던 것이다. 이러한 선각들의 넉넉인시는 골라도 현제는 클리토리스 자극에 의한 쾌감의 추구가 당연한 것처럼 받아들여지고 있다. 성행위의 정의가 삽입에 의한 생식만이 아니라, 삽입을 포함한 그 밖의 다양한 방식을 통한 쾌락이 기준이 되고 있는 것이다. 이런 의미에서 남녀의 자위는 분명 독립적인 성행위의 하나임이 분명하다.

혈기가 왕성하여 성기가 잘 서는 현상은 건강과 생식력의 왕성함을 뜻하는 바람직한 현상이다. 뻗쳐오르는 성욕을 해소하기 위해 사랑하는 파트너가 적시에 있었으면 좋겠지만, 없다면 어쩔 수 없이 자위로 해결할 때도 있을 것이다. 여기에 어떠한 경우에도 선악의 가치판단이 개입할 수는 없다. 단지 의학적인 문제로서 그 빈도가 대두할 뿐이다. 역시 과다한 자위는 몸을 축낼 수 있다. 뿐만 아니라 정신적으로도 열등감이나 불필요한 죄의식을 일으킬 수 있고, 그래서 심지어는 발기력의 감소 또는 성교불능으로 이어질 수도 있다. 그런 경우

정상적인 남녀교제로 이어지지 못하고 자칫 고립된 자폐적 생활을 초래하기도 한다. 인간은 사회적 동물이다. 남자는 여자와 더불어 성교하고, 여자는 남자와 더불어 성교하는 것이 바람직하지 않겠는가! 따라서 적절한 수준에서 자제하고 그 관심을 다른 데로 전이할 수 있는 능력이 필요하다.

자위의 역사

자위에 대한 견해는 시대에 따라 크게 달랐다. 꼭 자위가 위와 같이 부정적인 것으로만 치부된 것은 아니다. 고대 이집트에서는 자위에 의해 모든 신과 생명이 창조된다고 믿었다. 그래서 자위를 신성한 것으로 간주하여 적극 추앙하고 찬양했다. 피라미드에서 발견된 4000년 전의 상형문서에는 다음과 같은 내용이 적혀 있는 것이 있다: "나는 스스로의 힘으로 모든 것을 창조했다." "나의 주먹은 나의 배우자가 되었다. 나는 나의 손과 교미했다." 아톰Atoum이라는 신의 신성한 자위 행위에 대한 찬양이라고 한다. 고대 남근숭배의 대표적인 사례다.

자위는 그리스 신화에 나오는 나르키소스Narcissos의 신화를 연상케 한다. 물속에 비친 자신에 도취하여 자기 자신을 사랑한 그는 결국 사랑을 이루지 못하고 죽어 수선화가 되었다. 다른 여인을 사랑하지 않고 자신을 사랑한다는 점에서 비슷한 처지가 아닌가?

중세에는 자위를 악마의 행위로 규정하여 교부나 사제들이 신도들에게 강압적으로 자위를 하지 말도록 철저하게 금지하는 분위기였다. 중세 스콜라 철학의 대부인 토마스 아퀴나스는 자위를 자연을 거역하는 죄악이라고 했다. 자위는 심지어 간통이나 간음보다 더 나쁜 것으로 간주되기도 했다. 자위행위가 발각되면 화형에 처해지기까지 했다. 거의 모든 종교가 다른 종교에서는 완전히 정상적인 것을 최소한 하나는 금지하고 있다고 한다. 웃기는 일이 아닐 수 없다. 종교에서 말하는 금기라는 것이 얼마나 상대적이고 자의적인 것인가를 알 수 있다.

수년 전에 우리나라에서도 고대 이집트 아톰신의 재림을 방불케 하는 신드롬이 일어났던 적이 있었다. 한 기혼여성이 혜성같이 등장하여 티비TV에서 낯 뜨겁게 "청소년들이여, 마음껏 자위하라!"고 '아우성'치고 다닌 것이다. 참, 역사의 무상함이 이보다 더할까! 사위라는 게 죄악이나 부도덕한 것은 아니지만, 그렇다고 그렇게 예찬할 것도 아니지 않는가. 끓어오르는 욕망의 분출을 해소하기 위해 선택하는 하나의 방편일 뿐인 것이다. 그러나 지나친 것은 무엇이든 해롭다.

Intermission 1

오페라 〈카르멘〉에 대하여

"온통 명쾌함과 생기에 가득 차고 색채와 멜로디에 넘치는 작품을 썼다." 이것은 비제 스스로 자신의 오페라 〈카르멘〉에 대하여 평한 말이다. 정말 그렇다! 명랑하고, 생동하며, 현란한 색과 찬란한 멜로디의 향연, 그것이 바로 오페라 〈카르멘〉이다.

오페라 〈카르멘〉은 프랑스의 소설가 메리메Prosper Mérimée, 1803~1870의 동명의 원작소설 『카르멘』을 저본으로 하여 만든 전 4막의 오페라이다. 대본은 뤼도빅 알레비Ludovic Halévy, 1834~1908와 그의 친구 앙리 메이야크Henri Meihac, 1831~1897가 함께 썼다. 그리고 1875년 3월 3일 프랑스 파리의 오페라 코미크에서 초연됐다. 원작자 메리메 사후 5년만의 일이다.

줄거리는 소설의 내용과 대략은 일치하지만, 오페라 대본으로 바뀌면서 상당 부분이 차이를 보이기도 한다. 가장 눈에 띄는 변화는 투우사 에스카미요와 호세의 약혼녀로 등장하는 미카엘라라는 두 캐릭터이다. 원작소설에는 미카엘라가 전혀 등장하지 않으며, 또 투우사로서 루카스라는 인물이 카르멘의 새로운 애인으로 언급되지만, 오페라의 에스카미요처럼 비중 있는 구체적인 캐릭터로서 등장하는 것은 아니다. 이 두 사람에 대한 부분이 소설에는 없다. 그리고 미카엘라가 전하는 호세의 어머니에 대한 내용도 소설에는 나오지 않는다. 반대로 원작에 카르멘의 남편으로 출현하는 산 도적 두목 애꾸눈 가르시아가 오페라에서는 전혀 그려지지 않고 있다. 그는 감옥에서 복역하다가 카르멘의 교활한 기지로 출소하여 소설의 후반부에 등장한다. 상상을 초월하는 악한으로 묘사되는 그는 결국 호세의 칼에 죽는다.

오페라 〈카르멘〉이 그리고 있는 이러한 이야기는 당대의 점잖은 프랑스 사람들에게는 강한 거부감을 주는 소재였다. 특히 초연이 있었던 프랑스 파리의 오페라 코미크는 대개 고상한 귀족이나 가족단위의 관객을 대상으로 주로 희극을 상연했던 극장이었던 까닭에 극장 측은 후원자들의 반발이 크게 신경이 쓰였다. 오페라의 소재인 성, 매춘, 폭력, 밀수, 살인 등이 결코 용인될 수 없었던 것이다. 극장 측은 신분이 좋지 않은 인물들이 많이 등장하고 살인이 당당히 행해지는 것이 가족 동반으로 오는 극장 전통에 맞지 않다고 주장하면서 대본을 대폭 수정하자고 비제를 계속 압박했다. 하지만 비제는 자신의 주장을 굽히지 않고 끝까지 자신의 〈카르멘〉 스토리를 밀어붙였다. 극장 측과 비제의 실랑이가 계속 되자 대본작가인 알레비가 여러 가지 타협안을 제시했다. 이러한 우여곡절 끝에 겨우 비제의 동의를 얻게 되어 마침내 지금의 〈카르멘〉이 탄생하게 된 것이다(알레비는 실은 비제의 아내 주느비에브의 사촌오빠였다). 소설과 오페라의 줄거리가 서로 달리진 데는 이와 같은 진통의 비화가 있었기 때문이다. 그럼에도 불구하고 여전히 〈카르멘〉은 당시로선 지극히 받아들여지기 어려운 금기의 소재였다. 초연의 관객반응이 좋지 않았던 것은 이 때문이었다.

레슬리 오레이Leslie Orrey, 1908~1981는 이에 대해 그의 『오페라의 역사』 A Concise History of Opera에서 이렇게 말한다.

"비제의 범죄는 야만성과 잔혹성을 희석시켜 외양을 그럴싸하게 꾸미는 스토리 전개를 거부했다는 데에 있다."

왕이나 귀족, 영웅, 신 등의 찬양이나 권선징악류의 구태의연한 드라마만 답습하는 위선을 비제는 참을 수 없었던 것이다. 그래서 오페라 〈카르멘〉은 최초이자 가장 위대한 베리스모 오페라verismo opera, 진실주의 오페라라는 평가를 받는다. 베리스모 오페라란 후에 마스카니 Pietro Mascagni, 레온카발로Ruggiero Leoncavallo, 푸치니Giacomo Puccini 등이 즐겨 다뤘던 인생의 어두운 면에 초점을 맞춘 사실주의적 작품들을 말한다. 이는 19세기 중반 미술이나 문학에서 출발한 사실주의realism 예술사조와 그 맥이 닿아 있다. 〈카르멘〉은 당대 기라성 같은 유명 음악가들과 학자들에 의해서도 극찬을 받은 명실공히 작품성과 대중성을 겸비한 오페라라 할 수 있다.

"만약 그대가 관현악 기법을 배우고 싶다면, 비제의 〈카르멘〉 스코어(악보)를 공부하시오. 이 얼마나 기막힌 경제인가! 하나하나의 음부가 어쩌면 그리도 적소에 유효적절하게 배치되었는가!"(리하르트 슈트라우스)

"어떻게 이런 작품을 인간이 만들 수 있단 말인가?" "〈카르멘〉을 들을 때마다 번번이 나는 자신이 어느 때보다도 한층 더 철학자다워짐을 느낀다. …… 이 음악은 사악하고 미묘하며 숙명론적이다. 그러면서도 동시에 대중적인 것이다. 그것은 풍요하고 정확하며 건축적이고 완벽하다."(니체)

대표적인 독일적 작곡가로 알려진 브람스Johannes Brahms, 1833~1897도 프랑스적인 오페라의 대표격인 이 오페라를 보기 위해 1875년 한 해에만도 스무 번이나 극장을 찾았다고 한다. 18년 후인 1893년에는 젊은 작곡가 드뷔시Claude Debussy, 1862~1918를 동반해 또다시 수차례 〈카르멘〉을 봤을 정도였다(이덕희, 『세기의 걸작 오페라를 찾아서』).

〈카르멘〉은 이후 오페라 계에 나타난 많은 신경향을 이끈 것으로도 평가된다. 앞에서 말한 이탈리아 베리스모 오페라 운동의 도화선이 되었고, 쿠바음악의 색채가 물씬 풍기는 음악으로 선풍적인 이국정서의 유행을 선도했으며, 화려하고 색채감 있는 관현악은 드뷔시Achille Claude Debussy, 1862~1918의 인상주의 관현악을 확립하는 데 큰 영향을 끼쳤다. 많은 기악곡과 관현악곡, 발레곡의 작곡가들이 〈카르멘〉의 기법을 본받았으며, 현대적 장르의 상징인 영화로도 수없이 만들어지는 등 다양한 장르를 자극했다. (박종호, 『불멸의 오페라 II』의 〈카르멘〉편)

비제의 원작 〈카르멘〉은 원래는 레치타티보recitativo를 대사로 처리하는 프랑스의 오페라 코미크Opera Comique, 희가극의 전통이 반영되어 있었다(레치타티보란 오페라에서 아리아와 아리아 사이를 연결해주는 단선율의 불완전한 형태의 노래를 말한다. 판소리에서 음을 실어 말을 하는 '아니리'와 유사하다). 하지만 실제 〈카르멘〉 공연은 대개 대사를 정통 오페라처럼 레치타티보로 처리하고 거기에 발레를 덧붙여 '그랜드오페라 grand opera'로 상연하는 일이 많다(발레를 삽입하는 것은 프랑스 오페라의 특징). 현재 주로 사용되는 레치타티보는 비제가 요절하는 바람에 친구인 기로드Ernest Guiraud, 1837~1892가 대신 작곡한 것이며, 발레는 주로 4막의 처음 합창대목에 첨가되어 상연되고 있다. 발레 음악은 비제가 작곡한 다른 관현악곡들, 예를 들어 알퐁스 도데Alphonse Daudet, 1840~1897의 원작 희곡에 기초한 가극 〈아를의 여인〉의 관현악곡 중에 나오는 춤곡 〈파랑돌farandole〉이나 목가곡 〈파스토랄pastorale〉, 또는 다른 가극인 〈아름다운 페르트의 처녀〉의 〈집시의 춤〉 등이 적절히 원용되고 있다.

비제는 〈카르멘〉의 노래에 오페라코미크(희가극)의 특색인 샹송이나 쿠플레(couplet, 주제의 반복사이에 삽입되는 악절)를 채용하여 언어의 맛과 리듬을 교묘하게 살렸다. 반면 오페라코미크의 비속성卑俗性을 피하고 극적 표현에 독일과 이탈리아 오페라의 장점을 적절히 활용하여 자연스럽게 통일시키고 있다. 그래서 〈카르멘〉은 전통의 발판 위에 있으면서도 저속한 관습을 탈피하고 참다운 프랑스 국민오페라를 확립시킨 기념비적인 작품으로 높이 평가되고 있다. 프랑스의 대표적인 소설가·극작가·평론가인 로맹 롤랑Romain Rolland, 1866~1944은 〈카르멘〉을 일컬어 드뷔시의 오페라 〈펠레아스와 멜리장드Pelleas et Melisande〉와 함께 프랑스 오페라의 양극을 이루는 최고의 명작이라고 극찬했다.

기법적인 면에서 비제는 전조(轉調, 조바꿈)와 동기(motive, 악곡의 최소단위 또는 주제)를 교묘하게 활용하는 특유의 작곡법을 보여준다. 호세의 칼에 쓰러지는 카르멘의 최후를 표현한 숙명의 테마는 이 오페라 전주곡prelude의 후반부에 처음 나오는데, 이것이 순환주제가 되어 극중에서 자주 암시적으로 활용되어 극적 효과를 올리고 있다. 특히 제4막의 끝에서 호세와 카르멘의 피 말리는 대결과 투우장에서 들려오는 환성 사이를 누비듯이 이 동기가 관현악에서 절묘하게 구사되어, 명암의 대조가 뚜렷한 대단원에 다시없는 극적 효과를 일으키는 것이다. 비제는 이렇게 노래나 음악을 극의 내용에 맞게 적절하고 효과적으로 사용한다는 점에 있어서 타의 추종을 불허하는 극음악의 천재성을 보여줬다(세광음악출판사, 『최신명곡해설전집』).

수년 동안 지속된 과로와 스트레스에 이미 건강이 심하게 악화돼 있던 비제는 이 오페라를 작곡하면서 너무나 많은 기력을 소모했던지 초연 3개월 만인 36세의 나이로 요절하고 만다. 직접적인 사인은 심장마비와 인후의 농양으로 인한 전색증栓塞症. 따라서 그는 안타깝게도 이후 이 오페라의 눈부신 성공은 보지 못했다. 유작이 되고 만 그의 필생의 작품 〈카르멘〉은 프랑스 사실주의 오페라의 걸작으로 꼽힌다.

원작자 메리메 역시도 자신의 원작소설이 이렇게 유명해질 줄은 꿈에도 몰랐다. 그의 소설은 오로지 오페라 〈카르멘〉을 통해 세상에 알려진 것이라 해도 과언이 아닌 것이다. 불행히도 비제나 메리메나 둘 다 생전에는 그 영광을 전혀 누리지 못했다. 역사의 아이러니가 아닐 수 없다!

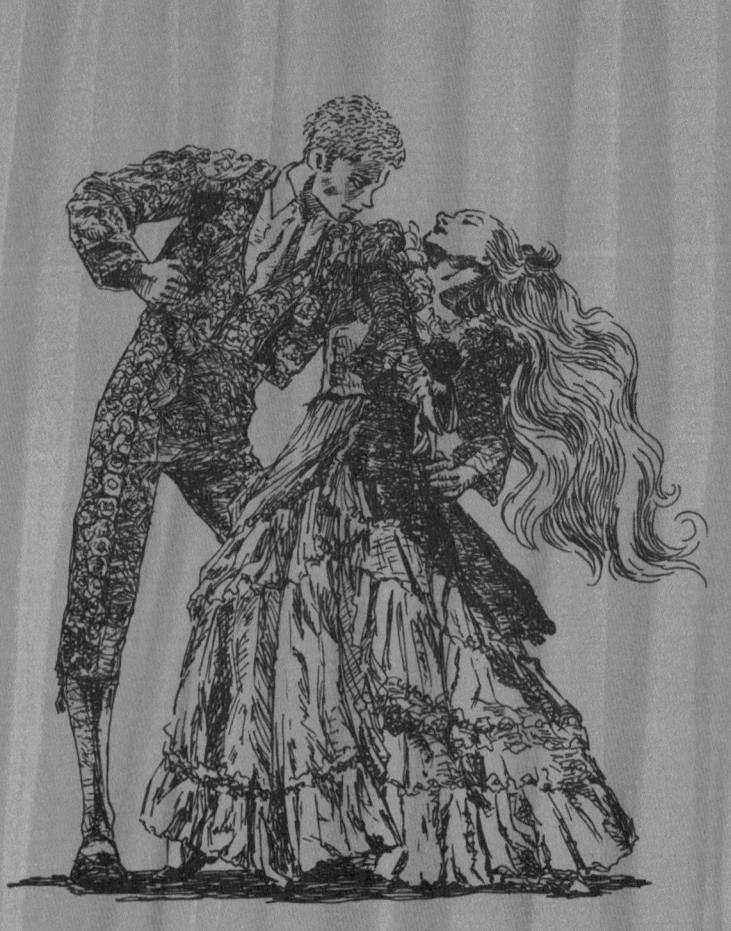

둘째 가름

01 남과 여

02 갈등

남자는 언제나 여자의 첫 사랑이 되기를 바라는데

그것은 어리석은 허영심이다.

여자들은 남자의 마지막 애인이 되고 싶어한다.

— 오스카 와일드

남과 여

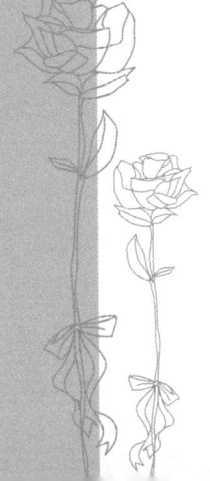

연적

카르멘의 앞에 당대 최고의 투우사 에스카미요Escamillo가 나타났다. 그라나다의 투우 경기에서 기록을 세우고 승리의 퍼레이드를 벌이다 릴라스 파스티아의 술집에 들른 것이다. 멋드러진 제복에 기다란 칼 에스파다espada를 차고 붉은 천 물레타muleta를 흔들면서. 이런 그의 모습은 하늘을 찌를 듯한 정기로 충만한 성적 매력을 물씬 풍긴다. 극한까지 발기된 성기의 상징인가? 그가 좌중을 향해 잔을 든다.

여러분! 축배를 듭시다!

그리고 용맹스런 〈투우사의 노래Toreador's song〉를 부른다.

군인과 투우사는 서로 뜻이 통하지
그들은 투쟁 속에서 기쁨을 느끼니까
투우장이 사람들로 꽉 찼네, 축제의 날이로다
투우장이 사람들로 가득하네, 입추의 여지 없이
관객들은 흥분 속에 이성을 잃고
관객들은 흥분 속에 싸움판을 벌이네
연호하고 울부짖고 포효하니
뜨거운 열기 극에 달하도다
투우는 용맹의 축전이요 열정의 제전
가자! 주의하라! 가자! 가자! 아!

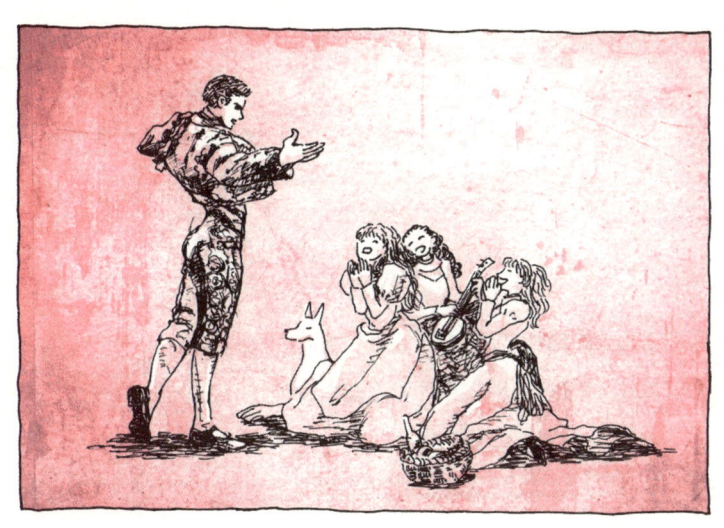

여기에 그 유명한 투우사의 노래가 나온다.

투우사여 주의하라! 투우사여, 투우사여!
잊지 마라, 그대가 싸울 때면
검은 눈동자가 그댈 지켜보리니
사랑이 그댈 기다릴지니

주위에 둘러싼 사람들이 합창을 한다.

투우사여 주의하라! 투우사여, 투우사여!
잊지 마라, 그대가 싸울 때면
검은 눈동자가 그댈 지켜보리니

사랑이 그댈 기다릴지니

카르멘은 떨어져 앉아 관능적인 포즈로 넌지시 투우사를 응시한다. 투우사는 칼을 높이 쳐든다.

별안간 조용해지네, 아, 무슨 일일까?
이제 고함소리도 없다, 때가 온 것이다
이제 고함소리도 없다, 때가 온 것이다
바로 그 순간, 황소가 돌진하네
울타리를 박차고 황소가 돌진하네
황소가 뛰어들어 번개같이 들이받아
말이 뒹굴고 피카도르Picador:기마투우사가 질질 끌려가네
"황소 만세!" 관중들이 함성을 울릴 제
황소가 물러섰다 다시 돌아와 들이받네
온몸에 찔린 창 뒤흔들며 성난 황소 돌진하니
경기장은 순식간에 피로 물들고
모두들 혼비백산하여 문을 기어오른다
투우사여, 이제는 그대의 차례로다

가자! 주의하라! 가자! 가자! 아!

투우사와 주위 사람들이 합창을 한다.
투우사여 주의하라! 투우사여, 투우사여!

잊지 마라, 그대가 싸울 때면
검은 눈동자가 그댈 지켜보리니
사랑이 그댈 기다릴지니

아리아 〈투우사의 노래〉, 2막, 동영상: blog.naver.com/docj624

투우사의 노래

제2막의 초반부에 나오는, 설명이 필요 없는 오페라 〈카르멘〉의 대표곡이다. 성난 황소와 붉은 천을 흔드는 투우사, 그리고 미친 듯이 흥분한 열띤 관중들, 이 모든 것들이 영화 〈글래디에이터 Gladiator, 검투사〉의 결투 장면처럼 스펙터클하게 묘사되어 있어 참으로 드라마틱한 노래라 하지 않을 수 없다. 다이나믹하고 패기에 찬 베이스-바리톤 Bass-baritone의 중후한 멜로디는 남성성 masculinity의 둘도 없는 상징이요 예찬이다. 베이스-바리톤 사무엘 라미 Samuel Ramey, 1942~의 투우사의 노래가 일품이다.

에스카미요는 카르멘의 미모와 요염한 자태에 반하여 그녀에게 사랑을 고백한다. 호세에게 도전장을 내민 셈이다. 호세는 그것도 모르고 지금 감방에서 카르멘만을 그리며 다시 만날 날을 손꼽아 기다리고 있다.

에스카미요 내가 당신을 사랑하고 또 사랑받기를 원한다면 어떤 대답을
하겠소?
카르멘 지금 당장은 그런 생각하지 말라고 대답하죠.
에스카미요 그럼 기다릴게요. 희망을 얻은 것으로 만족하겠소.

카르멘은 지금 현재는 호세를 마음에 두고 있지만, 에스카미요에게도 여운을 남긴다.

남녀가 만나면 사랑을 한다. 그런데 동시에 질투를 한다. 이런 의미에서 남녀의 사랑은 기독교에서 말하는 사랑과 매우 다른 것이다. 어쩌면 완전히 서로 반대되는 것일지도 모른다. 남녀의 사랑은 배타적인 사랑이요, 예수의 사랑은 포용적인 사랑이다. 남녀의 사랑은 이기적인 사랑이요, 예수의 사랑은 이타적인 사랑이다. 배타적이고 이기적이기 때문에 남녀의 사랑은 필연적으로 질투를 동반한다. 그런데 또 질투가 없으면 진정한 사랑이라고 할 수 없다고 한다. 여기에 남녀의 사랑의 패러독스가 있다.

진화심리학자인 데이비드 버스David M. Buss는 질투란 사랑하는 사람을 자신의 경쟁자로부터 지키기 위해 우리 조상들이 정교하게 고안해 낸 적응적 감정의 하나로서 지혜로운 진화의 산물이라고 주장한다. 질투는 필연적으로 나와 사랑하는 사람, 그리고 경쟁자라고 하는 삼각관계 속에서 형성된다. 삼각관계! 우리나라 사람들, 특히 여성들, 그 중에서도 우리 주부들이 가장 좋아하는 드라마. 최근까지 한류의 최첨단을 이끌고 있는 이 드라마의 가장 흔하고 가장 지속적

인, 그래서 가장 진부한 설정의 하나인 삼각관계! 그럼에도 불구하고 가장 관심을 끌고 가장 얘깃거리를 풍부히 제공하는 영원한 드라마의 주제, 삼각관계! 어쩌면 인간의 역사는 사랑하는 사람을 쟁취하고, 또 그 쟁취한 사랑을 호시탐탐 위협하는 경쟁자로부터 빼앗기지 않기 위한 처절한 사투로 점철된 사랑수호의 역사라고 해도 과언이 아닐 것이다.

당신의 숨결 하나하나마다

 남자는 자신의 여자가 다른 남자와 가까워지는 것을 항상 걱정한다. 여자는 자신의 남자가 다른 여자와 친밀해지는 것을 항상 두려워한다. 그래서 남자는 다른 남자를, 여자는 다른 여자를 자신의 파트너에게 다가오지 못하도록 자나 깨나 경계를 게을리 하지 않는다. 그들의 레이더는 항상 파트너의 모든 행동반경을 시시각각 탐지하고 있는 것이다.

> Every breath you take
> every move you make
> every bond you break
> every step you take
> I'll be watching you

당신의 숨결 하나하나마다
당신의 움직임 하나하나마다
당신이 깨뜨리는 약속 하나하나마다
당신이 내딛는 걸음 하나하나마다
난 당신을 지켜볼 것입니다

어느 순간 낌새가 발견된다. 미묘한 느낌. 아무런 차이도 없는 것 같지만 느껴지는 육감, 그 정중동의 긴장! 그리고 서서히 실체가 드러난다. 낯선 향수냄새, 패션의 변화, 잦아진 외출, 새로운 취미, 전에 없던 감정표현, 잠자리의 새로운 체위, 어색한 눈 맞춤…….

Every single day
every word you say
every game you play
every night you stay
I'll be watching you

매일매일 모든 날마다
당신이 하는 모든 말마다
당신이 하는 모든 게임마다
당신이 지새는 모든 밤마다
난 당신을 지켜볼 것입니다

남자는 호시탐탐 틈만 나면 다른 여자에 한눈을 판다. 여자도 좀 더 나은 상대에 항상 가능성을 열어둔다. 어쩌면 현재의 짝이란 차선the second best이라 할 수 있지 않은가! 지구상 어딘가에 나의 이상향이 있지 않을까? 외도란 과거에 인류의 조상이 보다 나은, 그리고 보다 많은 자손을 얻기 위해 행했던 짝짓기 전략의 하나였다. 이렇게 현재의 짝이 아닌 다른 상대를 향한 외도의 가능성에 질투는 충실한 파수꾼 역할을 수행한 것이다. 이러한 과거 인류의 외도감지 및 예방, 그리고 대처의 적응적인 감정으로써 지금의 현대인에 이르기까지 꾸준히 진화해 온 것이 바로 질투라는 것이다.

여자는 항상 남자가 다른 여자와 눈이 맞아 그 여자와 자식에게 자원이 새 나가는 것을 두려워한다. 남자는 항상 여자가 다른 남자에 빠져 쌀자에도 없는 의붓자식을 기를지도 모를 위험성에 신경이 곤두선다. 이는 현재의 나뿐만 아니라 나의 친자식에게도 큰 손실을 끼칠 수 있다. 이것만은 안 된다. 어떤 식으로든 막아야 한다.

Oh, can't you see

you belong to me

how my poor heart breaks

with every step you take

오, 당신은 모르시나요

그대는 나만의 사랑이라는 것을

당신의 걸음 하나하나에

나의 가엾은 마음이 짓밟히고 있다는 것을

  남자는 출근한 척 하면서 불시에 되돌아와 집안을 살핀다. 여자는 시도 때도 없이 직장에 전화를 걸어 남자를 확인한다. 남자는 여자가 어디서 무엇을 했는지 꼬치꼬치 캐묻는다. 여자는 남자의 옷과 소지품을 뒤진다. 남자는 여자의 낯선 전화번호가 누구의 것인지 고민한다. 여자는 남자에게서 나는 낯선 체취에 가슴이 방망이질을 한다.

  대체 무슨 일이 일어나고 있는 거야? 남자와 여자의 보이지 않는 끝없는 연쇄 스토킹. 녹색의 질투는 착각일지도 모를 이 구질구질한 느낌에 위험천만한 베팅을 한다. 무고한 의심에 화가 난 그이가 무차별 폭력을 가해 올지도 모른다. 뜻하지 않은 오해가 신뢰에 결정적 손상을 가하여 그녀의 사랑을 더 이상 회복할 수 없을지도 모른다. 하지만 막연한 감feeling임에도 불구하고 파트너의 외도를 이미 현실로 받아들인다. 과연 그러한가?

>Every move you make
>
>every vow you break
>
>every smile you fake
>
>every claim you stake
>
>I'll be watching you

>당신이 움직일 때마다
>
>당신이 언약을 깰 때마다

당신이 거짓으로 미소 지을 때마다

당신이 목소리를 높일 때마다

나는 당신을 지켜볼 것입니다

그룹 폴리스, 〈Every Breath You Take〉
동영상: blog.naver.com/docj624

당신의 숨결 하나하나마다 Every Breath You Take

그룹 폴리스The Police의 1983년 앨범 『동시발생Synchronicity』에 수록되어 빌보드 싱글챠트에 8주간 1위(앨범은 17주 1위의 대기록)를 기록한 공전의 히트곡이다. 앤디 서머즈Andrew James Somers, 1942~의 콩 볶는 듯 직선적이고 간결한 기타 연주와 그룹리더인 베이시스트 스팅Sting, 본명 Gordon Matthew Sumner, 1951~의 거의 기교 없는 허스키하고 다이나믹한 보컬이 가히 일품인 곡이다. 드러머 스튜어트 코플랜드Stewart Armstrong Copeland, 1952~의 개성 넘치는 드럼연주와 그 밑을 탄탄하게 받쳐주는 스팅의 베이스연주가 어우러진 리듬섹션은 특히 눈여겨 볼만하다. 치밀하게 박자를 분할한 독특한 스타일의 리듬이 주술처럼 계속 머리를 맴돌게 하는 마력이 있다.

이 곡은 원래 사랑하는 사람의 말과 행동 그 모든 것을 사모하는 애절한 사랑의 노래이나, 나는 사랑하는 연인을 끊임없이 감시하는 질투적 감정으로 생각해 보았다. 사랑하는 사람을 시시각각 지켜보겠다는 말이, 아름다운 검은 눈동자가 지켜보고 있다는 투우사의 노래와 오버랩 되어 묘한 느낌이 든다.

외도자는 펄쩍 뛰며 잡아뗀다. 질투자를 신경과민한 정신병자로 몰아붙인다. 가재도구를 집어던지고 심지어 폭력을 행사하기도 한다. 하지만 파트너의 완강한 부인에도 불구하고 이러한 미묘한 외도의 느낌은 진실로서 판명되는 경우가 많다. 수없이 기나긴 세월의 진화의 여정 속에서 조상으로부터 물려받은 감정적 지혜인 질투가 그 위력을 발휘한 것이다. 질투는 이렇게 파트너의 예상되는 외도를 미연에 방지하고, 현재 진행 중인 외도에 제동을 건다. 그래서 다시 자신의 품으로 파트너를 되돌아오게 한다. 이는 적절하게 잘 통제된 질투의 순기능이라 할 것이다.

물론 그렇다고 항상 그렇게 해피엔딩으로 끝나는 것만은 아니다. 질투는 사태를 더욱 악화시키고 서로에게 돌이킬 수 없는 깊은 상처를 남기기도 한다. 발각된 외도나 배신은 종종 서로의 깊은 불신의 골이 패게 하고, 불안, 우울, 증오, 신경쇠약, 피해의식 등의 심각한 정서상의 부조화를 초래하며, 심지어는 극단적인 폭력으로까지 이어져 결국 돌이킬 수 없는 파경으로 결말을 맺게 한다. 이는 질투의 역기능이다. 질투란 말하자면 양날의 칼이다.

나는 지나친 질투처럼 자신과 타인에게 괴로움을 주고 폭력적이며 사악한 행위는 없다고 생각한다. 질투는 증오를 낳고 갈등을 조장한다. 질투는 사랑하는 사람을 질식케 하고 생에 자신감을 상실케 하며, 삶에 회의를 일으키고 인간에 대한 혐오와 불신감을 부르며, 마침내는 사랑하는 사람으로부터 영원히 등을 돌리게 한다.

우리 사회의 모든 증오와 갈등도 이 질투심에서 비롯된 것이라고 해도 과언이 아니다. 나보다 부유한 사람, 나보다 명성이 높은 사람,

나보다 잘 생긴 사람, 나보다 지위가 높은 사람, 나보다 똑똑한 사람, 나보다 미남, 미녀를 얻은 사람에 대한 질투! 타오른 질투의 불길은 그 무엇으로도 막을 길이 없다. 그것은 자신과 타인을 파멸로 이끌 뿐이다. 동무 이제마 선생은 말했다.

"지혜로운 사람과 능력 있는 사람을 질투하고 시기하는 것은 하늘아래 최대의 질병이요, 지혜로운 사람과 선한 사람을 좋아하고 즐거워하는 것은 하늘아래 최고의 명약이다."(妬賢嫉能, 天下之多病也. 好賢樂善, 天下之大藥也.)

강력한 경쟁적 구도 속에 내몰린 탓인지 우리나라 사람들이 특히 타인에 대한 시기가 심한 것 같다. 우리가 너무 사람을 헐뜯으며 살고 있지는 않은가? 시기와 질투는 결국 욕심으로부터 비롯되는 것이다. 투현질능妬賢嫉能과 호현낙선好賢樂善, 우리가 항상 가슴에 깊이 새겨야 할 참으로 귀중한 말씀이 아닌가 생각한다.

엉덩이의 재발견

 카르멘을 도망치게 하고 대신 투옥된 호세는 1달 만에 풀려난다. 그는 곧장 그녀가 일하는 릴라스 파스티아 주점으로 찾아온다. 카르멘에 빠진 호세는 이제 눈에 보이는 것이 없다. 카르멘은 그녀를 찾아온 호세를 기뻐하며 반가이 맞는다. 그녀는 접시를 깨 즉석으로 만든 캐스터네츠 리듬에 맞춰 관능적인 자태로 춤을 춘다.

 당신을 위해 춤을 추려오
 보세요, 나의 주인이시여!
 내가 어떻게 춤을 추면서
 손수 반주하는지
 앉아요, 돈 호세! 시작하겠어요

 라라라라라라라~
 라라라라라라라~
 라라라라라라라~
 라라라라라라라~

〈당신을 위해 춤을 추려오〉, 2막

당신을 위해 춤을 추려오

이 역시 오페라 〈카르멘〉에서 너무도 유명한 장면이다. 세계적인 메조소프라노mezzo-soprano 아그네스 발차Agnes Baltsa, 1944~가 역시 세계적인 테너 호세 카레라스Jose Carreras, 1946~를 앞에 두고 탁자 위에 올라가 그릇을 깨서 즉석에 만든 캐스터네츠 리듬에 맞춰 춤을 추며 부르는 이 노래는 참으로 압권이다. 나는 1987년 제임스 레바인James Levine이 지휘한 뉴욕 메트로폴리탄 가극장The Metropolitan Opera Orchestra and Chorus에서의 라이브 연주를 즐겨 보곤 했다. 메조소프라노 발차는 카리스마 넘치는 강렬한 연기와 노래로써 비록 전성기는 지났지만 여전히 뛰어난 카르멘을 열연하다. 테너 카레라스의 꽃의 노래와 4막의 마지막 2중창은 둘도 없는 최고의 명연주로 평가된다.

여성에게서 가장 관능적인 부위는 어디일까? 입술? 가슴? 의외로 여성에게서 가장 관능미를 풍기는 부위는 바로 엉덩이라고 한다. 지금 인간이 성교를 하는 기본적인 체위는 서로 마주보면서 교접하는 것이지만, 원래 인류의 조상은 여성이 앞으로 수그리고 남성이 뒤에서 여성의 엉덩이를 잡고 행하는 후배위後背位가 표준이었다고 한다. 동네에서 개들이 하는 성교의 자세가 바로 그것이다. 인간의 해부학적인 구조를 고려한다면 그것은 당연한 결과라고 할 수 있다. 그렇게 해야 앞으로 구부린 여성의 엉덩이의 커브와 앞으로 수그린 남성의 하복부의 커브가 자연스럽게 밀착되어 여성기와 남성기의 접속

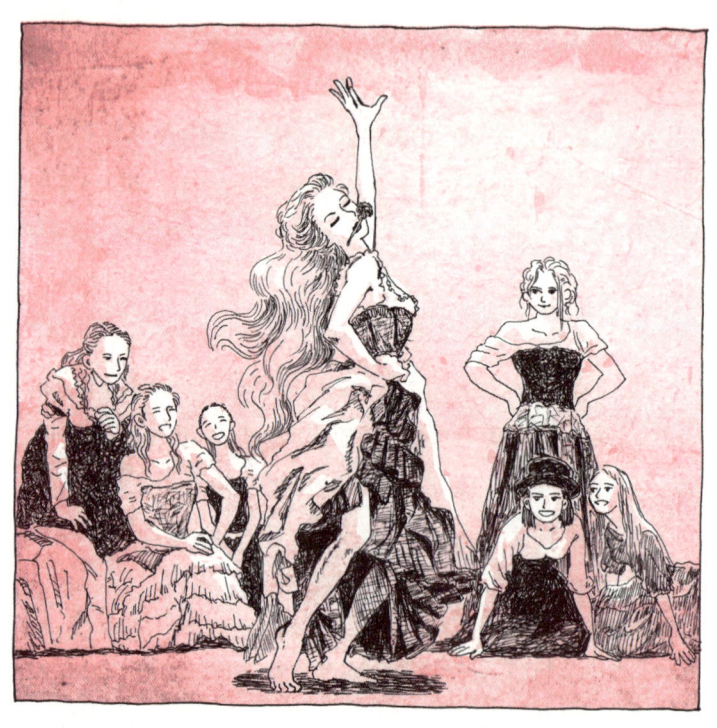

이 원활하게 이뤄지기 때문이다. 이는 인간을 포함한 대부분의 포유류에 공통되는 체위라고 할 수 있다. 이렇게 개나 다른 동물들의 기본체위인 까닭에 이 체위는 보수적인 사람들이나 여성들이 대개 꺼린다. 마치 짐승이 된 것 같은 느낌을 받기 때문이다. 하지만 인간도 원래는 이 체위를 가장 기본으로 했다는 진화생물학적 사실은 결코 부정할 수 없는 사실이다.

어차피 성행위에 어떠한 정칙이란 없다. 남녀 간의 성행위는 순전히 사적인 것이며, 그것은 당사자들이 자율적으로 결정할 일이지 남이 간섭할 것이 못된다. 성관계의 도덕으로서 중요한 것은 상대방을 존중하는 것이며, 자신만을 위하여 상대방을 수단으로 하지 않는 것이다. 그리고 그것은 어떠한 경우에도 건강을 해하지 않는 것이어야 한다. 이러한 원칙만 지켜진다면 그 다음은 본인들이 알아서 할 일이다.

이 후배위의 체위로부터 언제부턴가 인간은 마주보는 자세로 성교의 기본체위가 바뀌었다. 어떠한 이유로 그렇게 되었는지는 정확히 알기 어려우나, 인간이 직립생활을 하면서 바뀌게 된 것 중의 하나로 학자들은 추측한다. 직립을 하게 되면서 대개 배면, 즉 몸의 뒤쪽인 등을 주로 대하던 경향에서, 몸의 전면, 즉 앞을 주로 대하면서 생활하는 패턴으로 전환이 된다. 이러한 전환은 매우 단순한 변화 같지만, 실상은 인간의 성생활에 있어 코페르니쿠스적인 거대한 전환을 의미하는 것이다. 이렇게 서로 정면을 마주봄으로써 남녀의 성기가 전면에서 바로 노출이 되고, 이렇게 전면에서 발산되는 강렬한 시각적 성적 신호가 서로 마주보면서 성교를 하도록 자연스럽게 이끈 것으로 추측된다.

여성의 유방도 인간이 직립하면서 상대적으로 그 시각적 영향력이 축소된 엉덩이를, 가슴에 대신 흉내 내어 발달시킨 진화적 산물이라는 견해가 있다. 단지 젖을 먹이기 위한 기관이라면 그렇게 볼록하게 가슴에 불편하게 형성시킬 필요가 없었다는 것이다. 이러한 모양은 젖의 생산이라는 기능과 직접 관련이 없기 때문이다. 인간처럼 젖을 분비하는 침팬지나 고릴라의 경우 그들의 젖가슴은 상대적으로 매우 납작한 편이라고 한다. 인간 여성의 볼록한 큰 가슴은 직립에 따른 인간만의 진화적 특징이라는 것이다. 가슴에 엉덩이를 본뜬 유방을 발달시켜, 그것을 바라보는 남성에게 성적 매력을 보다 크게 느끼게 하기 위한 자연 선택의 정교한 설계라는 것이다.

이와 비슷한 경우가 젤라다비비라는 원숭이에게도 있어 흥미를 끈다. 암컷 젤라다비비는 가슴에 자신의 생식기를 모방한 가짜 생식기를 발달시킨 것이다. 이러한 진화는 이 원숭이의 생활습성과 밀접한 관련이 있다고 한다. 이 영장류는 항상 웅크리고 앉아서 생활하는 것이다. 이 때문에 가장 중요한 성적 신호기관인 엉덩이가 가리게 되고, 그래서 이를 극복하기 위해 눈에 가장 쉽게 띄는 가슴에 암컷 자신의 생식기를 본뜬 가슴을 발달시킨 것이다. 젖꼭지도 한 가운데 달려 있어 더욱 외음부처럼 보인단다. 아무리 번식이 중요하다지만, 가슴에다 성기의 모습을 표방하다니 이건 너무 도발적인 것이 아닌가 싶다. 가슴을 거의 노출하고서 오고가는 남성들을 유혹하는 홍등가의 여인들의 행태가 생각보단 매우 유구한 진화적 습속과 연관된 것임을 추측케 한다.

하지만 이렇게 인간의 직립으로 인해 가슴이 성적 과시기관으로 발달하게 되고, 성교의 표준 체위가 마주보는 체위로 바뀌었다 해도 인간 남성의 원초적 본능의 기억은 아직도 그 뽀얀 엉덩이와 그 볼기 사이로 살짝 드러나는 여성기의 강렬한 성적 매력을 결코 잊지 못하는 것이다. 몸에 꽉 끼는 청바지를 입은 여자의 뒷모습이 주는 그 섹시함이란!

윗입술과 아랫입술

인간의 입술도 여성기를 모방한 기관에 속한다고 한다. 이것 역시 직립으로 인해 성적 표시기관이 인간의 정면으로 집중하게 된 결과라는 것이다. 여성의 입술이 암암리에 여성기를 연상케 함으로써 남성으로 하여금 성적인 충동을 더 강하게 느끼게 했다는 것이다. 해부학적으로 여자의 외생식기 external genitalia를 크게 대음순 大陰脣, labia majora과 소음순 小陰脣, labia minora이라고 하는데, 직역하면 큰 입술과 작은 입술이라는 뜻이다(전문 술어인 'labia'는 입술을 의미하고, 'majora'는 크다, 'minora'는 작다는 뜻이다. 따라서 'labia majora'는 정확하게 큰 입술, 'labia minora'는 작은 입술을 의미한다). 큰 입술은 여성기의 가장 바깥쪽에 두툼하게 융기하고 음모로 뒤덮인 부위를 말하고, 작은 입술은 큰 입술의 안쪽에 위치한 조갯살 같은 부위를 말한다. 특히 작은 입술, 즉 소음순은 꼭 세로로 입술을 세워놓은 모양과 흡사하다. 이 소음순을 좌우로 벌리면 윗부분에 요도구멍이 위치하고, 그 아래에 질구 膣口가 위치한 것이 인체 해부도에 적나라하게 드러난다.

남자가 처음으로 성교를 경험하면 이 질구를 제대로 찾지 못해 헤매는 경우가 많다. 여성의 생식기를 잘 파악하고 있지 못한 상태에서 당황하거나 흥분하여 우왕좌왕하기 때문이다. 말초적인 자극이나 주는 포르노나 몰래 열심히 봤지, 언제 인체 해부도를 면밀히 보면서 성기를 구성하는 각 부분을 라틴어로 골 아프게 둘둘 외우는 고행을 해보기나 했겠나? 그래서 버트런드 러셀은 성행위를 처음 할 때 상대는 성경험이 풍부한 사람과 하는 것이 좋다는 도발적인 조언을 하기도 한다. 이 말은 더스틴 호프만Dustin Lee Hoffman, 1937~ 주연의 영화 〈졸업The Graduate, 1967〉에 나오는 로빈슨 부인을 떠오르게 한다. 사이몬과 가펑클Simon & Garfunkel의 사운드트랙 '로빈슨 부인Mrs. Robinson'의 경쾌한 리듬이 귓가에 쟁쟁하다.

영화 〈왕의 남자〉에서 광대패들이 "윗입술을 채워 줄까? 아랫입술을 채워 줄까?"하는 질펀한 음담을 내뱉는 대목이 나오는데, 윗입술은 말 그대로 안면, 즉 얼굴에 위치한 진짜 입술을 말하며, 아랫입술은 아래에 위치한 여성의 외생식기를 말한다. 이것도 여성기가 입술과 모양이 비슷하다는 데서 온 성적 농담인 것이다. 몇 년 전 이브 엔슬러Eve Ensler 원작의 〈버자이너 모놀로그The Vagina Monologues: 보지의 독백〉라는 연극이 대학로에서 상연된 적이 있는데, 이 연극의 포스터에 여자의 입술을 세로로 세워놓은 것이 있었다. 이것도 역시 같은 류에 속하는 상징인 것이다. 여성생식기가 인간의 입술과 그토록 흡사한 것을 보면, 진화라는 것도 참 짓궂다는 생각에 쓴 웃음이 절로 난다(자료사진: blog.naver.com/docj62).

호모섹스

입술과 같이 생긴 여생식기에 비해 남성의 생식기는 대가리가 둥근 막대기, 즉 북채의 모양을 하고 있어 여생식기와는 천양지차로 다르게 보인다. 하지만 남녀 공히 생식기의 발생의 초기단계에서는 완전히 동일한 모양을 하고 있어 육안으로 도저히 식별이 불가능하다는 점은 신비스럽기까지 하다. 완전히 동일한 해부학적인 구조에서 하나는 입술 모양으로, 하나는 막대기 모양으로 바뀌는 것이다. 이렇게 남녀의 성기가 다르게 보이기 시작하는 것은 대략 임신 2주 정도부터이다. 그 이전은 전혀 구별이 불가능하다.

남자와 여자는 23쌍의 염색체를 갖는다. 이중 22쌍은 완벽하게 동일한 염색체이고, 나머지 1쌍이 다르다. 이 1쌍 중에 'XX'가 여성임을 나타내는 성염색체이고, 'XY'가 남성임을 나타내는 성염색체인 것이다. 바로 이 Y염색체 하나 때문에 남성과 여성의 성기의 분화가 일어나는 것이다. 즉 Y염색체의 결여가 페니스의 발현을 억제해 클리토리스로 축소되게 하고, 질과 요도가 각기 분리, 함몰되어 생식관을 형성토록 한 것이다.

기독교에서 하느님이 인간을 창조할 적에 먼저 아담(남자)을 만들었다고 한다. 그런데 아담이 혼자라서 너무 무료할 것 같아, 하느님은 아담의 남아도는 갈비뼈(어원적으로 갈비뼈가 아니라 음경이라는 설도 있는데 어쩌면 이게 더 맞는 말인 것 같다. 서양사에서 여자란 사실 프로이트가 말했듯이 '음경의 결여체'가 아니던가!)를 떼어내 이브(여자)를 만들어 그의 벗이 되게 했다. 이런 신화는 여자를 완전하지 않은, 뭔가 결여된 부수적 존재로 보는 관점을 반영하고 있는데 염색체의 수준에서 Y염색체의 결여가 여성을 결정한다는 점은 우연의 일치지만 흥미롭다. 또 프로이트는 그의 성심리발달단계론에서 여아는 남자에게 있는 남근이 자신에게는 없다는 것을 깨닫고 불안을 느끼게 된다고 했다. 그래서 자신에게 결여된 남근을 선망하게 되고 이것이 무의식 속에서 오이디푸스콤플렉스Oedipus Complex를 형성한다고 했는데, 이 역시 여자의 속성을 뭔가가 결여된 것으로 본다는 점에서는 동일한 신화적 구조를 반영한다고 하겠다.

이런 류의 신화로부터 최초의 인간(예를 들어 아담)은 자웅동체, 즉 양성이 모두 구유된 존재였다는 생각을 인간에게 갖게 하기도 했다. 아담의 갈비뼈로 이브를 만들었기 때문이다. 원래 아담은 양성이 모두 구비된 존재였는데 갈비뼈를 빼냄으로써 자신은 남자가 되고 갈비뼈는 여자인 이브가 되었다는 것이다. 고대 그리스인들도 인간이 본래 네 개의 팔과 네 개의 다리, 그리고 서로 반대 방향을 한 두 개의 얼굴을 가진 자웅동체로 생각했다고 한다(두 사람이 등을 맞대고 붙어 있는 형상과 흡사). 둘이 합쳐져 있어 이 들의 힘이 너무 강해 신들에게 큰 위협이 되자 제우스신이 반 토막을 내서 남녀로 나뉘게 되었다는 것이다. 그래서 남자와 여자는 서로 잃어버린 원래의 반쪽을 찾으려고 그렇게 노력한다고 플라톤은 주장했다. 그 반쪽을 찾아 완전한 상태로 돌아가려는 것이 사랑이요 결혼이라는 것이다.

그리스인들은 그 반쪽이 동일한 성일수도 있다고 생각했다. 그래서 동성애homosex를, 이렇게 한 몸이었던 존재가 분리되었다가 다시 원래의 하나로 돌아가려는 인간의 자연스런 본능이라고 생각하던 시기도 있었다. 동성애가 20세기에 에이즈의 창궐로 인해 부각된 최근의 현상이라고 생각하기 쉽지만 이렇게 인류사에서 동성애는 고대로부터 상당히 흔한 형태의 성행위 중의 하나였다. 전술한 대로 상당한 수의 고대 그리스인들, 그리고 대부분의 로마 황제가 동성애를 즐겼다고 하며, 소돔과 고모라로 알려진 구약의 시기에도 동성애가 흔한 현상 중 하나였을 것으로 추측되며, 또 우리가 알고 있는 역사적으로 유명한 인물들의 상당수가 동성애자homosexual였다고 한다.

인류의 철학의 아버지로 추앙받는 소크라테스도 열렬한 동성애 예찬론자였으며, 천하를 호령한 알렉산더 대왕이 동성애자였다는 사실은 둔기로 머리를 얻어맞는 듯한 충격을 준다. 그 외 십자군전쟁의 영웅 사자왕 리처드, 최근 영화화 된 소설『다빈치코드』의 천재 화가이자 과학자인 레오나르도 다빈치, 또 다른 천재 화가 미켈란젤로, 러시아음악의 거장 차이코프스키, 극작가 오스카 와일드, 현대 경제학의 혁명 케인스, 아라비아의 로렌스라 불린 아랍 독립운동의 기수 T. E. 로렌스, 철학자요, 역사가요, 정치적 행동주의자요, 정신의학자요, 임상의학자였던 20세기 최고의 사상가의 한 사람인 미셸 푸코, 그리고 죽어가면서 동성애자임을 밝혀 전 세계적으로 충격과 함께 에이즈에 대한 경각심을 주었던 미남 배우 록 허드슨 등, 이 모든 사람들이 다 동성애자였다니, 우리가 피상적으로 알고 있는 동성애에 대한 관념에 뭔가 본질적인 성찰과 전환이 있어야 하지 않을까?

또한 영국의 세계적인 대중 가수 엘튼 존Elton John, 1947~이 영국에서 동성 간의 결혼에 이성 간의 결혼과 동등한 권리를 부여한 '시민동반자법(Civil Partnership Act, 2005. 12. 5. 발효)'이 제정되자 합법적 결혼이 가능한 첫 날인 2005년 12월 21일 세기적인 동성 결혼을 해 화제가 됐었다.

우리나라에서도 연예인 홍석천 씨가 자신이 동성애자임을 밝히는 '커밍아웃'을 감행해 우리사회에 충격과 논란을 불러일으킨 적이 있었다. 그로 인해 잘 나가던 방송프로그램에서 퇴출되기도 하고, 수년 동안 많은 사람들로부터 색안경 낀 시선을 받기도 했지만 최근 그는 다시 방송에 복귀하기 시작했고, 또 모 케이블 방송에서는 자신이 직접 진행하는 프로그램까지 맡게 돼 화제가 됐었다. 그 프로그램의 타이틀이 바로 '커밍아웃'. 우리사회에서 최초로 성적 소수자(특히 게이)를 위한 프로그램이란다. 커밍아웃이란 '커밍아웃 오브 클라싯(coming out of closet: 옷장에서 나오다)'에서 나온 말로, 동성애자들이 자신의 성적 취향이나 정체성을 숨기고 옷장 속에서 숨어 지내는 것에 빗댄 말이다. 장 속에서 숨어 지내던 죄의식에서 탈피하여 떳떳하게 자신이 동성애자임을 밝히는 것이다. 우리의 성도덕이 최근 많이 바뀌고 있다는 징표로 볼 수 있다. 성도덕에 있어서도 보다 많은 다양성이 용인되고 있는 것이다.

인간은 철저하고 일관되게 동성을 좋아하는 개체를 포함하는 유일한 종이라고 한다. 인간은 다른 동물에 비해 양성의 성적욕구와 강도가 거의 같고, 많은 성감대가 존재하며, 자극에 대한 민감성이 계속 증대됨으로써 다른 동물에 비해 특이하게 동성애가 가능하게 된 것으로 보고 있다.

그런데 같은 동성애라도 남자와 여자의 차이는 여기에서도 존재한다고 한다. 게이gay, 즉 남자들 간의 동성애는 젊음과 아름다움에만 초점을 맞추고 아무런 대화 없이도 온갖 환상을 그리면서 짧게 관계를 끝낼 수 있지만, 레스비언resbian, 즉 여성들 간의 동성애는 육체적 경험에 앞서 사랑하는 관계를 설정하는 것이 일반적이고, 성적 관계가 게이들보다 충실하고 지속적이며, 시간이 지남에 따라 섹스보다는 정신적 유대감이 더 중요해지는 경향이 있다고 한다. 이는 이성 간의 유대관계에 있어서의 남자와 여자의 차이와 거의 동일함을 알 수 있다.

인간에게 동성애자나 동성애적인 성향의 사람들이 일부 존재한다는 것은 부정할 수 없는 사실이다. 그들의 특별한 성적취향을 분명 우리는 인정하고 존중해 주어야 할 것이다. 그들도 우리 사회의 엄연한 구성원들이기 때문이다.

하지만 어떠한 경우에도 우리는 동성애를 부추기거나 찬양할 수는 없다. 동성애는 생물학적인 예외 상황이다. 그것은 육체의 자연적 질서를 초월하는 특이적인 현상이다. 하지만 그것은 생명의 원리에 반하는 현상이다. 우리 인간이 유성생식을 근본으로 하여 종족을 이어나가는 생명체인 이상, 이것은 불변의 진리이다. 동성애자들에게 에이즈와 같은 면역계 혼란의 질병이 많은 것을 봐도 이는 자명한 것이다(에이즈는 에이즈 바이러스 때문이 아니라 동성애자들이 자주 사용하는 약물이나 마약 때문에 면역이 저하되어 발병한다는 설이 요즘 설득력 있게 제기되고 있다).

면역immunity이란 자기self를 타자(non-self, 무생물까지 포함하는 개념)와 구분하는 가장 근원적인 생명의 원리를 말한다. 생명체는 나를 타와 구별하여 나를 타로부터 보호하는 것을 제1원리로 삼는 존재다. 동성애자들에게서 이러한 면역의 기능이 무너지기 쉽다는 것은 자기에게 해로운 타자에 대한 인식에 혼란이 생겼다는 것을 의미한다. 생명의 보호막이 파괴된 것이다. 내 몸에 심대한 해악을 끼칠 수 있는 타자가 아무렇게나 들락날락할 수 있게 된 것이다. 이런 상태에서는 내 몸을 온전하게 보존할 수가 없다. 자기와 타자가 혼연일체 된 물아일여物我一如의 해탈解脫의 경지란 아이러니하게도 생명체에 있어서는 죽음의 상태를 말한다. 생명체가 죽음에 이르면 몸의 구성원들이 분리되어解 이탈되는脫 현상, 즉 부패가 일어나기 때문이다.

한의학의 기본원리인 음양陰陽이란 하늘과 땅, 즉 천지라는 생명장 The Life Field의 제1의 전제조건이다. 양이란 하늘의 상징이요, 음이란 땅의 상징이다. 남자는 양이요, 여자는 음이다. 하늘에서 비가 내리면 땅에서는 생명이 탄생한다. 남자에게서 비가 내리면 여자에게서 아이가 탄생한다. 하늘과 땅이 서로 교섭하여 생명이 생겨나는 것이다.

동성애란 양과 양이 만나는 것이요, 음과 음이 만나는 것이다. 양과 양이 만나면 서로 주기만 하고 받지 못할 것이요, 음과 음이 만나면 서로 받으려고만 하고 주지 못할 것이다. 남자와 남자가 만나서는 생명이 탄생하지 않는다. 여자와 여자가 만나서도 역시 생명이 탄생하지 않는다. 동성끼리의 만남은 생명의 장을 형성하지 않는 것이다.

아슬아슬한 곡예, 성의 결정

남자와 여자의 성은 성염색체에 의해 결정된다. 성염색체의 기능은 생식선을 조절하여 고환 또는 난소로 발달하도록 유도하는 작용을 하는데, 전술한 Y염색체가 고환으로 유도하는 작용을 지배한다. 이 고환에서 나오는 성호르몬인 테스토스테론testosterone이 결국 남성성masculinity을 나타내는 결정적인 작용을 하는 것이다. 이러한 호르몬의 차이로 인해, 애초에는 완전히 동일한 해부학적 구조를 갖던 생식기관의 원형prototype이 남성생식기와 여성생식기라는 사뭇 다른 기관으로 드라마틱하게 분화되는 것이다. 만약 테스토스테론이 없다면 남성의 음경penis은 상응하는 발달이 이뤄지지 않아 여성의 클리토리스clitoris처럼 바뀌고, 남성의 음낭은 여성의 대음순으로, 남성의 음낭슬기penoscrotal raphe는 여성의 소음순으로, 남성의 고환은 여성의 난소로 바뀌게 된다. 이러한 엄청난 차이가 완전히 동일한 해부학적 구조에서 출발하여 단지 호르몬 농도의 약간의 차이로 인해 비롯되는 위태위태한 곡예 같은 과정의 산물이라니, 경이롭다는 말밖에는 그 신비를 묘사할 길이 없다.

이러한 발생학적 유사기관(homologue, 상동기관)으로부터 남성과 여성이라는 성의 분화sex differentiation가 이뤄지므로 간혹 염색체결함이나 호르몬분비 및 작용의 에러로 인해 성분화에 착오가 발생하는 유전질환이 생길 수 있다. 가령 외모는 여자인데 고환이나 페니스가 있다든지, 반대로 외모는 남자인데 유방이 발달하고 난소나 질이 존재하는 것과 같은 것이다. 한 예로 태아기에 모체로부터 과도한 남성호르몬에 노출된 여아의 경우, 클리토리스가 과도하게 발달하여 남성의 페니스처럼 되며, 대음순이 과도하게 발달하여 마치 남성의 음낭처럼 될 수 있다. 그래서 여아인데도 남자와 같은 성기와 고환을 갖게 되는 것이다. 이런 경우 사춘기까지도 자신을 남자로 착각하고 사는 경우도 있다고 한다.

학자들이 이러한 에러가 별로 발생하지 않는 것이 오히려 이상하다고 할 정도로 남자와 여자의 성 분화는 매우 불안정한 과정을 통해서 이뤄진다고 한다. 최근 우리나라에서도 하리수라는 가수가 남자에서 여자로 성전환gender transformation을 하여 화제가 되었는데, 어떤 면에서는 그것을 아주 희한한 일이라고 볼 것도 아닌 것이다. 트랜

스젠더trans-gender, 즉 성전환자가 존재할 수 있는 소지는 이러한 해부학적, 발생학적 성분화과정의 위태로움을 고려한다면, 사실은 생각보다 매우 많다고 볼 수 있다. 따라서 성의 정체성identity이 모호한 게 이와 같은 존재는 어쩌면 이러한 인간의 성분화과정의 불완전성에서 당연히 비롯될 수밖에 없는 것이라 해도 과언이 아니다. 비록 그 빈도는 많지 않더라도 말이다.

남녀라는 원형

칼 융Carl Gustav Jung, 1875~1961은 인간이 사물을 이해하는 방식을 설명하는 개념으로서 원형Archetype이라는 말을 제안했다. 원형이란 고대로부터 이어져온 삶의 전형적인 경험들의 무한반복이 우리의 정신적인 소인素因 속에 새겨놓은 형식 같은 것이다. 이는 과거로부터 이어져 온 심상이나 상징물을 통해서 간접적으로 인식되며, 개인의 차원을 넘어서 보편적이고 집단적이며 선천적인 그 무엇이다. 그는 이를 일컬어 집단무의식Collective Unconciousness이라고 했다.

그는 남성이 갖는 원형으로서 여성성인 아니마Anima를, 여성이 갖는 원형으로서 남성성인 아니무스Animus를 말했다. 아니마는 남성의 여성적 측면이고, 아니무스는 여성의 남성적 측면이다. 남성은 이와 같이 여성에 의해 보완되며, 여성은 또 남성에 의해서 보완된다. 이는 유전적으로, 즉 선천적으로 타고난 것으로서 자신과 다른 성으로부터 형성된 것이다. 즉 남자는 여러 세대에 걸쳐서 여성과 접촉함으로써 아니마원형을 발달시켰고, 여성 역시 남성과 접촉함으로써 아니무스원형을 발달시킨 것이다. 물론 자신과 성이 다른 부모와의 접촉을 통해서도 발달시켰다. 즉 남자는 엄마로부터 영향을 받아 아니마를, 여자는 아빠로부터 영향을 받아 아니무스를 형성한다.

프로이트가 말하는 오이디푸스콤플렉스에 대해서 많은 페미니스트들은 그의 이론이 너무 가부장적인 남성 중심적 사유에 치우쳐 있는 것이라고 신랄하게 비판한다. 그것은 우선 프로이트가 남자라는 사실에서 기인하는 것 같다. 남자인 프로이트는 남자의 편견에서 자유로울 수 없었을 것이다. 둘째로 서구의 남성 중심적 역사, 특히 기독교의 지독하리만치 철저한 남성 중심주의적 인간관에서 그 이유를 찾을 수 있다. 처음부터 일관되게 남성의 계보만으로 시작되는 창세기의 역사로부터 시작해서, 아담과 이브의 남성 중심적 창조신화, 그리고 기독교를 세계화하는 데 혁혁한 공을 세운 사도 바울의 집요한 여성천시의 인간관, 그리고 이러한 신화와 교리에 기반한 토마스 아퀴나스Thomas Aquinas, 1225~1274 등 중세 교부들의 폭압적 여성 죽이기의 역사, 그리고 빅토리아 기의 극단적 성모럴에 의한 또 다른 여성 죽이기 등. 이러한 인간관에 젖어 있던 프로이트에게서 그러한 견해가 나오는 것은 어쩌면 필연적일 수밖에 없었을 것이다.

셋째로 인간의 유아기의 체험이 아빠보다는 엄마와 더 밀접하게 관련되고 치우쳐 있다는 것을 들 수 있다. 엄마의 젖을 빠는 행위로 시작되는 아이의 삶은 인생의 처음 몇 년간은 거의 전적으로 엄마와의 교감만으로 점철되어 있는 것이다. 이렇게 엄마 중심의 체험구조는 자연스럽게 남자 아이와 엄마와의 관계 위주로 설명되지 않을 수 없었고, 그래서 남아 중심의 성심리 발달로 치우친 이론이 될 수밖에 없었으며, 결국은 남근 위주의 오이디푸스콤플렉스로 귀결될 수밖에 없었던 것이다.

융이 말하는 남성과 여성의 원형에 관한 논의에서는 프로이트와 같은 이러한 남성과 여성의 비대칭성이 없다. 왜냐하면 융의 이론은 단지 성sexuality의 요소만으로 남성과 여성을 규정하지 않기 때문이다. 태고 때부터 이어져온 남아와 엄마, 여아와 아빠와의 보편적 교감의 기나긴 반복적 경험에서 비롯된 원형의 주체로서 인간을 논하고 있을 뿐이다.

융은 원형 자체는 무의식에 존재하는 것이므로 의식에 의해 인식될 수 없다고 했다. 원형을 표상하는 심상이나 상징으로서 그것을 간접적으로 추측할 수 있다고 했다. 그러한 원형적 심상이 바로 꿈이나 환상, 신화라는 것이다.

융이 말하는 원형은 주로 인간의 문명 이전의 원시인으로서의 체험과, 문명 초기의 문명인으로서의 새로운 체험을 둘 다 포괄하는 것 같다. 융이 원형적 심상의 전형의 하나라고 말했던 신화라는 것, 그중에서도 현재 인류에게 가장 대표적인 신화로 군림하고 있는 그리스 신화를 보면 지금의 도덕으로서는 결코 용인될 수 없는 지극히 문란한 성생활과 잔인하고 엽기적인 상황이 부지기수로 점철되어 있음을 알 수 있다.

신화

신들의 제왕 제우스의 여성 편력은 가히 카사노바의 행태를 능가한다. 이 여자 저 여자 마음만 내키면 찝쩍거리고, 교활하고 사악한 음모를 통해 어떻게 해서든 결국 욕망을 채우고야 만다. 아름다운 님프 세멜레Semele와 펠로폰네소스의 공주 이오, 아름다운 공주 다나에Danae, 그리스의 왕비 알크메네Alcmene 등등, 이들은 모두 제우스의 욕망의 희생양들의 극히 일부에 지나지 않는 여성들이다. 아내 헤라 여신은 질투의 화신일 뿐이요, 자나 깨나 남편 바람피우는 것 막는 일이 신으로서 유일한 본분이다시피 한다. 이것은 일부다처의 하렘식의 관계를 가졌던, 원시시대 때부터 내려온 인류 조상의 오랜 기억이 반영된 것이라 할 수 있다. 제우스의 이러한 행각은 값싼 정자를 가지고 여러 여자에게 뿌려대는 진화생물학적 남성상에 그대로 들어맞는다. 이에 살벌한 질투를 발하는 아내 헤라의 행태라든가, 여신이나 여인들이 카사노바 같은 제우스의 제물이 되지 않으려고 까다롭게 굴고 함부로 몸을 허락하지 않으려는 태도 역시 이 글의 논의에 부합하는 진화론적 여성상이다.

오이디푸스 신화가 대표적이지만, 근친상간적 사례는 곳곳에 흩어져 있다. 그 유명한 제우스 자신이 바로 여동생 헤라와 결혼한 근친상간의 장본인이다. 또, 오이디푸스는 우연히 생면부지의 아버지를 죽이게 되고, 역시 전혀 알지도 못하는 어머니와 결혼하는 운명으로 인해 본의 아니게 근친상간의 터부를 범한다.

인간의 현실에서는 짐승 같은 아버지가 딸을 성의 노리개로 농락하는 일이 흔히 일어난다. 심심찮게 주간지나 매스컴에 이 쓰레기 같은 아버지에 대한 뉴스가 사회면을 장식한다. 전에 전 세계인을 분노로 들끓게 했던 오스트리아의 오제프 프리즐이란 남자의 만행도 바로 그런 것이다. 그는 24년간 자신의 딸을 지하 창고에 가두고 지속적으로 성폭행을 해 무려 7명의 아이를 낳았다고 한다. 문명 속에서도 결코 단절되지 못하는 인간의 야수성을 그대로 보여주고 있다.

또, 헤라의 아버지 크로노스는 그의 어머니로부터 자기 자식 중 하나가 자라서 그의 자리를 빼앗을 것이라는 말을 듣고 갓 태어난 아이들을 잡아먹는다. 이에 속이 상한 크로노스의 아내 레아는 아이가 태어나자 이를 숨기고, 대신 옷 속에 돌덩이를 넣은 것을 크로노스에게 주어 아이의 목숨을 구한다. 이 아이가 자라 그 아버지 크로노스를 내쫓고 그 자리를 차지하는데, 그가 바로 제우스다. 영아살해와 존속살해의 풍습이 동시에 반영되어 있는 신화라 할 수 있다. 원시시대에 하렘의 주인이 바뀌면 새 주인이 전 지배자의 자식을 모조리 죽이거나, 또는 오래지 않은 과거에 자식이 이미 생산력을 상실한 부모를 죽이는 것은 드물지 않은 일이었다.

제우스가 레다를 사랑한 나머지 백조로 변신하여 레다와 성교를 하는 행위는 인간과 동물 간의 성교, 즉 수간獸姦을 상징한다. 이러한 변태적 성행위가 생각보다 오래 전부터 있어왔음을 알 수 있다.

프로이트는 빅토리아시대의 가혹한 억압적 성모럴이 횡횡하던 바로 그 19세기 후반을 살면서 그리스신화 중 오이디푸스 왕의 근친상간 신화를 끌어다가 그의 성심리 이론을 절묘하게 설파했다. 하지만 그의 신화인용은 긍정적인 맥락이라고 할 수 없다. 서구 신화 속의 내

재된 부정적 성관념이 프로이트심리학의 성립과 결코 무관하지 않을 것이다. 어린 시절에 겪는 성과 관련된 충격적 경험들을 프로이트는 그의 신화적 세계관과 결부시킨 것이다.

하지만 융은 보다 건강하고 긍정적인 관점으로 인간의 보편적 문화와 종교에 포커스를 맞춘다. 그리고 세계 각 지역의 다양한 문화와 문명을 직접 탐방하고 그곳에 산재해 있는 신화와 전설로부터 다채로운 인간 문화의 원형을 찾았다.

어떤 의미에서 프로이트 이론은 거대한 허구라고 한다. 20세기 초반에 인간의 성행동을 획기적으로 연구한 킨제이는 프로이트의 성 이론에 대해 실증적 근거가 지극히 박약한 엉터리 이론이라고 혹평했다. 심히게 말하면 소설이나 마찬가지라는 것이다. 이론을 떠받치고 있는 임상적 사례나 경험이 너무 부족하기 때문이다. 물샐 틈 없이 정교하게 보이는 프로이트의 이론이 사실은 매우 일천한 임상례를 근거로 추론에 추론을 거듭해 지어진 거대한 가설의 체계였던 것이다. 그래서 학문으로서 요구되는 객관성, 엄밀성, 과학성이 결여되어 있는 것이다. 프로이트심리학이 현재 많이 조락한 이유가 바로 이 때문일 것이다.

이에 반해 융은 앞에서 언급했다시피 수많은 답사를 통해 채록한 실재 자료에 근거하고 있어 프로이트보다 훨씬 실증성이 담보된다.

나는 융이 말하는 집단무의식이라는 것이 인간이라는 종의 아주 오래 전, 말하자면 문명 이전의 시대에까지 소급되는 것이라고 생각한다. 신화에서 언급되는 대부분의 이야기들이 초기의 인류 조상들에게는 매우 흔히 일어났던 일이며, 중요한 것은 그 이야기들의 대다

수가 당시에는 전혀 도덕적 터부의 대상이 아닌, 너무도 자연스러운 일이었다는 것이다. 결국 인류의 선사 및 역사의 전 과정에서 반복적으로 접한 것으로서, 인류에게 보편적이고 절대적이며 신적인 모든 체험들이 인간이라는 종의 집단무의식을 이룬다고 할 수 있다.

아니마는 태고 때부터 남자가 (엄마를 포함한) 다른 모든 여성으로부터 느꼈던, 보편적이고 절대적이며 신적인 체험으로부터 형성된 원형을 말하며, 아니무스는 태고 때부터 여자가 (아빠를 포함한) 다른 모든 남성으로부터 느꼈던, 보편적이고 절대적이며 신적인 체험으로부터 형성된 원형을 말한다.

양중유음, 음중유양

생물학적으로도 남자와 여자는 각기 상대의 성이 섞여 있음을 알 수 있다. 앞에서 말했듯이 성의 발달 초기에는 남녀가 완전히 동일한 생식기의 구조를 갖는다는 것도 그렇지만, 남녀로 완전히 분화된 성인이 되어서도 여전히 남자와 여자에게는 각기 다른 이성의 호르몬이 흐르고 있다는 점에서도 그렇다. 남성에게는 여성호르몬인 에스트로젠estrogen이, 여성에게는 남성호르몬인 안드로젠androgen이 흐르고 있는 것이다.

한의학에서 매우 중요한 생리학적 개념으로서 '양중유음, 음중유양陽中有陰, 陰中有陽'이라는 말이 있다. 즉 양 속에 음이 있고, 음 속에 양이 있다는 말이다. 음과 양이 완전히 분리된, 별개의 독립된 실체가 아니라, 양이 음이 되고, 음이 양이 되는, 서로 돌고 도는 순환의 과정 속에 있는 연속체라는 뜻이다.

또, 수승화강水昇火降이라는 말도 있다. 수승화강! 무협지에서 비전의 권법과도 같은 이 말은 무슨 뜻인가? 물은 상승하여 위에 존재해야 하고, 불은 하강하여 아래에 존재해야 한다는 것이다. 이 역시 한의학의 원리를 압축적으로 표현한 가장 핵심적인 경구라 해도 과언이 아니다.

『주역周易』에서 물은 감괘坎卦이고, 불은 리괘離卦이다. 감은 감수坎水라고 해서 물을 상징하고, 리는 리화離火라고 해서 불을 상징한다. 『주역』에서 감의 괘상은 '☵'이고, 리의 괘상은 '☲'이다. 가운데가 끊긴 효爻 '--'은 음을 상징하고, 끊기지 않은 효 '—'은 양을 상징한다. 감은 2개의 음 속에 1개의 양이 있는 모습이고, 리는 2개의 양 속에 1개의 음이 있는 모습이다. 음양으로 볼 때 물은 당연히 음에 속하고, 불은 당연히 양에 속한다. 그럼에도 불구하고 물을 상징하는 감괘에 양이 숨어 있고, 불을 상징하는 리괘에 음이 숨어 있는 것이다. 양중유음, 음중유양! 물속에 불이 있어야 살아 흐르는 물이요, 불속에 물이 있어야 살아 타오르는 불이라는 말이다. 그래야 물은 그 속의 불의 기운을 받아 위로 오를 수 있고, 불은 그 속의 물의 기운을 받아 아래로 내려갈 수 있다. 물이 하늘의 불의 기운에 감응하여 수증기가 되어 하늘로 오르고, 불이 땅의 물의 기운에 감응하여 비가 되어 다시 땅으로 내려오는 것이다.

물은 생명의 바탕이요, 불은 생명을 움직이게 하는 에너지다. 이렇게 물과 불이 교류하며 순환하기 때문에 생명이 존재할 수 있는 것이다. 이러한 순환이 없으면 그것은 바로 죽음, 모든 것이 정지된 죽음을 의미한다. 우리가 죽으면 심장이 멈춘다. 그에 따라 피의 순환도 멈춘다. 음양이 더 이상 감응하여 서로 순환하지 못하고 각기 분리, 해체되는 것이다. 불이 하늘로 날아 가버리고 물이 땅으로 꺼져 버린다.

우리가 살고 있는 이 땅은 천지의 음양이 교류하고 순환함으로써 찬란한 생명의 꽃을 피우게 된 것이다. 양 속에 음이 있고, 음 속에 양이 있어 생명을 얻은 것이다. 남자 속에는 여자가 있고, 여자 속에는 남자가 있다! 남자에게는 아니마가, 여자에게는 아니무스가 있다.

융에 의하면, 게이란 남자에게 감추어져 있는 이 여성성인 아니마가 너무 강하게 발현되어 생긴 현상이요, 레스비언이란 여자에게 감추어져 있는 이 남성성인 아니무스가 너무 강하게 발현된 현상이다. 자신을 아니마로 간주하는 남성은 여성화되어 여자의 옷을 입기를 즐기기도 하며, 자신을 아니무스로 간주하는 여성은 남성화되어 거칠고 폭력적이며 권력 지향적이 되기도 한다. 생명이란 이렇게 어쩔 수 없이 예외를 동반한다. 하지만 그것도 크게 보면 생명의 한 모습이라 하지 않을 수 없다.

갈등

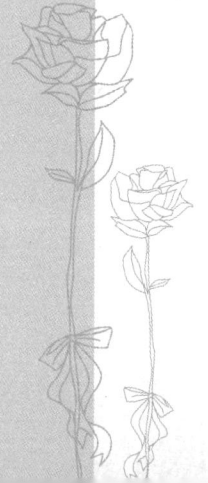

다툼

호세는 카르멘이 캐스터네츠 리듬에 춤을 추며 노래하는 모습에 황홀경에 빠진다. 하지만 즐거움도 잠시, 먼 곳에서 귀대나팔소리가 들린다. 호세는 가야만 한다. 군대에서 휴가 나왔다가 돌아갈 시간이 왔을 때 얼마나 돌아가기 싫은가? 20대 초반의 혈기왕성한 청년이 인생의 최고의 시절에 군대에서 '썩어야 한다'는 것은 참으로 감내하기 어려운 고행이 아닐 수 없다. 사실 대한민국의 99%의 청년들 중에 군 생활에 대하여 이렇게 느끼지 않는 사람이 얼마나 있을까? 전우들끼리 오늘도 하염없이 내리는 연병장의 눈을 치우면서 '그래도 국방부 시계는 간다'는 실낱같은 희망으로 위안을 삼고 시간이 빨리 가기만을 학수고대하던 삶이 아니었던가? 신성한 국방의 의무라지만 현실이 이런 것은 부정할 수 없는 것 아닌가? 이런 말에 대한민국의 군을 모욕했다고 길이길이 날뛰는 자들이야말로 평소 이런 생각에 젖어 있다가 도둑이 제 발 저리듯 오버하는 건지도 모르겠다.

"따다다다! 따다다다!"

귀대나팔 소리가 호세를 쥐어짠다. 군대 기상나팔 소리가 주는 지옥의 사자 같은 공포를 경험한 사람이라면 호세의 지금 심정을 누구보다 잘 알 것이다. 호세는 지금 귀대하는 것이 죽기보다 싫다. 하지만 군인으로서의 신성한 의무를 저버릴 정도로 '군인정신'을 아직 상실하지는 않았다. 호세는 한참 고조되어 가고 있는 카르멘의 팔을 끌어 춤을 멈추게 한다.

호세　　잠깐 기다려요, 잠깐 멈춰요!
카르멘　왜요, 즐겁지 않나요?
호세　　내 생각에 저것은… 그래! 귀대를 알리는 나팔 소리요
　　　　　저걸 못 듣겠소?
카르멘　훌륭해요! 그게 바로 내가 바란 것이에요
　　　　　반주 없이 춤추는 건 슬픈 일이거든요
　　　　　하늘에서 보낸 음악이여 만세!

카르멘은 다시 노래를 하면서 춤을 춘다.

라라라라라라라~ 라라라라라라라~

나팔 소리가 주점 앞을 지나 멀어진다. 호세가 카르멘을 쳐다보지 않으려고 무척 애쓰다가, 어쩔 수 없이 다시 그녀를 멈춘다.

호세　　당신은 나를 이해하지 못하는군
　　　　　카르멘, 이건 귀대나팔 소리야
　　　　　난 점호를 받기 위해 부대로 돌아가야 해
카르멘　부대로요? 점호를 받기 위해?
　　　　　(분노를 감추지 못하고) 아! 난 참 바보였군요!
　　　　　난 당신을 즐겁게 하기 위해 모든 정성을 다 바쳤는데!

노래 부르고 춤추고… 하느님 용서하소서
내가 그를 더 사랑했군요!
따다다다! 귀대나팔이라!
따다다다… 그가 떠나네! 떠나가네!
그럼 날아가라, 카나리아야!

성이 나서 군모를 그에게 집어던진다. 카나리아는 군복이 카나리아 새처럼 노란색이었던 까닭에 붙은 스페인 용기병(龍騎兵, 말을 타고 총으로 무장한 기병)의 별명이다.

자! 당신의 군모, 칼, 탄대, 다 가져가요!
가버려, 애송이!
돌아가, 막사로!

여자가 이렇게 말도 안 되는 일로 앙탈을 부리면 사실 참 짜증난다. 하지만 그렇다고 처음부터 정면대결로 치닫는 것은 위험부담이 크다. 내키지 않는다 해도 대화로 설득하는 것이 좋다.

호세 날 그렇게 조롱하다니 너무 하오, 카르멘
가야 하는 내 마음도 아프다오
당신을 만나기 전 그 어떤 여자도 나를 이렇게 깊이 동요시킨 적은 없었소
카르멘 (빈정대며) "따다다다! 맙소사, 귀대나팔 소리야! 따다다다, 늦겠

암컷 그리고 수컷 | 150

어! 맙소사! 맙소사! 귀대나팔 소리야! 늦겠어!" 라며 정신 못 차리고 그가 내빼네

그만큼 그의 사랑도 내빼네

호세   그래, 당신은 내 사랑을 믿지 못한단 말이오?

카르멘   당연히, 못 믿어요!

여자에게는 참 이상한 면이 있다. 시시각각으로 남자의 사랑을 확인하려 하는 것이다. 그리고 그 사랑의 확인이란 단순하다. "나는 너를 사랑해!"라고 구체적으로 말로 표현해달라는 것이다. 말하지 않으면 어떻게 그 사람의 마음을 알 수 있겠냐고 강변한다.

언어의 일차적 목적이 뭐라고 생각하는가? 정보의 전달? 이성理性의 표현? 아니다! 잡담이란다. 심심풀이, 시간 죽이기란다. 그러니까 언어의 제1의 목적은 '수다떨기'라는 것이다. 이 수다떨기의 대가大家가 바로 여자 아닌가! 나는 전화를 하면 3분 이상을 끌기가 어렵다. 아내는 한번 전화를 잡으면 가볍게 1시간을 보낸다. 어떤 날은 하루 종일 전화만 하는 것 같다.

대학 다닐 적에 낮잠을 자다가 깬 적이 있다. 안방에서 하숙집 아줌마가 전화하는 소리 때문이었다. 이제 끝나나, 저제 끝나나 기다리다가 잠이 다 달아나고 찌끈한 두통에 분노가 치밀어 올랐다. 2시간 이상은 전화한 것 같은데 전화 끊을 때 이런 말을 한다.

"얘! 그럼 자세한 얘기는 담에 만나서 하자!"

나는 할 말을 잃어버렸다. 이렇게 말하기를 즐기는 여자! 그래서 심리학에서 말하길 여자는 사운드에 약하다고 한다. 여자들이 감언이

설에 잘 넘어가는 것도 이유가 있는 것이다. 그런데 여기 카르멘은 반대다. 호세가 이렇게 말로서 간곡하게 사랑하는 마음을 표현하건만, 카르멘은 지금 당장 행동으로 보이라는 것이다. 귀대하지 말라는 것이다. 탈영하라는 것이다!

호세 들어봐요!

카르멘 아무 말도 듣지 않겠어요

호세 들어봐요!

카르멘 저들이 당신을 기다릴 거예요

호세 들어봐요, 카르멘. 들어봐요!

카르멘 저들이 당신을 기다린다구요
 듣지 않겠어요! 안 돼! 안 돼!

호세 들어봐요!

카르멘 안 돼요! 안 돼! 안 돼!

호세 카르멘, 제발 내 말 좀 들어주오!

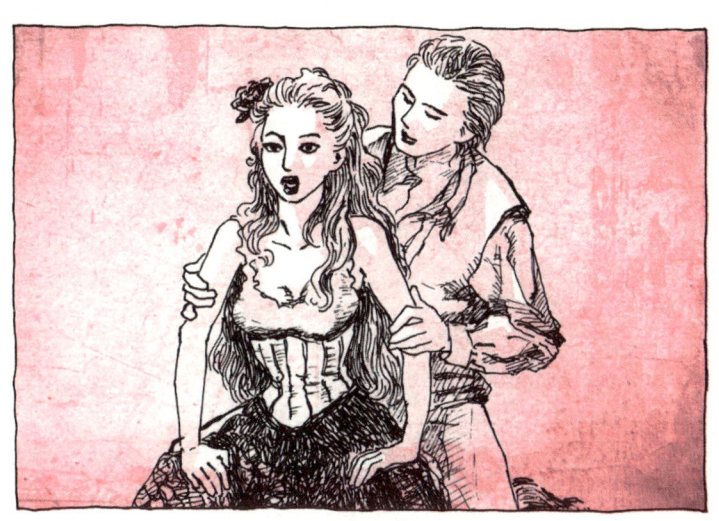

고백

 격렬하게 다투던 두 사람, 잠시 정적이 흐른다. 호세가 끓어오른 감정을 추스르며 마음을 가라앉힌다. 그리고 가슴에서 시든 꽃을 꺼낸다. 그 꽃을 바라보며 애절한 사랑의 마음을 고백한다. 꽃은 카르멘이 담배공장 앞 광장에서 사라지면서 그에게 던져준 바로 그 빨간 장미. 그것을 버리지 않고 지금까지 지니고 있었던 것이다. 아, 순진한 호세여!

당신이 내게 던진 그 꽃 감옥에서도 간직하고 있었소
시들고 말랐지만 달콤한 향기를 계속 머금고 있었소

수많은 시간을 눈을 감고 그 향기에 도취했고
밤이면 당신을 떠올렸소!
난 당신을 저주하고 미워하며
왜 운명이 나를 당신과 만나게 했는지 내 자신에게 묻기도 했소
그리곤 당신을 욕한 것을 후회했소

내 마음 속엔 오로지 단 하나의 바람만 있었소
오직 하나의 소망, 오직 하나의 희망
당신을 다시 보고 싶다는, 오, 카르멘! 당신을 다시 만나겠다는!
그래요, 당신은 단지 모습을 보여주고
눈길 한 번 주는 것으로 충분하다오
나의 모든 것을 갖기 위해서는

오! 나의 카르멘
이 세상의 나의 모든 것은 당신 것이오!
카르멘, 사랑하오!

아리아 〈꽃노래〉, 2막, 동영상: blog.naver.com/docj624

> ### 꽃노래
>
> 2막의 후반부에 나오는 아리아. 부대로 돌아가야 한다는 호세의 말에 카르멘이 격렬하게 저항하자, 처음 만났을 적에 그녀가 던져줬던 그 장미꽃을 꺼내들고 자신의 진실한 사랑을 호소하는 호세의 아리아다. 이 곡은 오페라 〈카르멘〉에서 가장 아름다운 테너의 아리아로 평가되며, 다른 수많은 오페라에 나오는 테너의 대표적인 아리아들과 비교해도 손색이 없을 정도로 손꼽히는 명곡으로 알려져 있다. 이 호세의 아리아 〈꽃의 노래〉는 수많은 테너 지망생들이 국제 콩쿠르 등에서 단골로 들고 나오는 최고 인기의 레퍼토리의 하나라고도 한다.

참으로 아름답고 감미로운 곡이다. 이렇게 아름답고 달콤한 사랑의 고백을 받았다면, 거의 모든 여성은 황홀해하며 그 남자를 받아들이고, 그녀 역시 사랑의 고백으로 화답할 수밖에 없을 것이다. 그리고 그 남자의 모든 것을 이해하고 기다릴 것이다. 그러나 카르멘은 가차 없다.

카르멘 아니오, 당신은 날 사랑하지 않아요!
호세 무슨 말을 하는 거요?
카르멘 아니오, 당신은 날 사랑하지 않아요! 아니에요!
    당신이 나를 사랑한다면 저기 저 곳에 나와 함께 갈 거예요
호세 카르멘!

카르멘 가요! 저기 저 곳에 있는 산으로 가요!

호세 카르멘!

카르멘 저기 저 곳에 나와 함께 갈 거예요

당신 말 위에 나를 태우고

씩씩하고 멋진 남자처럼 시골길을 가로질러

나를 안장에 태우고 함께 멀리 갈 거예요

저기 저 곳에 있는 산으로

호세 카르멘!

카르멘 저기 저 곳에 나와 함께 갈 거예요

나와 함께 갈 거예요, 당신이 나를 사랑한다면!

당신은 누구에게도 종속될 필요가 없어요

당신이 복종해야 할 장교도 없고

연인에게 가야 한다고 말해야 할 귀대나팔 소리도 없어요

탁 트인 하늘, 방랑하는 삶, 좁은 나라가 아닌 드넓은 세계

법에 얽매이지 않는 내 자유의지대로의 삶

그리고 그 무엇보다도 환상적인 것은 자유! 자유예요!

함께 도망가요

 카르멘이 함께 도피하자는 이 말은 사실 누구보다 호세가 더 간절히 원하는 것이리라. 말을 탄 남녀가 갈색의 평원을 달리는 아름답고 낭만적인 장면을 연상케 한다. 동시에 말을 타고 도망가자는 이 표현은 짙은 성적 은유를 풍긴다. 감성적인 팝과 재즈 분위기의 싱어 송 라이터 노라 존스Norah Jones, 1979~의 노래 〈나랑 같이 멀리 떠나요Come Away With Me〉라는 노래가 생각난다. 여자가 남자에게 같이 도망가자고 이렇게 유혹하고 졸라대는 데도 남자가 흔들리지 않기란 여간 어려운 일이 아니다. 그런데 호세는 아직 꿋꿋이 버틴다. 하지만 그는 카르멘의 집요한 공격에 거의 기진맥진한 상태다.

호세 　맙소사! 카르멘!
카르멘 　저기 저 곳에 있는 산으로 가요
호세 　카르멘!
카르멘 　저기 저 곳에 나와 함께 갈 거예요
호세 　조용히 해요. 아, 하느님!
카르멘 　당신 말에 태우고 나를 데려 갈 거예요
　　　　당신 말위에 나를 태우고
　　　　씩씩하고 멋진 남자처럼 시골길을 가로질러
　　　　그래요, 나를 안장에 태우고 함께 멀리 갈 거예요
　　　　당신이 나를 사랑한다면
호세 　아! 아! 카르멘, 나를 불쌍히 여겨주오! 아, 하느님!

카르멘 네, 멀리, 멀리
 당신은 나와 함께 갈 거예요, 안 그래요?
 나와 함께 갈 거예요
 당신이 날 사랑하니 나와 함께 갈 거예요!
 날 데려가 줘요!

호세 아, 조용히 해요! 조용히 해봐요!

카르멘 날 데려가 주세요!

호세는 카르멘의 달콤한 유혹을 끝끝내 뿌리치고 외친다!

호세 안 돼! 당신 말은 더 이상 듣지 않겠소!
 탈영은 수치스런 일이며, 불명예요. 난 그 어떤 것도 할 수 없소!

카르멘 그럼 좋아요, 가세요!

카르멘은 추상같다. 일말의 타협이 없다. 호세의 호기가 전혀 먹히지 않는다.

호세 카르멘, 제발……

카르멘 안 돼요, 나는 더 이상 당신을 사랑하지 않아요!

호세 내 말 들어봐요!

카르멘 가세요! 당신이 미워요!

호세 카르멘!

카르멘 잘 가세요, 영원히 헤어져요!

호세는 자신의 처지를 전혀 배려하지 않는 카르멘의 완강한 저항에 더 이상 자제력을 유지하지 못한다.

호세   그렇다면 좋아! 영원히 헤어지지!
카르멘   그럼 가세요!
호세   안녕! 우린 아주 헤어지는 거야!
카르멘   꺼져 버려!
호세   카르멘, 안녕! 우린 영원히 헤어지는 거야!

2중창, 〈날 진정 사랑한다면〉, 2막

호세는 분노가 치밀어 카르멘을 단념하고 문 쪽으로 달려간다. 이제 카르멘과는 모든 것이 끝났다. 남녀가 아무리 불 같이 서로 사랑해도, 아무리 애틋한 감정이 넘쳐흘러도 이렇게 서로 격렬하게 다툴 때면 그런 감정이 싸늘하게 식는다. 사랑의 마음은 온데간데없이 사라진다. 그리고 그 자리에 증오심이 자리한다. 상대가 죽이고 싶도록 미워진다. 이제 그들은 세상에서 가장 싫어하는 사람들이다. 남녀의 사랑이란 참 알다가도 모를 일이다.

흥분한 호세가 군모와 탄대를 들고 문을 나서려는 찰나! "쾅쾅쾅!" 문 두드리는 소리가 난다. 호세는 걸음을 멈춘다. 그리고 카르멘을 쳐다본다. 정적이 흐른다. "쾅쾅쾅쾅!" 다시 문 두드리는 소리가 난다. 주니가Zuniga다. 평소 카르멘에 눈독을 들이고 있던 호세의 상관 주니가가 그녀를 찾아 릴라스 파스티아의 주점으로 찾아 온 것이다. 주니가는 억지로 문을 열고 들어온다. 그때 카르멘과 함께 있는 인물이 부하 호세인 것을 알고 심기가 뒤틀린다. 카르멘에게 말한다.

주니가   이런, 창피스러운 일이! 이런, 창피스러운 일이! 아름다운 이여! 그댄 사람을 잘못 골랐어요
전혀 어울리지 않아요, 장교가 있는데도 사병을 택하다니
(그리고 호세를 보고 소리친다.) 당장 꺼져!

호세   그럴 순 없습니다!

주니가   가라고 했지!

호세   가지 않겠습니다!

주니가   (호세의 따귀를 때린다.) 바보 같은 새끼!

호세   (카르멘 앞에서 치욕을 당한 호세, 이성을 상실한다.) 분명 당신이 싸움을 걸었어!

호세도 주니가에게 달려들어 주먹으로 얼굴을 가격한다. 호세는 지금 눈에 뵈는 것이 없다. 이제 카르멘과의 사랑도 끝난 거나 다름없다. 더욱이 그 카르멘 앞에서 모욕을 당했다. 치밀어 오른 분노에 온 몸이 휩싸인다. 이판사판! 사랑이란 참 대단한 면이 있다. 어디서 이런 깡이 나오는 것일까? 사랑하는 여자 앞의 남자는 무모한 것이 특징이다. 삐쩍 마른 약골이라도 사랑하는 여자 앞에서는 거한에게도 대드는 기개를 보인다. 비록 한 순간에 무참하게 깨질지라도. 이것을 보이지 못하면 여자를 쟁취할 수 없다. 용자만이 미인을 얻을 수 있다(Only the brave deserve the fair)!

주니가도 잔뜩 화가 났다. 꼴 같지 않던 부하 놈이 감히 상관의 여

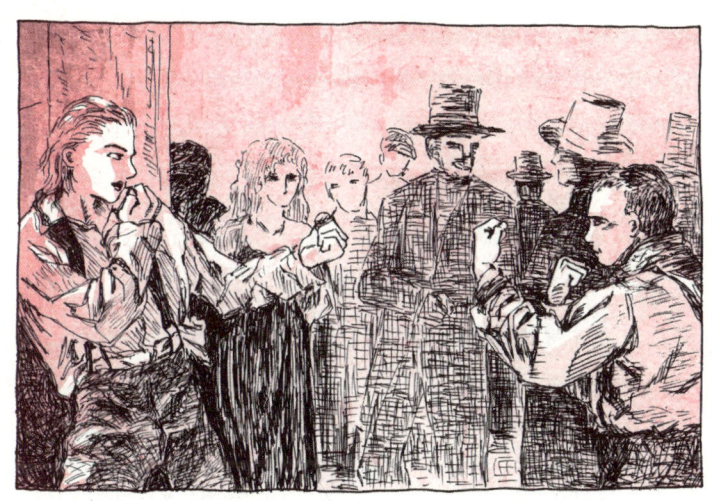

자를 넘보다니! 게다가 덤벼들며 항명을 한다. 자신의 명령에 꼼짝도 못하던 놈이 건방지게 대들자 주니가도 치밀어 오르는 분노를 주체하지 못한다. 결투! 둘은 서로 엉겨 붙어 엎치락 뒷치락 매서운 주먹을 교환하며 피튀기는 격투를 벌인다. 카르멘이 그들 사이에 급히 끼어든다.

카르멘　이 질투심 많은 바보들 같으니!
　　　　(주위를 둘러보며 외친다.) 도와줘요! 도와줘요!

이때! 카르멘이 소리치자 주점에 숨어 있던 집시들이 일시에 사방에서 나타난다. 이들은 좀 전에 주점에 들러 카르멘과 밀수에 동업하자면서 와 숨어 있었던 것이다. 카르멘이 이들에게 눈짓신호를 보내자 집시들이 우르르 달려들어 주니가를 붙잡아 순식간에 무장해제 시킨다.

카르멘 미남 장교님, 미남 장교님
사랑이 이 순간 당신에게 야비한 술책을 부렸군요!
당신은 시간을 잘못 맞춰 왔어요
안됐지만 탄로 나지 않게 당신을 한 시간 가량 억류해야겠군요

집시들이 주니가를 의자에 단단히 포박한다. 그리고 밀수거래를 위해 모두 떠날 채비를 한다. 카르멘이 곁에 얼떨떨하게 서있는 호세를 돌아보며 말한다.

카르멘 당신도 이제 우리 편이지?
호세 어쩔 수가 없게 됐군!
카르멘 기꺼이 가담한 건 아니지만 어쨌든 좋아요!
가요, 당신도 곧 익숙해질 거예요
방랑생활이 얼마나 좋은 것인지 알게 되면
드넓은 세상, 내 자유의지대로의 삶!
그리고 그 무엇보다도 환상적인 것은
자유! 자유에요!

호세는 결국 카르멘과 함께 집시들의 밀수업에 가담하여 산도적이 된다.

Intermission 2

오페라의 목소리들

오페라는 일반적으로 남녀의 목소리의 높이와 음색에 따라 성부聲部를 몇 개로 나눈다. 여자의 경우 가장 높은 음역을 갖는 소프라노soprano, 중간 음역을 갖는 메조소프라노mezzo-soprano, 그리고 가장 낮은 음역을 갖는 알토alto가 있고, 남자의 경우는 가장 높은 음역을 갖는 테너tenor, 중간 음역을 갖는 바리톤baritone, 그리고 가장 낮은 음역을 갖는 베이스bass가 있다. 남자의 경우 특히 콘트랄토contralto라고 하는 성부가 있는데, 이는 테너보다 더욱 높은 고음의 성부를 말한다. 중세 교회음악에서 여성이 노래하는 것을 금했기 때문에 여성의 영역에 해당되는 성부를 남성이 이렇게 대신한 것이다. 그래봐야 여성의 가장 낮은 성부인 알토밖에는 되지 않지만 말이다. 지금은 꼭 남성에만 국한되지 않고 남자건 여자건 음역이 이 영역에 속하는 가수는 다 콘트랄토라고 한다. 알토와 같은 의미로 통한다.

이와 같은 성부들이 갖는 음색의 일반적 특징 때문에 각기 자주 맡게 되는 전형적인 배역이 있다. 예를 들어 오페라의 주인공은 여자 소프라노가 맡는 경우가 대부분이다. 주로 공주나 귀족의 딸, 아름다운 아가씨 등의 배역을 맡으며, 여자 주인공을 특히 프리마 돈나 prima donna라고 한다. 그 상대역은 주로 테너가 맡는데, 당연히 왕자, 귀족, 젊은 청년 등의 역을 맡는 경우가 많다. 프리마 돈나에 대해 남자 주인공은 프리모 우오모 primo uomo라고 한다. 남녀 간의 사랑의 이야기가 오페라의 주된 내용의 하나이므로 두 남녀 사이에 갈등을 조장하는 남자의 연적이 흔히 등장하는데, 그 역할은 바리톤이 맡는 경우가 많다. 반대로 소프라노와 경쟁하는 또 다른 여자가 연적으로 등장하는 경우는 메조소프라노가 흔히 이 역할을 단골로 맡는다.

연령대에 따라 성부를 살펴보면, 청춘 남녀 역은 소프라노와 테너, 중년의 남녀 역은 바리톤과 메조소프라노, 그리고 노년의 남성 역은 베이스가 주로 맡는다. 여성의 가장 낮은 성부인 알토는 초기 오페라에서는 가끔 기용되었으나, 오페라가 발전하면서 그 중요성이 감소되어 거의 유명무실한 성부가 되었다. 그래서 필요에 따라 메조소프라노가 알토의 역을 겸하는 경우가 많다. 남자의 바리톤은 아버지의 역할에 단골로 기용되는 경향이 많고, 여자의 메조소프라노는 어머니나 하녀, 마녀 등으로 자주 기용되며, 베이스는 왕, 수도사, 승려의 단골 배역이 된다.

대개 음역의 높이에 따라 이렇게 세 개의 성부로 각기 나뉘지만, 높이만이 성부를 나누는 절대적인 기준은 아니다. 음색이 성부를 세분하는 또 다른 중요한 요소가 된다. 특히 테너와 소프라노의 경우는 다시 음색에 따라 가장 가벼운 느낌의 렛제로 leggiero, 중간 정도 무게의 느낌을 주는 리리코lyrico, 그리고 가장 무거운 느낌의 드라마티코dramatico로 나눈다. 예를 들어 같은 소프라노라도, 렛제로 소프라노(원래 이태리 어순은 소프라노 렛제로가 맞다. 이하 동일), 리리코 소프라노, 드라마티코 소프라노와 같이 세분하고, 같은 테너라도 렛제로 테너, 리리코 테너, 드라마티코 테너와 같이 세분하는 것이다.

렛제로는 깃털 같이 가볍고 경쾌한 소리, 리리코는 렛제로보다는 무겁지만 부드럽고 편안한 소리, 그리고 드라마티코는 가장 무겁고 강렬한 소리에 해당된다. 특히 리리코와 드라마티코의 중간 정도에 해당되는 소리를 스핀토spinto라고 하는데, 이는 드라마티코보다 중량감은 다소 떨어지지만, 날카롭게 찌르며 강렬하여 호소력이 강한 매력적인 음색을 말한다. 또, 렛제로와 리리코의 중간에 해당되는 소리로서 리리코 렛제로lyrico leggiero라는 음색도 있다. 말 그대로 리리코의 성질을 띤 렛제로라는 말이다.

렛제로 소프라노의 예를 들자면 우리나라의 조수미가 있고, 리리코 소프라노로는 홍혜경을 들 수 있다. 드라마티코 소프라노는 앞에 소개한 비련의 주인공 마리아 칼라스가 대표적이다. 하지만 칼라스는 음역과 음색에 관계없이 다양한 역을 소화해낸 만능 가수였다. 즉 넓은 영역을 넘나들어 다양한 성부를 소화해낸 최고의 가수였던 것이다. 이런 경우를 '소프라노 아솔루타soprano assoluta'라고 하는데, 말하자면 소프라노의 모든 영역에 '전능한 소프라노'라는 뜻이다.

이러한 세세한 음색의 구분은 위와 같이 주로 소프라노와 테너에 적용되지만, 다른 성부도 무거운 소리, 가벼운 소리와 같은 대략적인 구분이 적용된다. 예를 들어 리리코 메조소프라노, 드라마티코 메조소프라노와 같은 것이다. 로시니 오페라의 여주인공으로 잘 알려진 스페인의 테레사 베르간사Teresa Berganza, 1935~ 는 리리코 메조소프라노의 대표라 할 수 있고, 카르멘의 새로운 전형을 창출한 그리스의 아그네스 발차Agnes Baltsa, 1944~ 는 드라마티코 메조소프라노의 대표라 할 수 있다. 한편 이러한 음색과는 조금 다른 기교적인 측면의 구분이지만, 화려하고 장식적이며 고도의 기교가 요구되는 색채적인 발성을 콜로라투라coloratura라고 한다.

테너의 경우를 보면, 렛제로 테너로서 가장 유명한 이는 최근 타계한 오페라계의 거성 루치아노 파바로티Luciano Pavarotti, 1935~2007를 들 수 있고(젊은 시절의 목소리를 말함), 리리코 테너로는 호세 카레라스Jose Carreras, 1946~ , 드라마티코 테너로는 마리오 델 모나코Mario Del Monaco, 1915~1982를 들 수 있다. 하지만 20세기 최고의 테너로 추앙받는 파바로티도 렛제로에서 드라마티코에 이르는 모든 역을 섭렵했고, 또, 미국의 컨트리뮤직 가수 존 덴버John Denver, 1943~1997와 함께 부른 노래 〈퍼햅스 러브Perhaps Love〉로 우리에게 매우 친숙한 플라치도 도밍고Placido Domingo, 1941~ 역시도 본래는 리리코에 해당되지만, 렛제로와 드라마티코의 영역을 자유로이 넘나들면서 훌륭하게 연주활동을 하고 있다.

이것만 봐도 이러한 목소리의 분류가 아주 엄격한 가름은 아니라는 것을 알 수 있다. 즉, 그 음성이 주는 느낌을 대체적으로 분류한 것에 지나지 않는다는 것이다. 따라서 견해에 따라서는 같은 성악가라 해도 분류를 달리하는 경우가 종종 있다. 앞에서 렛제로라고 한 파바로티를 리리코로, 그리고 리리코라고 한 도밍고를 스핀토로 보는 것들이 그런 예이다. 정확히 말하면 파바로티는 처음 성악을 시작할 시기는 렛제로로 출발하여 시간이 흐르면서 훈련을 통해 리리코로 변화된 것으로 보는 것이 더 타당하다고 할 수 있다. 도밍고는 아예 바리톤에서 시작하여 성공적으로 테너로 전향한 대표적인 예이다. 그리고 다른 가수들에게도 이러한 예는 숫하게 많다.

이렇게 애매한 부분이 많음에도 불구하고 성악에 있어 음색을 그렇게 중요시 하는 이유는 무엇일까? 그것은 극의 등장인물의 성격을 가늠하는 핵심적인 요소의 하나이기 때문이다. 예를 들어 경쾌한 로시니의 오페라 〈세비야의 이발사〉의 로지나 역에는 역시 렛제로가 어울린다. 그리고 묵직한 베르디의 오페라 〈오텔로〉의 오텔로 역에는 드라마티코가 어울린다. 음색은 이렇게 오페라의 캐스팅에 결정적인 변수로 작용하는 것이다.

한편 남자의 성부 중에는 특히 카스트라토castrato라는 것이 있다. 이는 바로크시대 이전 서양 성당의 성가대에서 여성의 성부를 맡기 위해 어린 시절에 거세된 남성 성악가를 말한다. 이들은 카스트레이션(castration; '카스트라토'라는 말이 여기에서 나왔다), 즉 거세로 인해 남성호르몬인 테스토스테론이 분비되지 않아 사춘기를 거치지 않은 바람에, 변성기를 거치지 않은 어린 시절의 목소리를 그대로 유지하여 여자처럼 높은 소리를 낼 수 있었다. 여성이 성당에서 노래하는 것을 달가워하지 않았던 기독교 성직자들 때문에 일어난 엽기적이고 비극적인 인권유린의 역사라 할 것이다. 하지만 아이러니하게도 최고의 반열에 오른 카스트라토들의 인기는 하늘을 찔렀다고 한다. 역사상 가장 유명했던 카스트라토 파리넬리Farinelli, 1705~1782의 생을 다룬 영화 〈파리넬리〉를 떠올리면 이해가 될 것이다. 프로이트심리학의 중요한 개념의 하나인 거세 콤플렉스castration complex가 이러한 서양의 문화적 전통과 무관하지 않은 것 같다.

물론 이런 카스트라토들은 지금은 역사 속으로 사라지고 없다. 그 자리를 카운터테너counter-tenor라고 하는 최고음의 성악가들이 메우고 있다. 이들은 거세를 통하지 않고 성악적인 훈련만을 통해서 여성의 성부에 해당되는 하이 톤의 목소리를 내는 사람들이다(대개 팔세토falsetto, 즉 가성으로 소리를 낸다). 앞에서 소개한 콘트랄토와 비슷하다고 하겠다. 팝의 황제 마이클 잭슨Michael Jackson, 1958~2009이 여성 같은 고음의 미성을 내는 비결로 여성호르몬 시술을 받는다는 유비통신이 있었는데, 말하자면 이것은 카스트라토의 변형이라고 할 수 있을 것 같다.

그럼 지금 내가 이야기하고 있는 이 오페라 〈카르멘〉의 여주인공 카르멘은 어느 성부에 속할까? 카르멘은 명실상부한 메조소프라노의 대표적인 배역이다. 음색으로 세분할 때 렛제로일까, 리리코일까,

드라마티코일까? 물론 정답은 드라마티코! 왜 그런지는 굳이 설명할 필요가 없을 것 같다. 드라마티코 소프라노의 거성이었던 마리아 칼라스는 자신의 전문분야가 아닌 이 메조소프라노의 주요 레퍼토리인 카르멘 역시도 나름의 개성을 발휘하여 훌륭하게 소화해 불렀다. 단, 스튜디오 녹음으로만 연주한 것이다. 칼라스는 무대에서 〈카르멘〉을 공연한 적은 없었다.

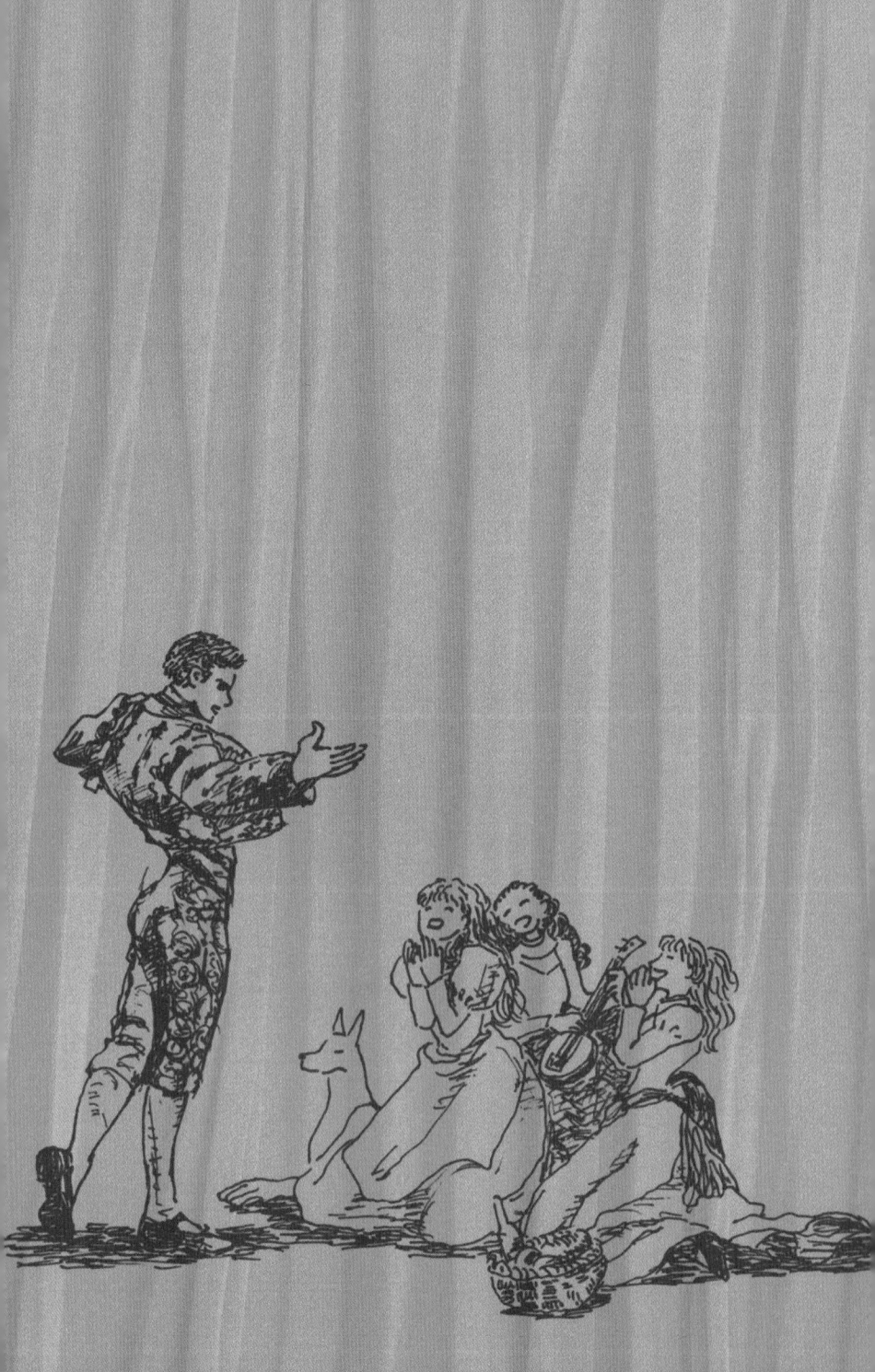

셋째 가름

01 질투

02 귀태

질투하는 사람에게는 공기처럼 가벼운 사소한 일도
성서의 증거처럼 강력한 확증이 된다.

― 셰익스피어

질투

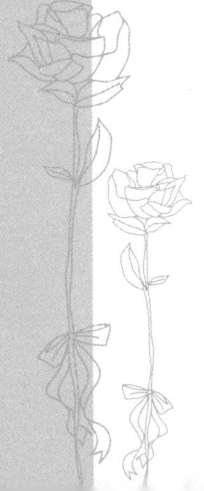

대물의 허와 실

산속. 황량한 바위투성이의 언덕. 어둠 속에서 한 사람이 신호를 보낸다. 여기저기서 사람들이 바위를 내려온다. 어두운 산등성이를 집시들이 넘는 중이다. 그들은 밀수할 물건들을 나르고 있다. 그 속에 호세도 끼어 있다. 카르멘과 엮이는 바람에 어떤 결에 그들에 가담했지만 호세는 전혀 그런 일에 어울리는 타입이 아니다. 호세는 벌써 몸과 마음이 피폐해져 있다. 고향에 있는 어머니에 대한 그리움과 죄책감이 엄습해온다. 그런 호세를 카르멘은 탐탁지 않게 생각한다. 호세의 그런 태도가 자신에겐 속박을 의미하는 것이다. 카르멘이 보기에 그는 자유의 세계에 속해 있지 않다.

이러한 삶에 대한 근본적인 시각차로 인해 군을 이탈하여 밀수꾼에 가담한 후로도 호세와 카르멘은 줄곧 다투었다. 카르멘은 그런 호세에게 싫증이 났다. 그리고 이젠 릴라스 파스티아의 주점에서 자신에게 사랑을 고백한 투우사 에스카미요에게 마음이 끌린다.

한편 밀수단의 두목격인 당카이로 El Dancaıro 등이 왔다. 카르멘은 이들 집시들과 함께 미인계로 세관원을 매수하기 위해 산을 내려갔다. 호세는 홀로 남아 보초를 서고 있다.

동물들의 세계에선 흔히들 최강의 수컷이 다수의 암컷을 거느리는 경우가 많다. 번식기가 되면 수컷들은 그 최강의 자리를 놓고 치열한 경쟁을 벌인다. 때로는 피바람이 몰아치는 혈투도 불사한다. 사향노루 수컷들은 서로를 향해 전속력으로 달려들어 상대와 박치기를 한다. 그들은 한쪽이 물러설 때까지 숙명적인 한판을 벌인다. 그대로 두면 한쪽의 머리가 박살이 날 것이다. 이들은 암컷들에게 자신의 정자를 전달하기 위해 목숨까지도 초개처럼 버릴 용의가 있다.

남성성masculinity의 상징으로서 가장 직접적인 것은 남성의 성기, 다름 아닌 페니스일 것이다. 그런데 이 인간 남성의 성기의 크기가, 진화적으로 가까운 사촌격인 영장류에 비해서 매우 과장되게 크다는 사실은 매우 뜻밖이다. 발기한 음경의 크기가 고릴라의 경우 고작 3센티미터, 오랑우탄의 경우는 4센티미터에 불과하다고 한다. 그런데 인간 남성의 경우는 무려 13센티미터에 달한다! 고릴라나 오랑우탄 수컷의 몸 크기가 인간 남성에 비해 훨씬 크다는 사실을 상기한다면(참고로 성인 고릴라의 몸무게는 무려 250kg 정도 된다) 상대적으로 인간 남성의 성기는 정말 어마어마하게 큰 것이다. 실제로 인간 남성이 성교를 하는데 필요한 사이즈는 영장류의 보편적 크기를 고려한다면 3센티미터 이하가 되어도 충분할 것인데 말이다.

이런 것만 봐도 인간이 타 동물에 비해 얼마나 색정적인 종인지 짐작이 갈 것이다. 이렇게 하늘을 찌를 듯한 욕정을 억누르고 젊잖게 문명의 개화인으로서 행세를 해야 하니 그 고충이 얼마나 크겠는가? 인간이 안고 있는 거의 대부분의 삶의 모순과 갈등, 고뇌가 다 이 딜레마에서 왔다고 해도 과언이 아닐 것이다. 그래서 이렇게 주체할 수 없이 치고 올라오는 욕정을 사르기 위해 미친 듯이 캔버스에 물감을 칠해대고, 피아노가 부서질 듯 죽어라 두드려대고, 그 어마어마한 사원을 짓느라 발광을 했던 것이다. 대부분의 예술적 충동은 성적 에너지의 분출이라고 하지 않던가! (프로이트의 성적에너지 리비도의 승화이론이란 이러한 예술을 포함한 인간의 모든 창조적 행위들을 일컫는 것이리라.) 예술작품으로부터 받는 그 '싸한' 전율, 소름끼치는 전기 충격은 다름 아닌 오르가슴의 일종인 것이다.

자! 그런데 이렇게 인간 남성의 페니스가 크면 훨씬 더 오래갈까? 대물 보유자들에게는 상당히 미안하지만, 아니다. 성기의 크기가 4센티미터에 불과한 오랑우탄은 평균 15분 정도의 교접시간을 갖는 반면, 13센티미터나 되는 인간 남성은 평균 4분이 채 안 된다고 한다(미국인 남성 기준으로서 성교를 실제로 행하는 시간, 즉 사정할 때까지 남성의 음경이 여성의 질 속에서 왕복마찰운동을 하는데 걸린 실시간의 경과를 말한다). 따라서 남성 성기의 커다란 크기는 성교 자체를 위해 진화된 것이 아니라는 것을 알 수 있다. 이는 다른 신호 signal를 전달하기 위한 것이라고 한다.

사실 여성은 의외로, 대개의 남성들이 착각하는 것처럼 남성 성기의 큰 사이즈에 그다지 큰 감동을 받지 않는다고 한다. 오히려 남성의 다른 덕성에 매력을 느끼고 그에 성적인 흥분을 느낀다는 것이다. 예를 들면 여성을 배려하는 부드러운 매너, 따뜻한 목소리, 기분 좋은 눈길, 재치 있는 유머 등이 그것이다. 남성의 성적 환상은 주로 시각에 기초한 반면, 여자는 주로 청각이나 촉각 등에 기초하기 때문이다.

전후좌우 사방을 경계하고 인터넷에 뻑적지근하게 '남성고민' 광고를 때리는 유명 비뇨기과에 가서, 그동안 틈틈이 안 쓰고 모은 거액의 비자금을 들여 거북이 머리(龜頭, 귀두)에 굵직한 요철의 링을 둘러치고, 사이즈를 점보로 하는 음경확대수술의 최첨단기술을 뿌듯하게 장착한 우리네 아저씨들에게는, 거시기가 폭삭 시들어 땅으로 축 쳐지게 하는 청천벽력 같은 허탈한 소식이 아닐 수 없다.

그럼 그런 빅 사이즈는 어디에 쓰려고 그렇게 몇 백만 년의 오랜 진화의 세월을 줄기장창 소비했단 말인가? 그것은 다른 아저씨들한테 보여주기 위한 것이었다나? 자기 존재의 성적 우월성을 딴 놈들한테 과시하기 위한 신호기능이라는 것이다. 이러한 것을 성적 과시기관이라고 하는데, 전술한, 여성의 가슴부위에 크게 돌출한 유방 같은 것도 성적 과시기관에 속한다. 수유만을 위한 것이라면 그렇게 부담스럽게 클 것까진 없기 때문이다. 그러니까 빅사이즈의 물건이란 목욕탕에서 자랑스럽게 덜렁거리며 이리저리 팔자걸음으로 배회하다, 옆에 딸랑거리며 움츠리고 있는 놈들한테 폼 잡는 데 쓰기 위한 것이란다. 물론 그러한 과시는 그대로 육체적 파워의 과시도 동반한다. 괜히 찝적거리면서 까불지 말라는 것이다.

그런데 간혹 몸은 삐쩍 말라 전혀 볼품없는 체구인데 물건 하나만은 묵직한 거물인 친구들이 있다(외유내강?). 또, 반면 몸은 울뚝불뚝 근육질로 우람한데 물건은 쭈그러진 번데기처럼 형편없이 초라한 경우도 있다(유명무실?). 재미있는 것은 이 둘이 만날 때이다(목욕탕에서). 이때 대체로 삐쩍 마른 친구가 오히려 당당한 것을 종종 목격한다. 반면 근육질인 친구는 괜히 빤스 입고 탕 바깥 대기실에서 어슬렁거리면서 설친다. 물건 사이즈가 다른 남성에 대한 성적 과시기관이라는 설이 설득력을 얻는 순간이다.

결투

 카르멘과 집시들이 세관원들을 매수하기 위해 산 아래로 내려간 뒤, 어둠 속에서 홀로 밀수품을 지키던 호세 앞에 에스카미요가 나타난다. 카르멘을 잊지 못해 찾아 온 것이다. 그는 당대 최고의 투우사다. 호세는 이제 병영을 이탈한 산도적에 불과하다. 초라한 자신을 압도하는 휘황찬란한 투우사의 위용! 게다가 카르멘은 이미 자신에게서 멀어져 가고 있다. 안 된다! 막아야 한다! 숙명의 연적들의 일대일 만남. 원수는 외나무다리에서 만난다더니. 이들은 이제 남성성 masculinity을 놓고 겨뤄야 한다. 물론 호세와 에스카미요가 지금 거시기의 크기를 견줄 수는 없다. 대신……

호세　　　(총을 겨누고) 누구냐? 빨리 대답해!
에스카미요　헤이, 쏘지마, 친구! 난 에스카미요, 그라나다의 투우사!
호세　　　에스카미요?
에스카미요　그렇소!
호세　　　당신 명성은 익히 알고 있소. 환영하오!
　　　　　하지만 친구, 이런 곳에 혼자 오다니 참 겁도 없군!
에스카미요　나도 동감하오
　　　　　하지만 사랑에 미쳐 이렇게 하지 않을 수 없었소
　　　　　그녀를 만나기 위해 이 정도 위험도 감수하지 않는다면 난 그녀를 사랑할 자격이 없소
호세　　　당신이 사랑하는 사람이 여기 있단 말이오?

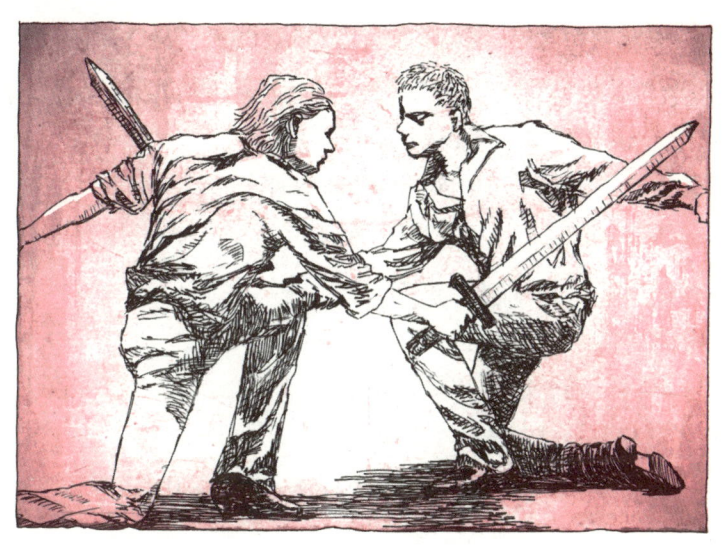

에스카미요 그렇소! 그녀는 매혹적인 집시라오

호세 그녀의 이름은?

에스카미요 카르멘!

호세 (혼자 말로) 카르멘이라고!

  그제야 호세는 사태를 파악한다. 카르멘의 맘이 이제 이 사내에게 있음을 직감한다. 순간 질투심이 피어오른다.

에스카미요 그녀는 자기 때문에 탈영한 군인과 사랑에 빠졌었지

         미친 사랑 말이오

         하지만 이젠 끝났다고 생각하오

	그녀의 사랑은 6개월 이상 가지 않거든
호세	그런데도 당신은 그녀를 사랑한단 말이오?
에스카미요	그렇소, 친구! 미치도록 사랑하오!
호세	하지만 여기 있는 여자들을 데려가려면 큰 대가를 치러야 하오!
에스카미요	좋소! 얼마든지 지불하겠소
호세	대가가 당신 심장에 내 칼을 대는 거라면?
에스카미요	당신 칼이라고?
호세	무슨 말인지 좀 알겠소?
에스카미요	이제야 얘기가 좀 확실해지는군!
	그 탈영병, 그녀가 사랑하는 이 잘 생긴 군인 양반, 아니, 한때 사랑했다던 그 탈영병이 바로 당신이군!
호세	그렇소! 내가 바로 그 사람이오!
에스카미요	기쁘오, 친구! 자, 준비 단단히 하게!

둘은 떨어져서 위치를 잡는다. 호세가 에스카미요에게 칼을 빼든다. 에스카미요도 가만있을 수 없다. 호세가 분기를 토한다.

호세	방어 잘 하라구! 죽음이 자넬 기다리리니!
에스카미요	정말 웃기는 일도 다 있군!
	여자를 찾으려다 그 애인과 맞닥뜨리다니, 참 눈치 없었군!
	방어 잘 하라구! 죽음이 자넬 기다리리니!

이중창 〈나는 에스카미요〉, 3막, 동영상: blog.naver.com/docj624

두 사람의 칼이 서로 부딪치며 불꽃을 튀긴다. 사랑하는 여자를 위해서라면 목숨까지도 내놓을 수 있다. 둘 중 하나는 이제 칼날 위에 놓인다. 칼이 지나간 자리에 솟는 피는 승자의 축배를 채우리라.

호세는 카르멘을 참으로 사랑한다. 그래서 물불을 가리지 않는다. 그는 카르멘과 함께 하기 위해 어머니의 간곡한 바람도 거역하고, 사랑하는 약혼녀 미카엘라를 버리고, 명예스런 군인의 길도 포기하고, 치욕스런 탈영까지 마다 않고 밀수꾼들을 따라 산속으로 들어온 것이다. 암컷의 발정에 이성을 잃고 무작정 달려드는 수캐처럼. 그런데 얼마나 지났을까? 카르멘은 벌써 호세에게 실증을 느끼고 있는 것이다.

증오에 찬 호세의 칼이 에스카미요의 칼을 허공에 띄운다. 에스카미요의 목에 호세의 칼날이 드리운다. 그 찰나! 밀수꾼과 함께 산을 내려갔다 돌아온 카르멘이 호세의 팔을 잡는다. 에스카미요가 구원을 받는 순간이다. 에스카미요는 카르멘이 자신의 생명을 구해준 것에 대해 감사를 표하고, 돌아오는 자신의 세비야의 투우경기에 카르멘과 다른 모든 사람들을 초대한다.

난교의 추억

우리는 지금 일부일처제의 결혼제도 하에 살고 있다. 이는 일종의 계약으로서 한 남자와 한 여자가 서로에 대해 배타적인 권리와 의무를 갖는 제도이다. 이들은 서로를 상대로만 성행위를 해야 하고 그 외의 다른 상대와는 성행위를 해서는 안 된다. 그리고 성행위의 결과로 낳은 아이에 대해서 공동의 양육 책임을 지면서 가정을 꾸려나간다.

애초에 인류의 조상은 무차별적 난교亂交를 했던 종으로 여겨진다. 난교란 다수의 수컷과 다수의 암컷이 취향에 따라 자유롭게 파트너를 바꿔가면서 성교를 하는 형태를 말한다. 집에서 개를 길러보면 인류 역사의 발자취를 엿볼 수 있다.

내가 어렸을 적에 집에서 기르던 개가 새끼를 낳았었다. 개가 새끼를 낳으면 대개 대여섯 마리에서 많게는 열 마리까지도 낳는다. 이 새끼들이 어미젖에 줄줄이 달라붙어 젖을 빠는 모습은 참으로 귀엽고 사랑스럽다. 어떨 땐 웃음이 절로 나온다. 눈도 제대로 뜨지 못하면서 생의 의지에 이끌려 맹목적으로 어미젖에 머리를 들이박고 필사적으로 젖을 빠는 모습이란. 그러던 녀석들이 몇 개월만 지나면 어느덧 근사하게 자라 집안 곳곳을 누비고 다닌다.

그러던 어느 날…… 한 1년 쯤 지났을까? 경악할 일이 생겼다. 수컷 새끼 한 녀석이 지 어미 엉덩이 위에 올라타는 것이 아닌가! 아니, 이럴 수가! 이런 천하에 몹쓸 패륜아 같으니! 그런데 문제는 이 새끼 놈한테 있는 게 아니었다. 어미가 암내를 풍기면서 발정을 하니까 그 자식이 이성을 잃고 어미에게 올라탄 것이다. 거기서만 그치면 그래도 참을 만하다. 형제, 자매 이놈들끼리도 보란 듯이 서로 낑낑대며 교미를 한다! 말 그대로 완전 개판이다. 이런 개만도 못한, 아니, 이런 개의 새끼들을 봤나! 구약 성서 레위기 18장에 다음과 같은 대목이 나온다.

> 아무도 같은 핏줄을 타고 난 사람을 가까이 하여 부끄러운 곳을 벗기면 안 된다. 나는 야훼이다. 네 아비의 부끄러운 곳도 어미의 부끄러운 곳도 벗기면 안 된다. 네 어미인데, 어찌 그 부끄러운 곳을 벗기겠느냐? 네 아비와 사는 여인의 부끄러운 곳을 벗겨도 안 된다. 그것은 곧 네 아비의 부끄러운 곳이다. 네 누이의 부끄러운 곳을 벗겨도 안 된다. …… 친손녀나 외손녀의 부끄러운 곳을 벗겨도 안 된다. 그것은 곧 너 자신의 부끄러운 곳이다. 네 아비를 모시는 여인에게서 난 딸의 부끄러운 곳을 벗겨도 안 된다. 네 고모의 부끄러운 곳을 벗겨도 안 된다. 그녀는 네 아비와 같은 핏줄이다. 네 이모의 부끄러운 곳을 벗겨도 안 된다. 그녀는 네 어미와 같은 핏줄이다. …… 네 며느리의 부끄러운 곳을 벗겨도 안 된다. 그녀는 네 아들의 아내인데 어찌 그녀의 부끄러운 곳을 벗기겠느냐? 네 형제의 아내의 부끄러운 곳을 벗겨도 안 된다. 그것은 곧 네 형제의 부끄러운 곳이다. 아내가 데리고 들어온 딸의 부끄러운 곳을 벗겨도 안 된다. 그 여인의 친손녀도 외손녀도 데려다가 그녀의 부끄러운 곳을 벗기면 안 된다. 그 어린 여자들은 그 여인과 한 핏줄이므로 그것은 더러운 짓이다.

도대체 신성한 성경에서 이 무슨 3류 주간지나 도색잡지에나 나올 법한 말들인가! 엄마, 누이, 친손녀, 외손녀, 고모, 이모, 며느리, 형수,

제수, 아내가 데리고 온 딸과 그 친손녀, 외손녀의 부끄러운 곳을 벗기지 말라니! 그럼 이들의 부끄러운 곳을 벗기는 패륜아들이 도처에 깔려 있었다는 말이 아닌가! 얼마나 난잡한 근친상간이 횡행했으면 신성한 바이블에 입에 담지도 못할 그 세세한 사례를 조목조목 열거해야만 했을까? 고대 유대인들에게 가족친지들 간의 근친상간이란 지천에 깔린 일상사였다는 반증이 아닐 수 없다. 우리가 집에서 기르는 개들의 짓거리와 하나도 다를 바가 없지 않은가! 구약시대의 유대 문명이 성윤리에 있어서는 거의 개들 수준의 미개한 것이었다는 사실을 성서 스스로가 증언하고 있는 것이다. 가족들끼리도 이런 지경이었으니 그 밖의 난교의 상황이 어떠했는지는 더 이상 말하지 않아도 짐작이 갈 것이다.

주간지나 인터넷에 멀쩡한 부부들이 서로 배우자를 바꿔가며 색다른 재미를 즐긴다는 부부스와핑이라고 하는 선정적인 기사가 떠돈 적이 있었다. 아마 이들은 이런 우리 인류 조상들의 은덕을 사무치게 기린 나머지 몸소 그런 짓을 실천하는 모양이다. 이와 유사한 난교의 흔적이 그리스의 디오니소스축제에도 보인다.

드넓은 벌판에서 주신에게 제사를 지낸다. 제단에 놓인 산 제물을 갈기갈기 찢어 그 피를 마시고 날고기를 질겅질겅 뜯어 씹는다. 거기에다 향긋한 냄새 가득한 포도주를 마시면 의식이 몽롱해져 흥이 오른다. 드디어 집단으로 광란의 춤을 추고, 절정에 오른 남녀는 서로 뒤엉켜 질펀한 혼음의 축제를 펼친다.

『삼국지』「위지·동이전」(三國志 魏志東夷傳)에 나오는 부여나 고구려, 마한, 진한, 변한 등 우리 조상들의 제천 행사 역시 이러한 디오니소스적인 축제의 하나였다고 한다. "온 나라 사람들이 모두 모여, 몇 날며칠을 먹고 마시고 노래하고 춤추었다(國中大會, 連日飲食歌舞)"는 그 기록이 바로 이러한 광란의 축제의 하나였다니! 동서 인류사의 보편적 흐름에 새삼 전율이 온다. 물론 지금과 같은 성모럴이 없었을 당시의 개방적 성문화요, 종교제식의 일종이었으므로 현재와 반드시 동일한 도덕적 맥락에서 이를 이해할 수는 없다.

디오니소스축제는 호미니드(hominid: 인간을 포함한 사람과의 동물) 조상의 태고적 난교의 추억을 잊지 못한 인류의 향수가 빚어낸 놀음일까? 어쩌면 지금 21세기 현대인의 극한적 성문란의 세태도 디오니소스축제나 동이전의 제천행사의 현대적 변용일까? 포르노의 그룹섹스도 현대판 디오니소스축제의 하나라는 강변이 일면 타당성 있는 주장처럼 보인다. 일 년 삼백육십오 일을 이렇게 상대를 가리지 않는 무차별적 섹스의 향연으로 산다면!

하지만 인간이라는 종은 대부분 일부일처제로 진화하였다. 지금 호세와 에스카미요가 다투는 것도 일부일처제라는 제도가 없었더라면 일어나지 않았을 지도 모른다. 일부일처제라는 배타권 때문에 저렇게 피터지게 싸우는 것이다. 결혼은 하지 않았더라도 역시 양다리 걸치기는 안 된다. 다수의 남녀가 그때그때 처한 상황에 따라 자유스럽게 짝짓기가 이루어지던 방식을 포기하고 왜 인간은 일부일처제를 채택해야 했을까? 왜 인간은 말도 많고 탈도 많은 일부일처제로 선회해야 했을까? 왜?

결혼제도

대부분의 포유류에 있어 새끼의 양육은 암컷이 전담한다. 수컷은 짝짓기를 한 다음 툭툭 털고 바로 떠난다. 다른 암컷을 찾아서. 남겨진 암컷은 몇 달을 임신한 채 자신과 뱃속의 새끼들을 위해 홀로 사냥을 한다. 달이 차면 홀로 새끼들을 분만하고, 홀로 새끼들을 닦아주고, 홀로 태반을 거두는 등의 뒤처리를 한다. 그리고 새끼들을 먹여 살리기 위해 평원을 뛰며 생존투쟁의 장을 홀로 헤맨다. 자신을 잉태시킨 수컷은 한가로이 그늘에서 낮잠이나 잔다! 수컷들은 기둥서방일 뿐, 아무것도 가정에 기여를 하지 않는다. 그러고 싶을까? 남자인 나도 화가 난다. 수컷은 단지 값싼 정자를 제공한 것으로 모든 책임과 의무를 벗는다. 이렇게 재미만 보는 동물 수컷을 마냥 부러워하는 인간 수컷도 많을 것이다. 카사노바! 돈 조반니! 이들은 어쩌면 아직도 태고적 원시영장류의 행태에서 벗어나지 못해 지금도 끊임없이 여자 꽁무니만을 좇아 떠돌아다니는 진화의 낙오자는 아닐까? 원시인들이나 하던 짓거리를!

짝짓기 방식에 하렘harem이라는 것이 있다. 한 마리의 강한 수컷에 여러 암컷이 소속되는 일부다처제의 제도이다. 물론 인간에 있어서도 이 제도가 아직 살아 있는 나라나 종족이 있다. 인도나 아랍국가 등이 그것이다. 하지만 이것도 돈 좀 있는 놈들에게나 해당되는 케이스다. 대부분의 평민들은 역시 일부일처제일 뿐이다.

일반적으로 결혼제도는 네 가지로 나눌 수 있다고 한다. 일부일처제monogamy, 일부다처제polygyny, 일처다부제polyandry, 그리고 다부다처제. 여기서 짚고 넘어가야 할 것이 있다. 일부다처제는 한 사람의 남자와 여러 사람의 여자가 동시에 결혼관계를 유지하면서 아이를 낳고 가정을 이루어 살아가는 제도를 의미한다. 한 남자가 정식 아내가 있으면서 이 여자, 저 여자와 돌아가면서 쾌락을 추구하는, 이른바 '바람을 피우는 것'과는 다른 것이다. 정확하게 가정을 이루고 사는 구성원으로서 한 사람의 남자와 다수의 여자로 이뤄진 체제를 말하는 것이다. 또 일처다부제라고 하면 한 여자와 여러 남자가 가족을 이루면서 사는 체제를 말하고, 다부다처제라 하면 여러 남자와 여러 여자가 가족을 이루면서 사는 체제를 말한다.

이론적으로야 이렇게 네 가지가 가능하지만 실제로는 일부일처제와 일부다처제가 역사적으로 가장 실질적 형태의 결혼제도였음은 말할 나위 없다. 일처다부제나 다부다처제는 인류역사에서 특수한 환경을 갖는 아주 제한된 지역에서 일시적으로나 존재했던 특수한 결혼제도일 뿐, 결코 보편적인 제도라고 할 수 없다. 일각에서, 주로 페미니스트 학자나 단체를 중심으로 모계사회의 존재를 운운하면서 마치 인류의 고대사회가 여자가 권력을 쥔 여성 중심의 체제였다고 주장하고, 결혼제도도 마치 일처다부제가 주류였던 것처럼 목소리를 높이지만 이는 전혀 사실무근이다. 인류역사에서 여성이 권력을 잡았다는 시대의 증거는 눈 씻고 찾아봐도 어디에도 없는 것이다. '모계사회母系社會, matrilineal society', 즉 어머니의 성을 따르는 사회는 일부 존재한 것이 사실이지만 여성이 권력의 핵심이 되는 '모권사회母權社會, matriarchal society'는 거의 있어 본 적이 없는 것이다. 고대 이집트의 클레오파트라나 우리의 신라시대 선덕여왕, 영국의 빅토리아 여왕 등의 예를 들면서 이를 여성권력 시대의 증거로 내세울 수도 있으나, 이는 단순히 왕족에 있어 남자 후손의 단절이나 기타 정치적인 문제로 인한 일시적인 왕권의 승계에 불과한 현상일 뿐, 사회 전반의 체제는 전적으로 남성 중심의 권력체계였음은 불문가지인 것이다.

근거가 박약한 주장에 지나지 않는 이론에 기대어 여권의 남권에 대한 우위를 이제 와서 부르짖는다는 것은 여권의 상위를 확보하기는커녕, 오히려 여권의 자기비하를 자초하는 것밖에는 되지 않을 것이다. 이는 또 진정한 여권운동 내지는 남녀평등에 찬물을 끼얹는 것이다. 이제 와서 그동안 남자들에게 당한 것에 분풀이라도 하겠다는 식의 유아적 발상의 여성운동보다는, 보다 보편적인 인류애에 기초한 진정한 의미의 여성운동이 전개되어야 우리사회가 보다 건강하게 될 것이다. 남자는 여자를 좋아하고, 여자는 남자를 좋아하지 않는가!

일부다처제의 부활

일부다처제는 최근까지도 상당히 보편적인 인류의 결혼 형태 중의 하나였으나 현재로서는 거의 사라지고 몇 개국 또는 일부 특수 사회에서만 제한적으로 존재하고 있는 실정이다. 그런데 사실 일부다처제는 인간이라는 생물학적인 조건만을 생각한다면 오히려 일부일처제보다 더 자연스런 제도라고 한다. 남자는 값싼 정자를 갖고 거의 매일 새로운 정자를 생산할 수 있는 반면, 여자는 제한적인 소수의 값비싼 난자를 갖고 기껏해야 일 년에 한 번 정도밖에는 수태하지 못하기 때문이다. 당연히 한 남자가 다수의 여자에게 씨를 퍼뜨리는 것이 훨씬 더 효율적이지 않겠는가?

또, 경제적인 부양의 측면에서도 일부다처제가 여성 대부분에게 훨씬 더 이익이 되는 제도였다고 한다. 즉 부자나 여유가 있는 남자가 여러 여자를 경제적으로 지원하면서 가정을 꾸리는 것이 전체 사회복지의 차원에서 더 나았다는 것이다. 경제적인 능력에 따라 한 남성이 다수의 여자를 부양할 수 있기 때문에 대부분의 여자들이 자신을 경제적으로 후원할 수 있는 남성을 확보할 수 있게 되는 것이다. 나의 말은 이러한 사실이 역사적으로 그 시대의 상황에 있어서는 나름의 필연적인 소이가 있었다는 것이지, 그것이 정당하고 옳다는 어떤 가치판단을 내리는 것은 아니다.

요즘은 여성이 사회 진출을 활발히 하여 경제적으로도 남성 못지않게 독립하고 있는 추세이다. 그럼에도 불구하고 많은 통계 리서치가 여전히 여성이 남성의 경제적 능력을 배우자의 가장 중요한 조건으로 내세우고 있음은, 아직도 여성이 남성에 경제적으로 의존하려 하는 사유패턴에서 완전히 벗어나지 못하고 있음을 여실히 보여준다. 여자가 돈 많은 남자를 좋아하는 것은 본능인가?

누가 일부일처제를 싫어했나?

　이러한 일부다처의 제도가 허용되는 아랍과 같은 사회를 우리는 무슨 야만인의 문화나 되는 것처럼 보지만, 이는 얼마 전까지만 해도 우리 사회 역시 엄연히 한 남자가 여러 여자를 거느리는 동일한 패턴의 사회였다는 것을 망각하고 하는 말이다. 조선조 사회가 명목상으로는 일부일처제였다고 하나, 대부분의 양반이 첩을 여럿 거느린 일부일처다첩제—夫—妻多妾制의 사회였으며, 이는 크게 보면 일부다처제의 변형이라고 볼 수 있는 것이다. 이렇게 사회가 일부다처제인 경우 곤란한 문제는 여성에 있는 것이 아니라 오히려 남성에 있다고 한다. 돈이 많은 남자는 여러 여자를 거느릴 수 있지만 돈이 없는 남자는 한 여자도 차지할 수가 없는 것이다. 남성들 사이의 경제적 불평등이 그대로 짝짓기시장에도 연결되어, 소수의 남성들에 여자가 집중되고 대다수의 남자는 여자 근처에도 가지 못하는 극심한 불평등의 형국이 초래되는 것이다. 짝 없는 저소득 남성들이 득실거리는 이 일부다처의 사회란 것이 얼마나 황량하겠는가? 아는가? 단지 경제적인 이유로 결혼하고 싶어도 결혼할 수 없는 남자의 고뇌를? 이는 한 인간이 당할 수 있는 형벌로서는 아마도 최악의 형벌일 것이다.

　이런 일이 아랍과 같이 까마득히 먼 나라의 남의 일처럼 보이지만, 사실은 지금 여기 우리 사회에서도 엄연히 존재하는, 흔하디흔한 다반사의 일이다. 요즘 도처에 결혼하지 못한 농촌총각이 우리 주위에 즐비하지 않은가? 짚신도 짝이 있다고? 나이 40이 다 되도록 제 짝 하나 찾지 못하고 술로 밤을 지새우다 결국 목을 매고 마는 현실이

저 멀리 별나라의 현실인가? 그래서 요즘은 우리 노총각들이 저 따뜻한 남쪽 나라 베트남에까지 진출하여 원정 맞선을 한단다. 간혹 '깨끗한 숫처녀를 무제한 공급한다'는 낯 뜨거운 노예시장의 광고 같은 문구로 총각들을 유혹하는 결혼알선업체도 있는 것 같다. 심지어 현지에서 신부지망생들을 나체로 세워놓고 원정남성들로 하여금 맘에 드는 신부감을 선택하게 한다는 보도까지 있었다. 인신매매나 다름없는 이런 추태는 월남전에 이은 대한민국의 베트남인에 대한 제2의 만행이라 하지 않을 수 없다(2010년 7월에는 베트남에서 온 신부가 결혼 8일 만에 정신병자인 남편에게 살해당한 충격적인 사건까지 일어났다. 정말 부끄러운 일이 아닐 수 없다).

지금 우리가 누리고 있는 일부일처제는 이런 남성들 간의 불평등을 해소하기 위해 가난했던 대다수의 남성들이 기나긴 세월 동안 투쟁하여 쟁취한 정치적인 합의의 산물이라는 특이한 시각도 있다. 짚신도 짝이 있게 된 것은 그러한 보통 남성들의 가열 찬 투쟁의 결실이요 자부심의 표현이다. 그래서 정작 일부일처제가 보편화되기 시작한 초기에는 쌍수를 들고 환영했을 법한 여성들이 오히려 이를 반기지 않았다고 한다. 가난한 남자에게 시집가고 싶지 않았던 것이다.

사실 일부다처제에 사는 그 여인들은 우리가 생각하는 것처럼 그렇게 자신들이 불행하다고 생각하지 않는다. 오히려 여러 명의 부인들은 가사 일에 서로 협동하고 양육도 공동으로 하며 이런저런 삶의 애환을 나누면서 사이좋게 잘 지낸단다. 인간의 삶의 양식이란 다양하며, 나름대로 장단점이 혼재하는 것이다. 결국 어떤 양식을 취하느냐, 하는 선택의 문제요, 사회적 합의의 문제인 것이다.

일부일처제란 사실 인류사에 있어서 비교적 최근세에 유행하기 시작한 새로운 패션으로서, 20세기에 들어서야 겨우 정착된 보편적인 결혼제도이다. 하지만 이 역시 아직 불안하고 위태롭기 짝이 없는 살얼음판을 걷고 있다. 따라서 자기의 문화적인 편견으로 다른 나라의 유구한 문화를 무고하게 업신여기는 짓은 삼가야 할 것이다. 우리의 '일부일처제 실험'은 겨우 걸음마 단계에 있는 것이다. 이상적이라는 일부일처제를 향유하는 지금 우리의 현주소는 어떤가? 이혼의 천국 아닌가! 참으로 어리석기 그지없다! 내 눈의 대들보는 보지 못하면서!

2007년 현재 우리나라의 이혼율(조이혼율로서 인구 1000명당 발생한 이혼건수)은 OECD 국가 중 다섯 번째로 높은 나라라고 한다(1위 미국, 2위 체코, 3위 벨기에). 사람들은 우리나라가 지금 일부일처제라고 생각한다. 하지만 우리나라는 사실 일부일처제가 아니다. 우리나라는 지금도 여전히 일부다처제이다. 좀 더 자세히 말한다면 연쇄적 일부일처제serial monogamy인 것이다. 결혼이 대개 평생 지속된 과거와는 달리, 이혼이란 수단을 통해 수시로 배우자를 바꾸는 변형된 일부다처제가 부활되고 있는 것이다.

혹자는 왜 변형된 일처다부제는 언급하지 않느냐고 반문할지도 모르겠다. 물론 그것도 이론적으로는 가능하다. 하지만 현실적으로 여성들은 그런 방식을 그리 많이 선호하는 편은 아니다. 재혼의 수혜자는 여성들이라기보다는 대개 남성들이기 때문이다. 일반적으로 남자는 나이가 들수록 제 앞가림이 서툴러 자신을 돌봐줄 아내가 필요한 데 반해, 여자는 대개 스스로 삶을 꾸려나가는 역량이 어느 정도 있으므로 돈만 좀 있다면 시시각각 자신을 귀찮게 하는 남편을 그다지 필요로 하지 않는 경우가 많은 것이다. 그래서 여성은 나이가 듦에 따라 남자보다는 재혼을 원하지 않는 경향이 있다. 굳이 남편 받들면서 금쪽같은 인생의 황혼을 시들게 하고 싶지 않은 것이다.

한의원에서 진료를 하고 있는데, 한 번은 모 여대 평생교육원에서 공부하시는 70대의 할머니들께서 내원하셨다. 연세가 지긋함에도 불구하고 배움에 열정을 쏟는 모습에 감동하여 이런 저런 얘기를 하다가, 호기심이 좀 발동하여 한 할머니에게 이렇게 물었다.

"할머니, 평생교육원에 할아버지들도 많이 다녀요?"

"그럼, 많이 다니지."

"그럼 가끔 그분들과 미팅도 자주 하고 그러셔요?"

"미쳤어? 내가 미팅을 히게? 지금 있는 것도 귀찮아 죽겠는데."

나는 할 말을 잃어버렸다. 재력을 상실한 노년의 남성의 현주소를 몸서리치게 확인했다.

갱제가 잘 돼야

현재 우리 사회가 안고 있는 가장 큰 문제 중의 하나는 급증한 이혼율로 인해 가정의 해체가 기하급수적으로 늘고 있다는 것이다. 이혼의 당사자들이야 또 다른 짝을 만나면 되겠지만 난데없이 낙동강 오리알 신세가 된 자식들은 부모들과의 갑작스런 이별을 쉽게 감당하지 못한다. 이혼의 증가는 많은 사회적 문제를 양산할 소지를 도처에 살포하는 것이라 할 수 있다. 이것은 개인적으로도 엄청난 부담이요, 국가로서도 국부의 이만저만한 낭비가 아닐 수 없다.

일부일처제가 잘 유지되기 위해선 경제적인 성장과 더불어 반드시 부의 합리적인 분배가 이뤄져야 한다고 한다. 부의 집중이나 양극화 현상이 일부일처제를 위협하는 가장 무서운 적의 하나이기 때문이다. 아랍이 일부다처제인 이유 중의 하나가 격심한 빈부의 차라고 하지 않는가!

일생을 한 사람하고만 사랑하면서 보낸다는 것은 사실 자연스러운 일이 아니다. 여자에게도 그렇지만 앞에서 심도 있게 논한 대로 생식에 관련된 본능의 구조상 남자에게는 특히나 자연스러운 일이 아니다. 많은 남자와 여자들이 한순간 잘못된 판단으로 자신과 맞지 않는 사람과 결혼을 해서, 다음번엔 반드시 자기에게 딱 맞는 그 사람과 결혼할 수 있으리라는 믿음 때문에 이혼을 결정하는 경우가 많다고 한다. 그러나 현실은 그럴 가능성이 매우 희박하다. 재혼이 더 후회스러운 경우가 많은 것이다. 너무 많은 것에서 서로 맞지 않는 극단적인 경우를 제외한다면, 이 사람이 저 사람보다 더 낫다는 식으로 산술적인 답이 딱 떨어지는 경우는 별로 없다는 것이다.

살아보고 결혼하자

요즘 젊은 세대들은 결혼을 하기 전에 동거를 택하는 경우가 많다고 한다. 〈살아보고 결혼하자!〉라는 연극이 대학로에서 롱런한 적이 있는데(〈신 살아보고 결혼하자〉는 속편도 공연되고 있는 것을 본 적이 있다),

제목으로 봐서는 이러한 세태를 반영한 연극이 아닌가 하는 생각이 든다. 전에는 이런 풍조에 정말 분개하고 이제는 정말 돌이킬 수 없는 완전 말세구나 하는 생각이 들었는데, 요즘 곰곰이 생각해 보니 그것이 그리 나쁠 것 같지도 않다. 긍정적으로 본다면 이는, 무턱대고 결혼을 결정하기 전에 보다 신중히 상대를 파악하는 기회를 가질 수도 있는 것이다. 그래서 잘못된 결혼으로 인해 겪을 수 있는 인생의 큰 실수를 미연에 피함으로써 삶의 시행착오를 최대한 줄이는 것이다. 싸르트르Jean-Paul Sartre, 1905~1980와 보부아르Simone de Beauvoir, 1908~1986는 그 독창적인 사상으로도 유명하지만, 선구적인 계약결혼을 한 커플로도 유명하다. 20대 청춘에 서로 만나 1980년 싸르트르가 죽을 때까지 51년 평생을 계약결혼을 유지하며 살았다고 한다(싸르트르의 제안으로 처음 2년 간 계약하고 이후 종신계약으로 갱신했다). 사회계약설 Social Contract의 후예답다. 지독한 사람들! 그쯤 되면 그냥 결혼 하지!

싸르트르와 보부아르의 계약 결혼

이들의 계약은 대략 다음과 같다. 첫째, 사랑은 소유의 대상이 아니다. 서로가 자유롭게 사랑할 수 있는 자유를 박탈해서는 안 된다. 따라서 두 사람이 서로 사랑하는 관계를 유지하면서도, 동시에 타인과의 사랑에 빠지는 것에도 서로 동의한다. 둘째, 이를 위해서는 서로에 대한 굳건한 믿음이 전제되어야 한다. 두 사람 사이에 어떠한 비밀도 가져서는 안 되며 상대방에게 어떠한 것도 숨기지 않는다. 셋째, 경제적으

> 로 상대에게 의존하지 않고 독립한다. 이러한 계약 하에서 이들은 수많은 타인들과 외도를 즐겼다고 한다.

지금 우리들이 하는 일반적인 결혼도 결국 계약결혼이다. 단지 계약내용을 주체적으로 정하지 않고 관습에 맹목적으로 따르는 것이 다를 뿐이다. 지금의 동거의 경향은 계약결혼의 유사형태라고 볼 수도 있다. 우리 사회도 이제 유럽, 특히 북유럽에서 흔한 동거형태의 풍속이 일반화되고 있는 과정인지도 모른다. 지금처럼 이혼을 밥 먹듯이 하느니 차라리 이와 같이 단기적 짝짓기로 선회하는 편이 더 나을지도 모르겠다.

흔히들 연애상대와 결혼상대는 다르다고 한다. 연애상대는 말하자면 성적 매력이 풍부하여 한때 즐기기에 좋은 상대요, 결혼상대는 그런 매력은 좀 떨어지지만 충실하거나 재력이 풍부하여 말 그대로 결혼하여 오랫동안 사는 데 좋은 상대라는 말로 해석이 된다. 전자는 단기적 짝짓기 전략의 대상이요, 후자는 장기적 짝짓기 전략의 대상이다. 좀 얌체 같은 처세 방법이지만 지금과 같이 결혼의 관성이 큰 제도 하에서는 필연적으로 나올 수밖에 없는 풍조가 아닌가 생각한다. 이상적인 것이야 물론 연애상대와 결혼상대가 일치하는 것, 즉 성적인 매력도 풍부하고, 돈도 많고, 자신에 대한 충성도도 높은 그런 상대를 만나는 것이겠지만.

아~ 백마 탄 왕자여! 어디 계시나이까? 오~ 어여쁜 공주여! 어디에 숨었나이까?

권태

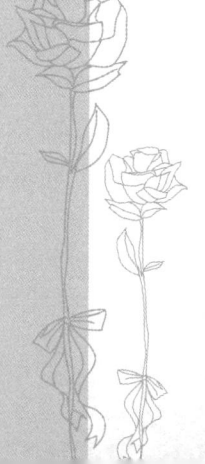

이별

호세는 지금 카르멘, 집시들과 함께 산 속에 숨어 있다. 이때 약혼녀 미카엘라가 호세를 찾아 산 속으로 찾아왔다. 사랑하는 호세를 찾겠다는 일념 하나로 생명의 위험을 무릅쓰고 칠흑 같은 산속, 도적들의 소굴로 뛰어든 것이다.

난 아무 것도 무서울 게 없다고 내게 타일러야 해
아! 난 스스로를 돌볼 수 있다고 다짐해야 해
그러나 대담하게 행동하려 애써도
마음속으로는 무서워서 죽을 것만 같아
이 황량한 곳에 홀로 있으니
나 혼자 있으니 무서워

그러나 두려워해선 안 되지
주여, 저에게 용기를 주소서
저를 보호해 주소서
난 그 여자를 만나야 해
저주의 간계로
내가 오래 전부터 사랑한 그이를 범죄자로 만든 그녀를
그녀는 위험한 사람이지
그리고 아름답고

그러나 난 두렵지 않아

그녀 앞에서 거리낌 없이 말해야지

오, 주여! 저를 보호해 주소서

그래, 난 아무 것도 두렵지 않아!

절 보호해 주소서, 주여!

제게 용기를 주소서!

〈미카엘라의 아리아〉, 3막, 동영상: blog.naver.com/docj624

어둠이 내린 산속에 갇혀본 적이 있는가? 나는 20대에 혼자 텐트와 배낭을 메고 설악산에 갔다가 길을 잘못 들어 조난당한 적이 있었다. 온종일 산을 헤매다 눈앞을 딱 가로막은 마른 절벽, 병풍 같은 산에 맞닥뜨리자 그 자리에 그만 털썩 주저앉고 말았다. 그리고 이미 시커멓게 변한 심산의 칠흑 속에서 시커먼 두 눈만 껌벅이며 밤을 지새워야 했다.

밤이 되면 산에서는 정말 아무 것도 보이지 않는다. 사방이 동굴과도 같이 새카말 뿐이다. 스산한 바람이 휙익 불면 숲속에선 금방이고 짐승들이 불쑥 튀어나올 것만 같다. 눈에 보이지 않는 형체가 마치 귀신의 옷깃이 바람에 펄럭이는 것 같은 착각을 불러일으키기도 한다. 모든 것이 환각이요 환영이요 환청이다. 아무 것도 보이지 않는다는 것처럼 공포스런 것은 없다. 블랙홀 같은 두려움 속으로 한없이 빨려 들어간다. 이렇게 우주에 혼자만 남겨진 것 같은 그 절대적 공포 속으로 연약한 여인 미카엘라가 들어온 것이다. 사랑의 힘이란 참으로 놀랍다. 사랑을 향한 맹목적 추구는 세상 그 무엇으로도 막을 길이 없다. 그것은 본능적인 끌림이 아니고 무엇이겠는가! 호세라는 사랑하는 사내의 기氣에 이끌려 속수무책으로 여기 어둠속까지 온 것이다. 그녀는 도적들의 은거지에 접근하여 숨어 있다가 그만 발각되고 만다. 그녀는 무법자들에게 끌려 호세 앞에 왔다.

호세 미카엘라!

미카엘라 돈 호세!

호세 불행한 여인이여! 여긴 웬 일이오?

미카엘라 당신을 찾으러 왔어요
저 멀리 고향집에서는 당신의 어머니께서
자식을 위해 하염없이 기도하며 울고 계세요
울면서 당신을 찾고 계세요
울면서 당신을 향해 팔을 벌리고 있어요
그분이 가엽지 않나요, 호세?
아! 저와 함께 가요, 호세!
저와 함께 돌아가요!

곁에 있던 카르멘이 맞장구를 친다. 그녀에게 호세는 이제 귀찮은 존재일 뿐이다.

카르멘 가요! 그녀와 함께 가요!
그게 나을 거예요
우리 일은 당신에게 맞지 않아!

호세 나보고 그녀와 함께 가란 말이요?

카르멘 그래요! 당신은 가야 해요!

호세 나보고 그녀와 함께 가란 말이지
그래야 새 애인에게 달려갈 수 있을 테니까
안 돼! 결코 안 돼!
내 목숨을 잃는 한이 있더라도 안 돼, 카르멘!
나는 가지 않을 거야!
우리를 묶고 있는 이 사슬은 죽기 전에는 끊을 수 없어!
내 목숨을 잃는 한이 있더라도 안 돼!
나는 가지 않을 거야!

미카엘라 들어보세요, 세빌!
어머니께서 당신에게 팔을 벌리고 있어요
호세! 당신을 묶고 있는 이 사슬을 끊어 버리세요!

주위의 다른 사람들도 호세를 종용한다.

합창
당신은 목숨을 잃을 거예요, 호세!
가지 않는다면 당신을 묶고 있는 사슬이 당신을 죽음에 빠뜨릴 거예요

호세 내버려둬! 난 저주받았어!

호세는 이미 이성을 상실했다. 그는 이제 될 대로 되라는 식이다. 주위의 사람들이 조심하라고 다시 경고한다. 호세는 카르멘에 다가가 그녀의 머리채를 끈다.

    호세   너는 내 거야! 이 악마!
              너는 우릴 묶고 있는 숙명에 따라야 해!
              내 그렇게 되도록 할 것이다
              내 비록 목숨을 잃는다 해도 안 돼!
              안 돼, 안 돼, 난 안 가!

주위의 집시들이 달려들어 호세를 카르멘에게서 떼놓는다. 미카엘라가 호세에게 매달리며 눈물로 호소한다.

    미카엘라   한 마디만 더 할게요, 이게 마지막이에요!
                지금 어머니께선 위독해요!
                어머니께서는 당신을 용서하지 않고는 죽을 수 없다고 하세요

미카엘라의 말에 호세는 정신이 번쩍 든다.

    호세   어머니가… 돌아가시게 되었다고…?
    미카엘라   그래요, 돈 호세!

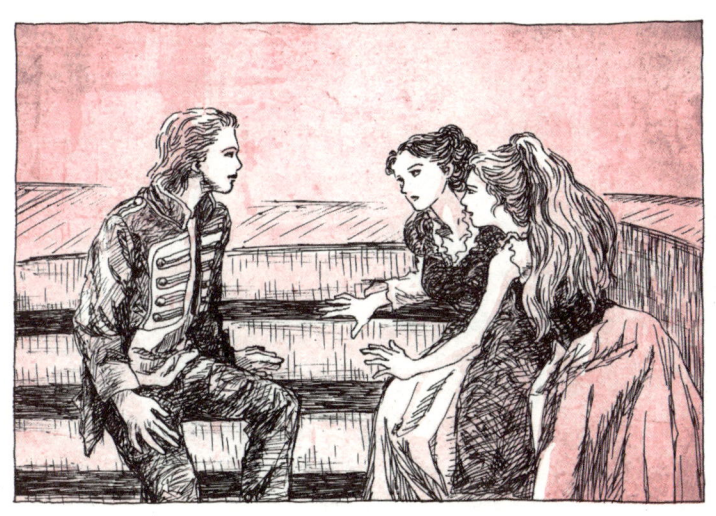

호세는 카르멘과 미카엘라를 번갈아 쳐다본다. 미카엘라는 간절한 눈으로 호소한다. 카르멘은 잘 됐다는 듯한 표정을 감추지 못한다. 호세는 어찌할 바를 몰라 한동안 망설이다 결심을 굳힌 듯 미카엘라의 손을 잡는다.

호세　가지! (그리고 카르멘을 바라본다.) 당신 흡족하겠군!
　　　지금은 가지만 우린 다시 만나게 될 거야!

〈피날레〉, 3막, 동영상: blog.naver.com/docj624

호세는 뒤돌아 카르멘을 계속 응시하며 미카엘라와 서둘러 자리를 뜬다. 카르멘과 집시 일행들도 돌아서 짐을 챙겨들고 떠나간다. 투우사 에스카미요의 노래가 아득히 멀리에서 환각처럼 들려온다.

> 투우사여 주의하라! 투우사여, 투우사여!
> 잊지 마라, 그대가 싸울 때면
> 검은 눈동자가 그댈 지켜보리니
> 사랑이 그댈 기다릴지니

미카엘라에게 호세는 백마 탄 왕자다. 하지만 호세에게 미카엘라는 공주가 아니다. 호세의 공주는 카르멘일 뿐이다. 운명의 장난이 아닐 수 없다.

낭만은 짧다

사람들은 큰 행복을 기대하고 결혼한다. 기대치가 너무 높은 것이다. 하지만 연애시절의 열정은 어느덧 식을 것이고, 결혼이란 현실은 지루한 일상의 반복처럼 보일 것이다. 낭만은 짧고 생활은 길다고 했던가? 시시콜콜 티격태격 하면서 하루가 멀다하게 다투지 않으면 입 안에 가시가 돋는다. 그러면서 미운 정 고운 정으로, 은근한 친화감으로, 애 키우는 맛으로 그렇게 살아가는 것이다. 정 때문에! 이런 푸근한 그 무엇이 사실은 결혼생활을 지탱해주는 보이지 않는 힘이다. 이것이 없다면 결혼생활은 하시도 지속돼야 할 근거가 없다. 요즘엔 간단하게 부부가 갈라설 수 있다. 하루아침에 남남이 된다. 물론 타격은 여전히 크지만.

흔히들 가장 많은 이혼의 사유로 성격차를 꼽는다. 이 말은 서로 맞지 않는다는 말의 애매한 표현이다. 성격이 비슷해서 좋을 수도 있지만, 성격이 비슷해서 사사건건 부딪칠 수도 있다. 성격이 달라서 불편할 수도 있지만, 성격이 달라서 음양이 절묘하게 조화되는 찰떡궁합일 수도 있다. 오로지 상대에 대한 이해가 문제일 뿐이다.

나는 이혼의 원인으로 서로를 이해하지 못하는 것을 첫 번째로 꼽는다. 상대를 진정으로 이해한다면 분명 갈라설 가능성은 희박해진다. 항상 상대를 이해하려고 노력하고 자신보다 상대방을 배려하는 마음을 길러야 한다. 그리고 바라는 바가 설사 충족되지 않더라도 그것을 너무 마음에 두지 말아야 한다. 바라는 바가 많을수록 결국 불만족이 그만큼 커질 수밖에 없기 때문이다.

그리고 또 한 가지 중요한 것으로서는 서로에게 가능한 한 많은 자유를 주어야 한다는 것이다. 이것은 오해의 소지가 있는 것처럼 보이나, 조금만 깊이 생각해 보면 당연한 것이다. 두 개체가 아무리 합치해도 한 개체가 될 수는 없기 때문이다. 각자 자유의지를 가진 두 개체가 한 개체가 되려면 각자의 자유를 포기해야만 한다. 따라서 개인의 막대한 희생을 요구한다. 이는 이른 바 매슬로우Abraham H. Maslow, 1908~1970의 인간 욕구 단계이론의 최상위를 차지하는 자아실현의 욕구에 반하는 것이다. 많은 주부들이 결혼하고 나서 자신의 이상을 포기하고 오로지 남편과 자식 뒷바라지에 헌신한 뒤에 오는 공허감 때문에 중년이 되었을 때 방황하는 경우가 많다고 한다. 공연히 우울증에 빠져 자신의 신세를 비관하게 되며, 남편과 아이, 그리고 타인에 대해 반감이나 피해의식을 갖게 된다. 이러한 콤플렉스는 인생에 큰 위기를 자초할 수 있다. 당연히, 같은 경우가 남편에게도 발생할 수 있다.

가족의 공동 관심사에서는 항상 같이 하는 것을 원칙으로 해야겠지만, 개인적인 관심사나 사회생활, 교우관계 등에 있어서는 최대한의 자유를 주어야 할 것이다. 이것을 용인하지 않으려는 주된 이유 중의 하나가 아마 배우자의 외도일 텐데, 그것은 아무리 감시 감독을 하고 자유를 속박한다고 해서 막아지는 것이 아니다. 바람을 피우고자 하는 사람은 어떻게 해도 바람을 피우고야 말 것이다. 버트런드 러셀은 상대를 자유롭게 하는 데는 심지어는 다른 이성을 사귀는 것까지도 용인할 수 있을 정도가 되어야 한다고 주장했다. 너무 과한 것이 아닌가 하고 생각되지만, 건강한 교우관계에 이성도 포함되어야 한다는 것은 상식이라고 생각한다. 결혼했다고 그날부터 동성과만 교우하고 이성과의 관계는 모조리 단절한다는 것은 너무 부자연스럽고 억지스러운 일이다. 순수한 인간적 만남은 나이를 초월하고 국경을 초월하고 시대를 초월한다고 생각한다. 물론 성별도 초월함은 말할 나위 없다.

그런데 요즘 웬만한 부부들은 따로 애인 하나 정도는 두고 있다고 한다. 이쯤 되면 사실상 러셀이 말하는 정도의 배우자 간의 자유는 실현됐다고 봐야 하지 않을까. 그만큼 우리 사회도 개방된 풍속에 살고 있는 것만큼은 확실한 것 같다.

문제는 현재 급증하는 이혼이 혹시 이로 인하여 더 탄력을 받고 있지 않나 하는 것이다. 배우자의 부성이 큰 비중을 치지하는 이혼사유들의 하나가 되기 때문이다. 혼외정사, 즉 간통이 가장 흔한 부정의 사례인데, 이를 적발한 측은 거의 자동으로 배우자를 궁지로 몰아세우며 이혼을 요구하는 것이 상례인 것 같다. 하지만 모든 간통이 반드시 이혼의 사유가 된다고 할 수는 없다. 여전히 배우자를 진실로 사랑하고 가족을 귀하게 여기는 경우도 많기 때문이다. 남자건 여자건 일시적인 실수로 샛길로 들어설 수 있는 개연성은 살다보면 누구에게나 있을 수 있다. 이를 용서하지 못하고 대역죄인이나 되는 것처럼 각박하게 단죄하려 한다면, 아마도 백년해로할 수 있는 부부는 이 지구상에 열손가락도 안 될 것이다.

배우자의 실수를 큰 아량으로 눈감아 주고 재기의 기회를 준다면, 그 사람은 더욱 성실하고 사랑스러운 짝으로 거듭날 수 있을 것이다. "내가 미쳤지, 행복에 겨워서~" 하면서 자신의 어리석음을 연신 질타

할 것이다. 자신에게 사랑과 관용을 베풀어준 배우자를 그 어느 때보다도 더 사랑하게 될 것이다. 그리고 가족의 소중함을 더욱 확신하게 될 것이다.

하지만 평소 가정에 충실하지 못하면서 거기다 상습적으로 부정까지 저지른다면, 물론 그 사람과 계속 결혼 관계를 유지한다는 것은 무리일 것이다. 경우에 따라서는 신속하게 결혼관계를 청산하는 것이 좋을 때도 있다. 아이가 없는 경우에는 특히나 그렇다. 미련 없이 떠나는 것이 상책이다. 감내할 수 없는 끊임없는 멸시와 증오, 부정과 폭력에 고귀한 영혼이 만신창이가 되면서도 인습적 도덕이 부과한 가증스런 의무를 맹목적으로 준수할 필요는 눈곱만큼도 없다.

성격차

앞에서 이혼의 가장 흔한 이유로 성격차를 들었는데, 사람들은 우스개로 성격차는 '성적 격차'라고 한다. 그만큼 부부 간의 성의 문제는 결혼생활의 매우 중요한 요소이다. 그런데 이 결혼 중의 성생활이 생각보다는 원만하지 않는 경우가 많은 것 같다.

번갯불에 콩 볶아 먹듯 뚝딱 결혼식을 마치고 친구들과 피로연에서 술고문에, 발바닥 몽둥이질에, 키스신, 베드신 등 온갖 닭살 돋는 쌩쇼를 연출하는 수모 끝에 신랑 신부는 드디어 오색테이프와 풍선을 단 세단을 타고, 와이퍼에 씌운 흰 장갑으로 브이v 자 휘저으며 짠~! 신혼여행을 떠난다. 뒷창에는 "초보결혼 Just married!"이라는 문구가 하트표시와 함께 익살스럽게 붙어 있다. 바퀴 달린 커다란 여행 가방을 끌며 혼잡한 공항에 들어서서 첩첩산중의 번잡한 출국수속을 마치니 어느덧 몸은 하늘을 난다. 창밖은 아득한 저 멀리 짙은 운해의 수평선이 깔렸는데, 처음 만나 설레던 순간, 깔깔대던 빙판길, 시린 손 호호 불며 오르던 눈 덮인 산, 벚꽃이 가득했던 따스한 봄 내음, 파란 하늘 푸른 바다, 백사장의 가없는 은빛, 울긋불긋 형형색색의 나뭇잎 사이 햇살들, 울고 웃던 수많았던 이야기들이 주마등처럼 스쳐간다. 창밖의 푸른 하늘과 탐스런 흰 구름이 획획 창을 어루만지고 지나간다. 눈꺼풀이 감긴다. 폭풍처럼 잠이 쏟아진다.

호텔방. 약간 어둑한 조명이 분위기를 돋우어 주고 있다. 두 사람은 자연스럽게 행동하려고 하지만 허둥대는 것이 역력하다. 딩동! 바깥에서 누군가 문을 두드린다. 벨보이가 짐을 갖고 왔다.

"땡큐!"

"굿나잇 썰!"

짐을 대충 풀고 의자에 앉았다. 이것저것 무슨 일을 하는 시늉을 한다. 서먹서먹하다.

"먼저 목욕해!" 남자가 말한다.

"그럴까?" 내심 아무렇지도 않은 듯 대답을 하고 여자가 욕실로 들어간다.

"쏴~" 하는 샤워 소리가 욕탕에서 들려온다. 남자는 객실을 서성인다. 커튼을 제치고 휘황찬란한 야경을 내다본다. 목이 탄다. 냉장고 문을 열고 냉수를 들이킨다. 욕탕에서는 "쏴~" 하는 샤워 소리가 아직 들려온다. 베드에 앉는다. 시간이 안 간다. 티브이가 눈에 띈다. 리모컨으로 티브이를 켠다. 낯선 사람들이 낯선 말로 떠든다. 채널을 돌린다. 계속 돌린다. 성인채널의 원색의 장면이 스친다. 잠시 채널을 멈춘다. 어떻게 하는지 유심히 본다. 구강에 침이 괸다. "쏴~" 하는 소리가 멈췄다. 얼른 티비를 끈다. 베드에서 일어서 창가로 간다. 의자에 앉는다. 발을 꼬고 앉아 발끝을 흔든다. 그녀가 온몸에 타월을 감싸고 젖은 머리를 하고 나온다. 남자는 어색한 웃음을 짓는다.

"자기도 목욕해!" 여자가 말한다.

"그럴까?" 남자가 대답한다.

남자도 욕탕에 들어섰다. 욕탕 안은 온기가 가득하다. 김이 서려 거울에 비친 자신의 모습이 뿌옇다. 옷을 벗고 샤워기를 튼다. "쏴~!" 얼굴에 소낙비가 쏟아진다. 비누칠을 온몸에 한다. 거시기를 평소보다 신중하게 닦는다. 싸이즈가 달라진다. 머릿속은 어떻게 할까 하는 구상으로 복잡하다. 잘 정리가 되지 않는다. 몸은 다 씻었다. 나가야 되는데 선뜻 나가기가 망설여진다. 괜히 시간을 끈다. 이제 나가야 한다. 타월을 두르고 나가는데 익숙하지 않아 자꾸 타월이 벗겨지려고 한다. 허리춤을 잡고 욕실을 나선다. 아래를 보니 거시기가 도드라져 보인다. 민망하다. 여자는 베드에 누워있다. 남자는 겸연쩍게 웃는다.

"뭘 그리 오래 해?" 여자가 묻는다.

"오래 기다렸어?" 아무 뜻도 없는 말로 대답한다.

그래도 여자는 남자보다 훨씬 자연스러워 보인다. 남자는 머뭇거리다 베드 속으로 들어간다. 목욕 타월 채로 들어가니 제대로 몸을 가누지 못하겠다. 이제 어떻게 하지? 타액이 흥건히 구상에 넘쳐난다. 여자는 괜한 말을 시킨다. 침을 꼴각 삼키며 대충 건성으로 대답을 한다. 지금 할까? 잘 판단이 서지 않는다. 그렇지, 먼저 전희前戱! 여기저기서 보고 들은 풍월은 있는지라 액션을 취하기 시작한다. 남자는 머뭇거리다 여자의 몸을 더듬는다.

"어머! 뭐 하는 짓이야?" 여자가 몸을 뒤로 뺀다.

남자는 애무petting를 한다며 괜한 시늉만 한 채 분위기만 어색하게 만들곤 제대로 전개도 못한 채 곧바로 본론으로 뛰어든다. 방어본능에 여자가 다리를 오므린다. 남자가 여자의 붙은 다리를 분할하려 하나 잘 되지 않는다. 남자와 여자가 실랑이를 한다. 남자는 완력으로 분할한다. 여자는 몸이 굳는다. 남자가 우격다짐으로 들어간다. 생각보다 복잡한 여성생식기의 구조에 제대로 번지수를 못 찾고 헤맨다. 여자는 고통스럽다. 우여곡절 끝에 번지수를 찾은 남자는 왕복운동을 시작한다.

원래 인간의 생식기의 해부학적 구조는 진화론적으로 볼 때 여자가 무릎을 꿇고 엎드리면 남자가 여자의 엉덩이 쪽에서 진입하는 후배위後背位의 자세에 맞춰 설계된 것이므로 남자의 생식기는 전면에 노출된 반면, 여성의 생식기는 생각보단 상당히 하후방下後方, 즉 아래 뒤쪽에 위치한다. 그래서 항문과 여성생식기는 해부학적으로 상당히 가깝게 위치해 있는 것이다. 그런데 인간의 성생활이 주로 맞배위, 즉 마주보고 하는 자세로 바뀌는 바람에 성교를 할 적에 여자가 누워서 다리를 오픈한 자세를 취하면, 부득불 남자의 생식기는 여성의 신체를 기준으로 볼 때 엉덩이 저 밑에서부터 위쪽 상체를 향하여 장착되어야 한다. 그래서 남자가 왕복운동을 시작하면 밑에서 위로 퍼올리는 방향으로 힘이 가해지게 되는 것이다. 따라서 역학적인 관점에서 보면 성교를 할 적에 여자의 몸은 계속적으로 위로 힘을 받을 수밖에 없다. 그래서 여성의 몸이 위로 조금씩 밀리는 것이다. 이러한 현상이 그다지 바람직하지 않음을 알지만, 남자는 성교의 특성상 그러한 동작을 계속 되풀이한다.

새신랑이 지금 그러고 있다. 그럴 때마다 여자는 자꾸 침대머리로 몸이 밀린다. 결국 머리가 침대 맡에 부딪친다. 계속되는 쿵쿵 소리. 여자는 하는 수 없이 침대머리를 손으로 지지하며 힘겹게 버틴다. '촌놈 마라톤'이라 했던가? 너무 초반 의욕에 넘친 남자는 제풀에 꺾여 이내 끝나고 만다. 여자 위에 털썩 엎어진 남자는 거친 숨을 몰아쉰다. 여자는 심란해 하며 천장을 바라본다.

청나라 말기의 고증학자 섭덕휘葉德輝가 편찬한 『쌍매경암총서雙梅

『景閭叢書』에 동양 방중술房中術의 고전인 「소녀경素女經」과 함께 실린 「동현자洞玄子」의 섬세한 기술은 전희의 한 전범을 보여준다. 농염한 현대 에로영화 뺨치는 묘사다.

> 무릇 교합을 시작할 때는 남자는 여자의 왼쪽에 앉고 여자는 남자의 오른쪽에 앉는다. 이어 남자는 두 다리를 뻗고 앉아 여자를 가슴에 껴안는다. 그 다음 가는 허리를 팔로 감싸고 여자의 몸을 어루만져 아름다운 몸이 펴지게 하며, 허리를 감싼 팔을 풀어 서로의 마음과 뜻이 함께 하도록 한다. 살짝 안기도 하고 살짝 감싸기도 하여 서로 밀착하여 몸을 비빈다. 남녀의 입이 열리면 남자는 여자의 아랫입술을 머금고, 여자는 남자의 윗입술을 머금어 농시에 서로 빨아 흐르는 진액(津液, 여기서는 타액)을 삼킨다. 가볍게 혀를 깨물기도 하고, 살짝 입술을 물기도 하고, 여자의 머리를 감싸 쓰다듬기도 하고, 귀를 잡아서 문질러 주기도 하고, 위를 어루만지고 아래를 두드리며, 동쪽을 핥고 서쪽을 깨물면 여자는 온갖 교태를 부리며 온전히 몸이 펴져 모든 수치심이 사라진다. 이때 여자의 왼손으로 남자의 옥경玉莖을 감싸 쥐게 하고, 남자는 오른손으로 여자의 옥문玉門을 어루만지는데……(아쉽지만 여기까지).
>
> (섭덕휘 편찬, 최형주 해역, 자유문고, 『원본 素女經』, 2005)

남녀의 성행위의 성패는 어떻게 전희를 잘 하느냐에 달려 있다는 것은 상식이다. 남자와 달리 여자는 천천히 달아오르기 때문이다. 따라서 여성은 전희를 충분히 함으로써 성적 흥분이 적절하게 고조된다. 이때 여성생식기의 소음순의 양쪽에 위치한 보조개처럼 생긴

바르톨린선Bartholin's gland에서 애액愛液이 분비된다. 그리고 질 내벽에도 혈액이 쏠려 림프액이 많이 분비된다. 이것들은 일종의 윤활유와 같은 것이다. 이러한 분비물들이 질을 잘 적셔주어야 남자의 성기가 부드럽게 들어갈 수 있다. 그렇지 않으면 잘 삽입이 되지 않아 마찰이 심하므로 질이 찢기는 듯 아프고 심하면 상처가 날 수도 있다. 부드러운 대화와 사랑스런 애무caressing로 시작해야 할 이유가 바로 여기에 있다. 그러는 과정에서 서로의 성감대도 자연스럽게 알게 되는 것이다.

성교는 정서나 분위기에 대단히 민감하다. 릴랙스된 상태에서 하지 않으면 불쾌할 수도 있다. 결혼생활을 하다보면 양자가 서로 교감이 딱 맞아 부드럽게 할 수도 있지만, 두 사람이 동시에 하고자 하는 적절할 감정 상태에 있지 않은 경우가 많다. 말하자면 한 사람은 하고 싶은데 한 사람을 하고 싶지 않은 그런 것이다. 이럴 때는 역시 삼가는 편이 좋다. 하지만 그게 그리 쉽지 않다. 성욕이란 한번 동하면 그것이 충족되지 않고는 쉽사리 해소되지가 않기 때문이다. 그래서 원하지 않는 상대를 부추겨 억지로 하는 경우가 많다. 남자는 특히나 과로나 스트레스로 인해 피로가 심하면 성욕의 저하가 생기는 경우가 많다. 헌데 이때 여자가 성관계를 원하면 체면상 어쩔 수 없이 하려고 하지만, 이럴 때는 역시 발기도 시원치 않고 또 얼마 가지 못해 이내 끝나고 만다. 그러면 남자는 뭔가 미안한 마음과 창피한 마음이 들고, 여자는 욕구가 충족되지 않아 불만이 쌓인다.

반대로 여자는 별로 하고 싶지 않는데 남자가 성욕이 동하는 경우도 물론 있다. 이런 경우도 역시 하지 않음만 못한 결과를 낳게 된다.

특히 최악의 경우는 남자가 늦게까지 술을 퍼먹고 들어와 자고 있는 여자를 깨워서 하려고 하는 경우이다. 이때 여자는 강한 수치심을 느끼게 된다. 몇 년 전 내가 아는 한 친구가 이렇게 말했다.

"아침에 일어나 보니 (내가) 엎어져 자고 있습디다. 옷은 다~ 벗고. 가만~ 생각해 보니, 전날 완전 떡이 되게 술 먹고 집에 와서 자는 마누라 깨워 하다가 도중에 엎어진 채로 그냥 잠이 든 거지. 진짜 쪽팔리드마~"

서양의 남자들에게 이런 금언이 있다고 한다. "좋은 섹스는 훌륭하다. 나쁜 섹스라도 꽤 괜찮다." 하지만 여성의 경우에는 좀 얘기가 다르다. 좋은 관계에 의존한 좋은 섹스는 여자에게도 역시 훌륭하지만 위 사례와 같은 섹스는 참으로 피로운 것이디. 간혹 성적학대 또는 강간을 당하는 중에 본의 아니게 강제적으로 오르가슴을 느끼는 여성들이 있는데 이들은 생각보다 매우 심각한 정신적 고통에 시달린다고 한다. 자신의 몸에게 배반당했다는 느낌이 드는 것이다. 공포와 치욕 속에서 오르가슴을 느끼다니! 견딜 수 없는 굴욕감이 전신을 휩쓴다.

누군가 이렇게 말했다. 결혼을 강간으로 시작하지 말라! 성이 활짝 개방된 지금 세상에도 여전히 성에 무지한 사람들이 많은 것 같다. 결혼생활이 계속 됨에 따라 어색함도 줄어들고 성생활에 어느 정도는 익숙하게 되겠지만, 성에 대한 도덕적 편견이나 무지, 특히 남자의 여성에 대한 무지는 그다지 개선되지 않는다. 말만 결혼이지 강간과 별로 다를 바 없는 성생활이 계속된다는 말이다.

원죄

기독교에서는 최근세까지만 해도 성교를 간음이라고 하여 그 자체를 죄악이라고 보았다. 아담과 이브의 원죄Original Sin의 신화로부터 형성된 엉터리 죄의식 때문이다. 심지어 결혼마저도 '합법적 간음'이라고 했다. 아무리 죄악이라고 해도 사람들의 자연스런 욕망을 막을 수 없어서 결혼이라는 제식을 통해서만 부분적으로 허용한다는 것이다. 그래서 단서를 달았다. 오로지 자식을 낳기 위한 경우에만 하라! 인간을 완전히 짐승 취급한 것이다. 욕망의 충족을 위한 경우에는 결혼한 부부간의 성행위라도 그것은 죄악이다! 심지어 진실한 사랑의 감정으로 하는 것도 안 된다.

그런다고 사람들이 아이를 가지려 할 때만 했겠는가? 본능적 욕구란 하지마라고 억누르면 오히려 더 하고 싶어지는 성향이 있다고 하지 않았나. 그래서 사람들은 더 했을 것이다. 그럴 때마다 더욱 깊은 죄의식을 느끼면서. 도덕적으로 엄격한 사회일수록 오히려 성이 문란하다고 한다. 겉으로는 안 그런 척 하면서 안으로 썩어 문드러지는 것이다. 사람들은 교회의 삼엄한 경계 속에 숨어서 거듭 죄를 지었다. 적발되면 화형에 처해질 아슬아슬한 스릴을 만끽하면서. 종교가 부과한 치졸한 성모럴에 숨 막히듯 신음하면서. 그런데 감독관이셨던 성직자들의 타락은 한술 더 뜬 것이었다. 뒷구멍으로 호박씨 깐다고 했던가? 중세 사제들과 수녀들, 그리고 신도들 간의 성적 문란은 이루 말할 수 없었다고 한다. 부정한 이성애는 말할 것 없고, 동성애, 소아성애, 가학행위 등 성 도착적 변태행위가 난무했던 것이다. 사원

주변의 땅속에는 부정한 관계로 낳은 영아들을 살해하여 암매장하는 바람에 갓 태어난 어린 아이들의 유골이 가득했다고 한다. 영락없는 공포영화의 한 장면이다.

근년에도 미국의 가톨릭 성직자들이 어린 아이들을 성추행한 사건이 발각되는 바람에 미전역의 가톨릭 교계가 발칵 뒤집혔던 적이 있었다. 지난 50년간 대략 4000명의 성직자가 성추행 혐의로 고소되어, 1만 명 이상의 어린이들이 성추행 및 성폭력을 당한 것으로 조사위에 의해 드러난 것이다(뉴욕타임스에 따르면 사정은 한술 더 떠, 지금까지 사제 5000 여명이 어린이들을 성추행한 것으로 드러났으며, 피해자는 13,000 여명에 이른다). 미 가톨릭 교계의 최고 지도급 성직자들까지 나서서 추문에 연루된 사람들을 조사히여 징계하고, 심한 경우 파면까지 시키는 등 철저한 재발방지대책을 마련하기로 하면서 사태를 겨우 봉합, 수습한 사건을 아마 기억할 것이다. 그 사건으로 미국 전역에서 가톨릭 사상 최고의 기록적인 피해자 배상소송이 봇물 터지듯 잇달았다. 그런 일이 사실은 어제 오늘의 새삼스러운 일이 아니었던 것이다(개신교나 불교도 물론 이런 사태에서 완전히 자유롭지 못함은 말할 나위 없다).

그때 미국을 방문한 교황 베네딕토 16세는 2008년 4월 17일 워싱턴 내셔널파크 스타디움에서 가진 미사에서 사제들의 성추행에 대해 공식적으로 사과했다.

"그런 추행으로 가해진 고통과 피해는 어떤 말로도 이루 다 표현할 수 없다. …… 교회가 피해자들에게 애정 어린 관심을 기울이는 게 중요하다."

우리에겐 알게 모르게 성에 대한 불결한 죄의식이 있는 것 같다. 기독교가 우리나라에서 비약적으로 팽창하면서 원죄와 같은 서구의 종교적 성모럴이 우리들에게 무의식적으로 스며든 것도 한 원인일 것이다. 그래서 성적으로 매우 자유스러워지고 개방된 것 같으면서도 여전히 성에 관한 어두운 그림자가 우리 주위를 서성이고 있는 것이다.

탄트리즘

인도의 카주라호Khajuraho 지역에 가면 10세기에서 11세기 사이에 부흥했던 찬델라Chandella왕조의 힌두교사원들이 많다고 한다. 그 중 특히 눈에 띄는 사원이 락슈마나Lakshmana사원과 칸다리야 마하데브Kandariya Mahadev 사원이다. 이들 사원에는 무수히 많은 미투나Mithuna라는 조각상들이 사원의 외벽에 새겨져 있다. 이것이 왜 그토록 유명한가? 그것은 다름 아닌 남녀의 교합의 갖가지 모습을 묘사하고 있는 조각상이기 때문이다. 그것은 에로영화나 도색잡지, 그 밖의 현대 포르노그라피pornography를 완전히 무색케 하는, 말 그대로 지극히 적나라한 성애의 모습 그 자체이다. 남자와 여자가 교합하고 있는 모습을 눈으로 보듯이 사실적으로, 그리고 매우 에로틱하게, 그러면서도 예술적으로 아름답게 새기고 있는 것이다. 그것은 상상 가능한 모든 체위로, 혹은 도저히 불가능할 것 같은 기상천외한 자세로 사랑의 행위를 숭배하고 찬양하고 있다. 이것은 마치 '성교의 체위란 바로 이런 것이다'라고 가르치는 체위의 교과서 같다는 생각까지 들게 한다. 어떤 것은 남녀 두 사람만의 교합이 아닌, 여러 사람들이 난잡하게 성교를 행하는 완벽하게 포르노 영화의 한 장면을 연상케 하는 조각도 있다. 심지어는 수간獸姦, 즉 말과 같은 짐승과의 교합까지도 새겨져 있다. 어떻게 벌건 대낮에 이런 낯 뜨거운 장면을, 이렇게 눈에 확 띄게, 그 성스러운 신전에 새겨놓을 수가 있단 말인가! (미투나상 자료 사진: blog.naver.com/docj624)

하지만 그것은 포르노가 아니다. 인간과 우주에 대한 인식이 전혀 다른 세계 속에서 살던 사람들에게서 나온, 그들만의 독특한 세계관과 종교적 정신의 표현이다. 그것은 남녀가 결합하여 절정의 순간에 자아와 우주가 하나가 되는, 절대적 해탈의 경지를 추구하는 힌두교의 탄트리즘Tantrism, 密敎을 표상한 것이다. 그 의식은 한밤중에 남녀가 술을 마시고, 고기와 생선 등의 음식을 먹은 후, 서로 짝을 지어 성교를 하는 형식으로 진행된다고 한다. 디오니소스축제나 우리 조상들의 고대국가시절 국중대회, 음식가무(國中大會, 飮食歌舞)의 제천행사와 매우 흡사하다고 하겠다. 그런 관점에서 보면 이러한 자유분방한 성문화는 어쩌면 인류의 보편적인 문화가 아니었나 하는 생각이 든다. 우리는 과거 조상들이 우리보다 훨씬 더 리버럴한 성문화 속에서 살았다는 사실을 까마득히 잊고 살고 있다. 그리곤 지금의 도덕의 잣대로 과거를 왜곡하는 것이다.

생각해 보라! 과거 우리 인류의 조상들은 다른 동물들과 마찬가지로 벌판에서 보란 듯이 성교를 했던 종이다. 인류가 문명생활을 시작하던 초기에도 성에 대한 터부는 그리 심하지 않았다. 심지어 여기

힌두사원에서도 보듯이, 그리고 고대 이집트 아톰신의 신앙에서도 보듯이 그것을 찬미하고 숭배하기도 했다. 그렇게 아무런 거리낌이 없이 행해지던 즐겁고 유쾌했던 성이 언제부턴가 도덕적 터부의 대상이 되고 죄악시되어 인간에게 커다란 고통의 상징이 되기도 했다. 이렇게 성을 터부시 하는 가장 전형적 문명이 바로 기독교문명인 것이다. 이제는 다행히 그러한 종교적 압제에 의한 죄악의 상징으로서의 성문화로부터 우리는 벗어났다. 우리는 성을 보다 건강하게 향유하고 지킬 권리와 의무를 동시에 지니고 있는 것이다.

몇 번이 적당할까?

성에 관한 모든 그릇된 터부에서 벗어나자! 더 이상 성은 종족번식만을 위한 본능도 아니요, 종교적 질곡의 희생양도 아니다. 성은 사랑의 행위이며 자유의 세계다. 문명의 옷을 벗어던진 자연의 놀이이다. 그래서 성은 게임으로 비유된다. "플레이 더 게임 Play the game!"

> Open up your mind and let me step inside
> Rest your weary head and let your heart decide
> It's so easy when you know the rules
> It's so easy all you have to do
> Is fall is love
> Play the game, Everybody, play the game of love

마음을 열어요, 내가 들어갈 수 있게

그대 지친 머리 쉬게 하고 그대 가슴이 하자는 대로 해요

그건 너무 쉽지, 그대가 규칙을 알게 되면

그건 너무 쉬워, 사랑에 빠지기만 하면 돼

게임을 하자!

우리 모두 사랑의 게임을 하자!

퀸, 〈Play The Game〉
동영상: blog.naver.com/docj624

   게임의 규칙은 게임을 하는 당사자들이 정한다. 성에 있어서도 마찬가지다. 맞배위로 하건, 다른 무슨 위로 하긴 그것은 타인들이 알 바가 아니다. 일주일에 8번을 하건, 일 년에 1번을 하건, 아니면 10년에 1번을 하건 아무런 정칙이 없다. 일주일에 3번 이상은 꼭 해야 하는 것처럼 말하는 사람들이 있는데 이는 다 사실무근이다. 다 그런 것은 아니지만 대개 섹스산업에 종사하는 사람들이나, 정력제 파는 업자들, 비아그라 같은 약물을 제조하는 제약회사, 성기능 전문 의료기관, 또는 섹스용품 판매업자들이 하는 말이다. 괜히 성생활의 빈도가 그보다 덜한 부부들에게 콤플렉스를 조장하여 결국 돈 벌려고 둘러대는 말이다. 섹스리스sexless, 즉 전혀 섹스를 하지 않는데도 행복하게 잘 사는 부부들도 얼마든지 많다. 서로가 그것을 원하지 않고, 그것에 미련이 없으면 아무런 문제가 없다. 섹스는 자율의 세계다!

   우리 인류에게 만유인력의 법칙이라는 역사상 가장 위대한 원리의 하나를 밝힌 물리학의 제왕 아이작 뉴턴Issac Newton, 1642~1727! 그는

뜻밖에도 독신주의자였던 모양이다. 그는 85년 생애 동안 단 한 번도 성교를 한 적이 없었다고 한다. 어느 책에서 본 바에 의하면 그 스스로 평생 정액 한 방울도 흘리지 않았음을 자부했다고 한다. 성교나 여성에 대한 혐오증 또는 기피증이 있었는지 모르겠다. 그렇다고 호모섹슈얼도 아니었다. 완벽한 독신주의, 아니 완벽한 무섹스주의를 온몸으로 실천했다! 새로운 과학적 세계관으로 인류의 위대한 근대를 이끌었음에도 그 자신은 아직 중세 가톨릭의 성관념에서 전혀 벗어나지 못했던 것일까?

그는 오로지 물리학이라는 학문에만 모든 정열을 다 쏟았다. 그래서 위대한 고전역학의 법칙을 완성했다. "무슨 재미로 살았을까?" 묻지 마라. 이 세계와 우주에 대한 새로운 진리를 밝혀낼 때마다 그에겐 무한한 지적 오르가슴intellectual orgasm이 있었던 것이 분명하다.

매일 섹스를 하는데도 불행한 부부도 많다. 많은 횟수가 많은 행복을 보장하는 것은 결코 아니다. 당사자들이 자율적으로 하다보면 횟수는 자연스럽게 정해지는 일이다.

이 섹스의 횟수로서 나에게 잊지 못할 강한 인상을 각인시켜 준 사람이 있었다. 그 사람이 처음 한의원에 왔을 때 나는 그 건장한 체구에 완전히 압도되었다. 진秦나라가 망했을 때 유방劉邦과 천하를 다툰 서초패왕西楚覇王 항우項羽, BC 232~BC 202가 바로 이런 사람이었을 것이라고 생각했다. 내원했을 당시 나의 느낌으로는 대략 85kg 전후의 체중을 가졌을 것이라고 보였는데, 그가 말하길 몸이 아프기 전에는 100kg이 훨씬 넘었다고 했다. 지금 기억하기로 그는 대략 50대 중반쯤은 되었던 것 같다. 내가 전문으로 하는 8체질로는 토양체질이었다.

그 사람은 폐암 말기로 왔다. 폐암 진단을 받기 전까지 그는 정말 건강했다고 했다. 그러면서 그 예로써 자신은 결혼한 후 20년 이상을 단 하루도 부인과 섹스를 거르지 않았다고 했다. 그만큼 정력이 좋았다고 했다(그만큼 건강했다는 것이다). 그런데 그가 속하는 토양체질은 오장 중 하초下焦의 신腎,신장이 가장 약한 체질이다. 신은 인체의 생식, 즉 성기능을 주관하는 장이다. 그에게 가장 귀중한 생명의 원천인 그 하초의 정精을 하루도 빠짐없이 남발하였으니 인체의 정기가 어디 남아났겠는가? 그는 얼마 안 가 결국 폐암으로 사망했다. 섹스를 그렇게 잘한다고 해서 반드시 건강한 상태에 있음을 의미하는 것은 아니다. 몸이 망가지고 있어도 섹스는 잘 할 수 있다.

한의학 고전에 항상 등장하는 지고의 냉언이 있다: 기기유 상起居有常, 음식유절飮食有節. 일상생활에 상규가 있으며, 먹고 마시는 데 절도가 있어야 한다는 말이다. 몸은 평소에 관리를 잘 해야 건강할 수 있다. 그 토양체질 남자는 자신의 천부적인 건강을 너무 과신한 나머지 몸 관리에 소홀한 바람에 안타깝게도 단명을 자초하고 만 것이다.

8체질 성의학

한의사로서 임상경험에 비추어 보면 각 체질마다 성적 특성이 상당히 다름을 알 수 있다.

금양체질은 대체로 성적인 관심이 좀 적은 편이다. 상초인 폐가 발달하고, 하초의 신이 약하여 육체적 쾌락보다는 정신적 즐거움을 추구하는 경향이 짙다. 그래서 금양체질에는 학자나 예술가, 성직자 등이 많다.

반면 하초의 신이 발달한 금음체질은 성에 대한 관심이 지대하다. 금음체질의 남자의 경우 건강은 좋지 않은데도 색은 곧잘 밝히는 경우가 많음을 종종 경험한다. 다른 건 몰라도 발기 하나만은 잘 된다는 것이다. 남자의 경우 술을 마시고 성교를 하는 경우가 많은데 금음체질의 경우는 이에 각별히 주의해야 한다. 이 중 특히 육식을 많이 하는 금음체질은 근무력증과 같은 중증의 난치병에 걸릴 수 있다. 주색을 가까이 하면 불치병으로 말년을 불행하게 보낼 확률이 매우 높다.

목양체질은 하초에 속하는 간과 신이 같이 발달하고, 대체로 체격이 건장하여 성기능이 좋은 편이다. 이 체질은 간이 강한 체질이어서 술 역시 상당히 쎄다. 주색잡기에 능하다는 말이 있는데, 이 체질이 바로 그런 범주에 속하는 체질 중의 하나다. 목음체질도 역시 체격이 건장한 사람들이 많아 성기능이 좋은 편이다.

토양·토음체질은 하초의 신이 가장 약한 체질들이다. 그래서 보편적으로 성에 관심이 별로 없는데, 특히 토양체질의 여자의 경우 그런 경향이 두드러진다. 그래서 수녀나 비구니와 같은 성직자, 또는 독신

주의자들이 이 체질에 많은 편이다. 반면 토양체질의 남자의 경우는 의외로 성에 탐닉하는 사례가 종종 있다. 체질적으로 심장박동이 빨라 마음이 동하면 쉽게 발기가 되어 자꾸 교접하려고 덤비는 것이다. 하지만 토양, 토음체질은 평소 너무 잦은 성교는 하지 않는 것이 좋다. 신의 기능이 약한 체질이어서 하초의 정精이 고갈되면 몸을 크게 상할 수 있기 때문이다. 원인 모를 불임인 여성 중에 토양체질이 많은 것도 이러한 체질의 원리가 숨어 있다. 토음체질에서 특기할 만한 것은 일부 여성들에서 성교 중 또는 성교 후에 성교통을 심하게 앓거나, 혹은 성교 후 며칠 동안 몸 여기저기에 아픈 데가 생겨 몸 상태가 아주 나빠진다는 것이다. 이런 사람들은 당연히 성교를 싫어한다.

수양·수음체질은 이 하초의 신이 가장 강한 체질이므로 성기능이 좋은 편이다. 특히 수양체질은 상대적으로 날씬하고 섹시한 여성이 많은 편이어서 자연히 성적 접촉의 가능성도 높을 것으로 생각된다. 하지만 소화기관의 중추인 비·위가 가장 약한 체질이므로 이것이 너무 약해진 경우 이른바 양기부족으로 성기능이 많이 저하될 수 있다. 따라서 평소 과식이나 차가운 음식, 기타 해로운 음식으로 비·위를 크게 손상시키지 않도록 주의해야 원만한 성생활을 누릴 수 있다(체질에 대해 좀 더 자세히 알고 싶은 사람은 홈페이지 www.체질한의원.kr 혹은 필자의 저서 『8체질이야기』 또는 『나의 체질은 무엇인가』를 참조하기 바란다).

쾌락주의와 금욕주의

한의학의 고서를 보면 고금을 막론하고 거의 모든 의가醫家들이 이구동성으로 경고하는 말이 있다. 그것은 취이입방醉而入房, 즉 술에 취해서 성교를 하지마라는 말이다. 대개 남자들은 술을 먹고 이성의 통제가 느슨해진 상태에서 성교를 하는 경우가 많은데, 이야말로 몸을 망치는 가장 첩경이라는 것이다.

아무래도 섹스라는 것이 맨 정신으로 하기에는 좀 맹숭맹숭하고 멋쩍은 느낌이 없는 것은 아니다. 특히 경험이 일천한 미혼남녀의 경우 더욱 그렇다. 홍등가를 찾는 남자들의 대부분이 대개는 2·3차의 전작을 이미 거쳐 전신이 알코올에 푹 절은 취객들인 것은 다 이유가 있다. 맨 정신으로 그런 곳에 가서 매매춘을 할 수 있는 사람은 별로 없는 것이다. 여자 역시 술이 좀 들어갔을 때에 경직된 몸과 마음이 풀려 사랑을 나누기에 편한 것은 마찬가지다. 디오니소스신의 도움을 빌리면 남녀 공히 사랑을 나누기에 도움이 되는 경우가 많다.

이렇게 술은 딱딱한 분위기를 누그러뜨리고 도덕적 해이를 유도하는 최고의 촉매제다. 게다가 남자의 경우 술을 먹고 성교를 하면 술의 마취 효과 때문에 성교지속시간이 늘어나는 효과도 경우에 따라 기대할 수 있다(모두 다 그런 것은 아니다). 그래서 혹 남자들이 가장 두려워하는 사태, 즉 조루를 방지하는 효과를 보이기도 한다. 쾌락을 배가할 수 있는 방도의 하나가 되는 것이다(사실 남자보단 여자에게 더 좋은 일). 하지만 한의학의 대가들은 단호하다. "절대 술 먹고 하지 마라!"

술을 먹고 성교를 하는 것을 이렇게도 금하는 것은 왜일까? 개인의 신체적 능력을 벗어난 성교를 행함으로써 몸이 크게 상하는 지경에 이르는 것을 경계하기 위함이다. 노인네가 비아그라 먹고 정액을 남발하다 명을 재촉하는 것과 크게 다를 바 없는 것이기 때문이다.

동양의 성의학性醫學의 성전이라 할 수 있는 『소녀경素女經』은 중국의 신화 속의 인물인 황제黃帝가 소녀(素女. 착각하지 마라. 이 사람은 남자다. '소녀시대'의 그 소녀少女가 아님에 유의), 현녀玄女, 팽조彭祖 등의 선인仙人들과 남녀의 교합에 대해 논한 문답형식의 책이다. 이른바 방중술房中術이란 것으로 남녀의 교합을 통해 불로장생을 추구하는 것이다. 여기에 끊임없이 반복되는 중요한 메시지가 있다. 그것은 동이불시動而不施라는 것이다(흔히 접이불시接而不瀉라고도 한다). 즉 교접하되 사정하지 말라는 말이다. 남자들은 이 말에 언뜻 동의하기가 쉽지 않을 것이다.

"아니, 그럼 무슨 재미로 섹스를 하자는 거야?"

황제도 같은 의문이 들었던 모양이다. 황제가 채녀采女라는 여관女官을 보내 선인 팽조에게 물었다.

"교접이란 사정하는 즐거움 때문에 하는 것인데, 지금 닫고 사정하지 말라고 하면 어떻게 즐거움을 느낄 수 있겠는가(交接以寫精爲樂, 今閉而不寫, 將何以爲樂乎)?"

이에 팽조는 사정 후 남자에게 밀려드는 신체의 불쾌한 증상을 설한다. 신체가 나른해지고, 귀에서 윙윙 소리가 나고, 눈이 피곤하여 감기고, 목이 바짝 마르고, 뼈마디가 풀려 노곤해지는 등의 증상 말이다. 하지만 반대로 사정하려고 할 때 억제해서 사정하지 않으면 기력이 남아돌고 신체가 편안해지며 귀와 눈이 총명해진다고 역설한다. 그의 결론은 다음과 같다.

"스스로 억제하여 진정시키면 다시 사랑하고자 하는 생각이 거듭 일어나게 될 것입니다. 항상 약간은 부족한 듯한 느낌을 갖는 것이 (사정하는 것보다 더) 즐거운 일이 아니겠습니까(雖自抑靜, 意愛更重. 恒若不足, 何以不樂耶)?"

그래서 이들 선사仙師들의 교접에 대한 가르침은 흔히들 다음과 같은 말로 끝을 장식한다.

"여쾌내지(女快乃止)."

여자가 절정에 이르면, 즉 여자가 오르가슴에 다다르면 성교를 그치라! 이렇게 자신의 정기를 배설하지 않고 되돌려서 보존하는 것을 환정還精이라고 했다. 이것은 남성 아닌 여성 중심의 섹스라 할 수 있다. 여성은 마음껏 쾌락을 향유케 하면서, 남성에게는 쾌락을 불허하는 것이다. 이 환정이 바로 고대 방중술의 요체이다.

여기에는 남자의 정精을 인신에서 가장 중요한 생명의 원질로 보는 한의학의 사상이 반영돼 있다. 사정 후 남자에게 밀려드는 노곤하고 허탈한 느낌을 정의 손실 때문인 것으로 파악한 것이다. 이러한 인식구조에서는 결국 쾌락이 인간에게 심각한 불건강을 초래할 수 있다는 생각에 이르게 된다. 따라서 마냥 쾌락만을 추구할 수는 없다.

사정에 대한 이해방식은 서양에서도 중세나, 심지어 근세에 이르기까지는, 동양과 유사했다. 정액을 방출하는 것은 인체에 큰 병을 유발하는 불건강한 행위였다. 의학의 입장도 그러했고 기독교의 입장에서는 더욱 그랬다. 그래서 부부가 자손을 갖고자 하는 경우 이

외에는 성교를 엄격하게 금했다. 이것은 '성교의 정당한 목적은 생식 밖에 없다.'라고 한 교황 요한 바오로 2세 Pope John Paul II, 1920~2005의 회칙에까지 면면이 이어져오고 있다. 하물며 자손의 번식과 무관한 자위행위에 있어서랴! 자위야말로 악마의 행위라고 무차별 단죄할 수 있는 최고의 명분을 지닌 것이었다. 구체적인 의미 맥락은 사뭇 다르지만 어쨌든 서양도 정액을 보존하는 것을 중시했던 것은 동일하다.

하지만 '교접은 하되 사정을 하지마라'라니! 말이 그렇지, 그게 그리 쉽겠는가? 세상의 어떤 남자도 성교를 하면서 불로장생 하겠다고 사정을 하지 않고 중도에 멈추는 남자는 없을 것이다. 오히려 될 수 있는 대로 사정을 더 오래, 더 길게, 더 많이 하려고, 그래서 그 순간만큼은 최후의 한 방울도 남김없이 전부 다 쏟아 부어, 조금이라도 더 많은 쾌락을 취하고자 발악을 할 것이다. 정액을 사출하는 그 절정의 순간에는 죽음도 불사할 수 있다. 지금 당장 죽는대도 이 지고의 쾌락은 결코 포기할 수 없다('죽어도 좋아')!

방중술이란 쾌락의 소용돌이 속에서 고요함을 유지하는 것이다. 이것은 사실 보통사람들에게는 불가능한 것이다. 정말 그럴 수 있다면 그는 더 이상 인간이 아니다. 이미 신의 경지에 들어선 선인인 것이다. 방중술은 결코 쾌락주의라고 말할 수 없다. 오히려 그것은 지독한 금욕주의라 하지 않을 수 없다.

섹스란 인간에게 쾌락이다. 우리는 이 쾌락을 방탕으로 생각하기 쉽다. 하지만 진정한 쾌락은 고도의 절제를 요구한다. 쾌락이 남용되면 그것은 탐닉indulgence이요, 중독intoxication이요, 학대abuse다. 그런 것이 말하자면 포르노다.

  재즈음악의 가장 위대한 연주자로 명성을 떨친 알토 색소폰의 거장 '버드Bird' 찰리 파커Charles Christopher Parker, Jr., 1920~1955는 35세의 나이로 세상을 떠났다. 할리우드의 섹스심벌로 모든 남성의 연인이었던 마릴린 먼로Marilyn Monroe, 1926~1962는 36세의 꽃다운 나이에 저세상으로 떠나갔다. 전 세계의 젊은이들을 순식간에 사로잡은 록큰롤의 제왕 엘비스 프레슬리Elvis Presley, 1935~1977도 한창의 나이인 42세에 유명을 달리했다. 허리케인처럼 강렬하고 눈이 멀도록 현란한 혼의 연주로 60년대 반전, 평화 운동을 이끌었던 전설적 록 기타리스트 지미 헨드릭스Jimi Hendrix, 1942~1970도 불과 28세의 나이에 절명하고 말았다. 이들의 삶은 술과 약물, 그리고 문란한 사생활의 연속이었다. 돈과 명예를 쌓아둔들 무슨 소용이 있으랴!

먼로 스캔들

  마릴린 먼로는 저 유명한 미 대통령 존 에프 케네디John F. Kennedy와 그의 동생 법무장관 로버트 케네디Robert Kennedy, 양 케네디 형제들과 섹스스캔들이 있었다(이들 형제는 말하자면 '동서지간'이다). 그녀가 이들로부터 국가기밀을 많이 알게 되고, 또 성추문 사실 또한 공공연하게 알려지기 시작하자, 이를 은폐하기 위해 최고위 권력자들과 미연방수사국FBI의 공작에 의해 살해되었다는 설이 끊임없이 제기되고 있다. 미 역사상 가장 위대한 대통령 중의 하나로 꼽히는 그 케네디가 이런 류의 인간이었다니, 이를 어떻게 해석해야 할까? 마릴린 먼로의 사인은 약물 과다 복용으로 인한 중독으로 서둘러 발표되었다. 현장의 중요한 물품들과 검시기록은 모두 온데간데없이 사라진 채.

우리는 흔히 그녀를, 영화에서 묘사하듯이 머리가 텅 빈 금발의 섹스 심볼 정도로 간주하지만, 그녀의 본 모습은 그렇지 않았다고 한다. 그녀는 정치적으로 좌파의 성향을 지녔으며, 정치적 견해도 수준급이었다고 한다.

그녀는 또, 항상 클래식 음반을 지니면서 즐겨 들을 정도로 고전음악에 조예가 깊었다고 한다. 그녀가 등장했던 많은 영화에서 주제가를 직접 부를 정도로 뛰어난 가창력을 지닌 가수이기도 했다. 나는 그녀의 영화〈신사는 금발을 좋아해 Gentlemen Prefer Blondes〉에서 그녀가 부른 〈다이아몬드는 여자의 가장 친한 친구 Diamonds Are A Girl's Best Friend〉라는 노래를 특히 좋아한다. 재즈 스타일의 이 노래는 경쾌한 멜로디와 리듬을 갖고 있는데, 그녀의 즉흥적 센스가 느껴지는 재치 있는 가창력을 감지할 수 있다.

쾌락이 진정한 쾌락이 되려면 그것은 지속 가능한 것이어야 한다. 한순간의 쾌락을 위해 뛰어드는 '불나비사랑'일 수는 없다. 쾌락이란 그것이 지속 가능할 수 있도록 하는 삶의 절제가 반드시 필요하다. 절제 없는 쾌락이란 죽음을 재촉할 뿐이다. 진정한 쾌락주의자는 그래서 금욕주의자일 수밖에 없다. 이것이 바로 쾌락주의 Hedonism의 선구, 에피쿠로스 Epicurus, 342?~270 B.C의 진의라고 한다.

인간에게 이제 섹스는 하나의 게임이요 유희다. 하지만 게임에는 엄격한 규칙이 있다. 다시 말하지만, 그 게임의 규칙은 당사자들이 정하는 것이다. 섹스란 행위자의 건강이 최적으로 유지되는 한도 내에서 자율적으로 이뤄지는 성숙한 인간의 게임이다. 성은 다른 누가 이래라저래라 할 아무런 꺼리가 없는, 전적으로 사적인 것이다. 문제는 서로가 얻는 즐거움의 양과 질이요, 그로 인해 얻는 정신과 육체의 조화이다. 궁극적으로 성은 우리에게 건강한 삶을 이끄는 것이어야 할 것이다.

***

섹스란 원초적으로 자손의 번식을 위한 고도의 생명활동이므로, 인간에게 있어서는 역시 결혼이라는 사회적 행위와 결코 뗄래야 뗄 수 없다. 기혼자들이야 살면서 다들 뼈저리게 느끼는 것이지만, 결혼생활이란 한 마디로 말하자면 부부 간의 끝없는 협동과정의 연속이다. 가사와 육아, 그리고 경제활동 등도 물론 협동이 필요한 것이지만, 성생활 역시 협동이 없이는 결코 만족스러운 결과를 일궈낼 수 없다. 부부 간의 성행위란, 상대에 대한 배려를 바탕으로 서로의 정신과 육체의 모든 것을 탐구해 가는 구도의 과정이다. 두 사람이 완벽한 하모니를 이뤄 최고의 엑스터시에 도달할 수 있도록, 삶의 전 과정에서 끊임없는 노력과 탐구가 이뤄져야 할 것이다.

우리는 결혼을 함에 있어 보다 신중한 자세가 요구된다. 하지만 결혼 그 자체에 너무 지나친 것을 기대하는 것은 결코 바람직하지 않다. 역설적이지만, 행복을 기대하지 않는 결혼만이 행복할 수 있다고 한다. 너무 가벼이 해서도 안 되지만, 너무 과중하게 황홀한 그림을 그려서도 안 된다. '이 사람과 삶을 같이 한다는 그 사실만으로도 나는 행복할 수 있다'라는 소박한 마음으로 시작할 것이다. 그리고 부부는 한번 결혼한 이상, 될 수 있는 대로 행복한 가정을 이루기 위해 서로 협동하고 최선을 다하는, 성실한 자세가 절실히 필요하다. 결혼생활을 이어간다는 것, 이것이야말로 그 어떤 수행보다도 도달하기 어려운, 최고의 수련이요 지고의 도 닦기다. 그 수행의 정점에 양육이라는 행위가 있다.

담력게임

결혼제도의 핵심은 사실 자녀의 양육에 있다. 양육의 부담이 없다면 이혼도 그다지 큰 사회문제가 되지 않았을 것이다. 싫으면 그 순간 헤어지면 그만이다. 양육이 아니라면 결혼이란 제도 자체도 존재치 않았을 것이다. 양육 때문에 결혼이 지속되어야 하는 것이다. 그래서 가족이 생겨난 것이다.

요즘 황혼이혼이니 뭐니 하는 세태도 이러한 결혼의 진화생물학적 본질을 알아야 제대로 이해가 된다. 양육 때문에 지속된 결혼생활이 자식이 장성해서 독립한 시점에서는 더 이상 지탱되어야 할 필요성이 없어진 것이다. 어찌 보면 황혼이혼이 오히려 당연한 일인데, 결혼이라는 사회제도의 강한 관성 때문에 그 관계가 계속 유지된다고 볼 수도 있다. 지고의 사랑이라는 강한 유대가 두 부부를 결코 뗄래야 뗄 수 없는 필연의 짝으로 만들어서 아름다운 관계가 지속되는 경우도 물론 많지만 말이다.

어류의 경우에는 희소한 몇 가지 예외를 제외하고는 양육이라는 것 자체가 필요치 않다. 따라서 가족이라는 개념도 없다. 그들에겐 대다수의 동물에게 흔한, 암수의 성기가 직접 교합하는 성교 자체도 없는 경우가 대부분이다. 암컷이 알을 낳으면 수컷이 그 위에다 정자를 뿌림으로써 간접적으로 성교가 이뤄진다. 거기서 그들의 관계는 끝난다. 그리고 암수는 서로 미련 없이 헤어진다. 얼마 지나면 암컷은 다시 알을 낳을 것이고, 아마도 다른 수컷이 와서 거기에 또 정자를 뿌릴 것이다. 수컷도 다른 암컷이 낳은 알을 찾을 것이고, 거기에 또다시 자신의 정자를 뿌릴 것이다.

이러한 수정 방식을 체외수정external fertilization이라고 한다. 체외에서 정자와 난자의 결합을 이루는 방식이다. 이렇게 수정된 난자(수정란)는 홀로 부화되어 새끼로 자랄 수 있다. 따라서 부모의 양육이 전혀 필요치 않다. 그러므로 암수가 결혼관계를 계속 유지해야 할 하등의 이유가 없다. 문제는 새끼로 부화되기 전에 대부분의 알이 다른 포식자들에게 무참히 먹혀 버린다는 것. 거의 모조리 싹쓸이를 당하는 것이다(이를 방지하기 위해 암컷 또는 수컷이 알의 부화가 끝날 때까지 곁에서 지키면서 필사적으로 포식자를 쫓아내는, 부모의 역할을 충실히 하는 갸륵한 종도 있다. 이는 물론 소수이다).

하는 수 없이 물고기들은 머리를 짜냈다. 나름대로 기발한 생각을 한 것이다. 그것은 되도록 알을 많이, 그것도 상상을 초월하게 무척 많이 낳는 것이다. 엄청난 천문학적 물량공세로, 무수히 잡아먹히는 가운데서도 용케 살아나는 단 몇 마리의 실낱같은 희망에 모든 승부를 거는 것이다. 바다 속을 가득 채운 그 어마어마한 수의 물고기들 하나하나가 몇만분의 일, 또는 몇십만 분의 일, 아니 몇백만 분의 일의 확률로 생존에 성공했을지도 모를 기적 같은 존재라는 사실이 정말로 경이롭게 느껴진다. 도대체 얼마나 많은 알을 낳았단 말인가?

하지만 어쨌든 이러한 방식은 너무도 소모적인 낭비이다. 체내수정은 이러한 단점을 보완하기 위해 선택된 진화의 하나라고 여겨진다(어류와 같은 수생동물이 육상동물로 진화하면서 생식세포가 공기 중으로 노출되어 건조되는 것을 막기 위해 체내수정의 방식으로 진화하였다는 견해도 있다). 체내에서 안전하게 일정기간을 길러냄으로써 무방비상태로 포식자들에게 노출되어 희생되는 새끼의 숫자를 줄이고자 한 것이다. 의도는 좋지만 문제는 여기에서 출발한다. 양육을 둘러싼 양성 간의 전쟁이 터진 것이다.

양육이란 양성 사이의 이해관계가 첨예하게 얽힌 매우 복잡하고 민감한 것이다. 쉽게 말하자면 암수 어느 누구도 양육을 떠맡고 싶어 하지 않는다. 될 수 있는 대로 상대에게 떠맡기고 자신은 그로부터 도망치려 한다(요즘 내가 늦은 나이에 결혼하여 아이를 길러보니 그 속을 좀 알겠다). 그래서 양성 간에는 양육을 둘러싼 보이지 않는 신경전과 교활한 암투가 늘 긴장 속에 꿈틀거리고 있다. 하지만 대개는 이러한 게임에서 승자는 수컷이다. 이유는 간단하다. 생식에 대한 투자가 암컷보다 수컷이 훨씬 적기 때문이다.

암컷은 우선 커다란 난자 때문에 시작부터 수컷보다 막대한 투자를 해야 한다. 게다가 임신을 하는 쪽은 암컷이다. 그래서 대개 수개월 이상을 자신의 몸속에서 보존하고 많은 에너지를 소모하면서 길러야 했다. 그렇게 해서 마침내 달이 차 새끼를 낳았다. 암컷과 수컷은 곧 신경전을 펼친다. 누가 기를 것인가?

"네가 길러!" 암컷이 말한다.
"뭐라고? 웃기는 소리!" 수컷이 되받는다.
"내가 훨씬 더 큰 알을 투자했고, 또 뱃속에서 몇 달을 힘들여 길렀잖니? 그동안 너는 뭐 했어? 만날 빈둥빈둥 낮잠이나 자면서 놀기밖에 더 했어?" 암컷이 열을 올린다.
"그래, 어쩔거야?" 수컷이 배를 내민다.
"난 안 길러! 난 갈 거야. 이제 난 휴식이 필요해." 암컷이 돌아서 간다.
"어쭈! 누가 이기나 볼까?" 수컷도 새끼를 팽개치고 간다.

담력게임chicken game이라는 것이 있다. 두 대의 차가 양쪽에서 서로를 향해 돌진하여 먼저 피하는 쪽이 지는 게임이다. 〈풋루스Footloose: '제멋대로'라는 뜻〉라는 영화에서 반항기 많은 젊은 애들이 술에 취해 취기가 발동하여 불도저를 몰고 양쪽에서 돌진하는 위험천만한 게임을 하는 장면이 나온다. 〈난 영웅을 갈망해요Holding Out For A Hero〉라는, 다이내믹한 드럼비트가 주문처럼 시종 귀를 때리는, 그 유명한 여성 보컬리스트 보니 타일러Bony Tyler의 짙은 허스키 보이스의 팝음악을 배경으로 불도저를 몰고 서로 코앞까지 바짝 돌진하는 아찔한 순간이 이 영화의 압권 중의 하나이다. 암수의 양육을 둘러싼 신경전은 말하자면 담력 게임이다. 지가 안 비키고 배겨?

앞의 암수의 게임에서 누가 이길까? 대개는 수컷이 이긴다. 암컷이 핸들을 틀 수 밖에 없다. 수컷은 새끼를 낳는 데까지 별로 투자한 것이 없다. 값비싼 난자에 비해 거저나 다름없는 정자를 좀 제공했을 뿐이다. 밑져야 본전! 그래서 잃을 게 없다. 게다가 그 새끼가 100% 자기애라는 확증도 없다. 혹시 다른 놈의 새끼를 배고 내 새끼인 양 암컷이 사기를 치는지 알 길이 없다. 에라! 잘 있어라. 난 간다. 애가 죽건 말건 난 모른다. 아쉬우면 지가 기르겠지! 그렇다! 암컷은 아쉽다. 그동안 했던 투자가 너무도 아쉽다. 그래서 그냥 새끼를 포기하기엔 너무 손실이 크다. 기다란 알을 투자했지, 허리 휘어가며 몇 달을 뱃속에서 길렀지. 게다가 100% 확실한 내 새끼가 아닌가! 내 유전자를 확실히 가지고 있는 의심할 수 없는 내 피붙이가 아닌가! 그래, 이 치사한 수컷아, 잘 먹고 잘 살아라! 얼마나 잘 사는지 두고 보자! 울며 겨자 먹기, 암컷은 울면서 겨자를 먹을 수밖에 없다. 자신의 새끼를 건사할 수밖에 없다.

Intermission 3

오페라 〈카르멘〉 실황 DVD

〈카르멘〉을 감상할 수 있는 실황음반으로서 앞에서 아그네스 발차와 호세 카레라스의 것을 소개했는데, 또 다른 좋은 실황연주로서 추천할 만한 것이 몇 있다. 하나는 소프라노 마리아 유잉Maria Ewing, 1957~과 테너 루이스 리마Luis Lima, 1948~가 주연하고 세계적인 지휘자 주빈 메타Zubin Mehta, 1936~가 지휘한 로열오페라 오케스트라The Orchestra Of The Royal Opera의 코벤트 가든Covent Garden 연주(1991)이고, 다른 하나는 메조소프라노 안느 소피 폰 오토Anne Sofie Von Otto, 1955~와 테너 마커스 해독Marcus Haddock이 주연하고 스위스 출신의 신예 지휘자 필립 조단Philippe Jordan, 1974~이 지휘한 런던 필하모닉 오케스트라London Philharmonic Orchestra의 글라인드본 오페라하우스Glyndebourne Opera House 연주(2002)가 있다.

유잉의 카르멘이 섹시하면서도 여린 듯한 여성적 카르멘이라면, 오토의 카르멘은 극단적 팜프 파탈Femme Fatale, 즉 치명적 여인의 소름끼치는 카리스마가 느껴지는 카르멘이다. 유잉은 내가 본 가장 사랑스러운 느낌의 카르멘이고, 오토는 가장 터프한 느낌의 카르멘이라고 할 수 있을 것 같다. 특히 글라이드본 판의 맥비카David McVicar의 파격적인 연출은 눈여겨 볼만하다.

메조소프라노 배지연이 말하길 성악의 발성 면에서 보면 카르멘 역에는 주빈메타가 지휘한 음반의 마리아 유잉이 더 낫고, 호세 역에는 필립 조단이 지휘한 음반의 마커스 해독이 더 윗길이라고 한다. 유잉의 목소리는 원래 소프라노이므로 드라마틱이라기보다는 리릭의 느낌을 주지만, 카르멘에 독특하게 어울리면서 성악적으로 더 수준 높은 발성이고, 해독의 목소리는 테너의 생명인 고음에서 더 '잘 빠지는' 소리라는 것이다. 그리고 미카엘라 역에는 주빈 메타 음반의 루마니아 출신 리릭소프라노 레온티나 비두바Loontina Vaduva, 1964~가 더 호흡이 받쳐주는 발성으로 탁월하고, 투우사 에스카미요 역에도 역시 같은 음반의 캐나다 출신의 바리톤 지노 퀄리코Gino Quilico, 1955~가 더 낫다고 평가했다.

또 하나 더 소개한다면, 명 카르멘 역으로 정평이 나있는 러시아 출신의 메조소프라노 엘레나 오브라초바Elena Obraztsova, 1939~와 더 이상 설명이 필요 없는 스페인 출신의 명실상부한 세계 최고의 테너 플라시도 도밍고가 주연한 실황연주가 있다. 오페라 연출의 귀재인 프랑코 제피렐리Franco Zeffirelli의 연출과, 자유로운 영혼의 천재적 독일 출신의 지휘자 카를로스 클라이버Carlos Kleiber, 1930~2004가 지휘한 빈 국립오페라 오케스트라·합창단Chor und Orchester der Wiener Staatsoper의 명연주(1978)가 또 하나의 최고의 〈카르멘〉을 선사한다. 최근 타계한 지휘자 클라이버는 괴짜스런 행동으로 종종 사람들을 당황케도 했지만, 음악에 대한 독창적 해석과 진지한 태도로 많은 동시대의 음악인들에게 두터운 신뢰를 받는 위대한 예술가였다. 특히 도밍고는 그를 가리켜 "내 음악생활에서 그와 같이 리허설 할 때처럼 좋은 때는 결코 없었다."고 말할 정도로 절대적인 존경을 표했다. 여기 카르멘 역의 엘레나 오브라초바는 당시 아직 연방제이던 소련의 볼쇼이 출신이었던 까닭에 큰 화제를 불러일으켰다.

20세기 가장 위대한 메조소프라노의 한 사람으로 꼽히는 스페인의 테레사 베르간사Teresa Berganza, 1935~ 의 〈카르멘〉 실황(파리 가르니에 극장, 1980)도 있다. 베르간사는 초기에는 가벼운 로시니 스타일에서 진가를 발휘했지만, 후기에는 카르멘으로 변신해서 역시 큰 성공을 거둬 이름을 날렸다. 이 실황연주에는 베르간사 뿐만 아니라 플라시도 도밍고(호세 역)와 20세기 베이스의 대표로 평가되는 루제로 라이몬디(Ruggero Raimondi, 1941~, 에스카미요 역), 그리고 카티아 리차렐리(Katia Ricciarelli, 1946~, 미카엘라 역)까지 가세하였으니 단 한 사람도 빠지지 않는 진짜 초호화 진용이다. 피에로 파지오니 연출, 피에르 데르보 지휘의 파리 국립오페라 오케스트라·합창단 연주.

영화화 된 오페라 〈카르멘〉 DVD

〈카르멘〉은 영화로도 많이 만들어졌다. 그 중 명지휘자 카라얀 Herbert von Karajan, 1908~1989이 직접 연출과 지휘를 맡은 영화판 〈카르멘〉이 유명하다. 흑인으로서 미국의 대표적인 메조소프라노인 그레이스 범브리 Grace Bumbry, 1937~가 카르멘 역으로 열연하고, 특이한 개성으로 노래하는 캐나다의 테너 존 비커스 John Vickers, 1926~가 호세로, 그리고 이탈리아 최고의 리릭 소프라노 미렐라 프레니 Mirella Freni, 1935~가 미카엘라로 출연한다. 빈 필하모닉 오케스트라와 빈 국립오페라 합창단을 리드하는 카라얀의 열정적인 지휘를 다시 볼 수 있다.

또 다른 〈카르멘〉 영화로는 프란체스코 로시 Francesco Rosi, 1922~ 감독의 작품(1984)이 유명하다. 카르멘 역에 줄리아 미헤네스 Julia Migenes Johnson, 호세 역에 플라시도 도밍고, 미카엘라 역에 페이스 이섬, 그리고 에스카미요 역에 루제로 라이몬디가 나와 역시 수준 높은 진용을 갖췄다. 로시 감독의 뛰어난 연출로 오페라 영화사상 가장 잘 만들어진 작품의 하나로 꼽힌다.

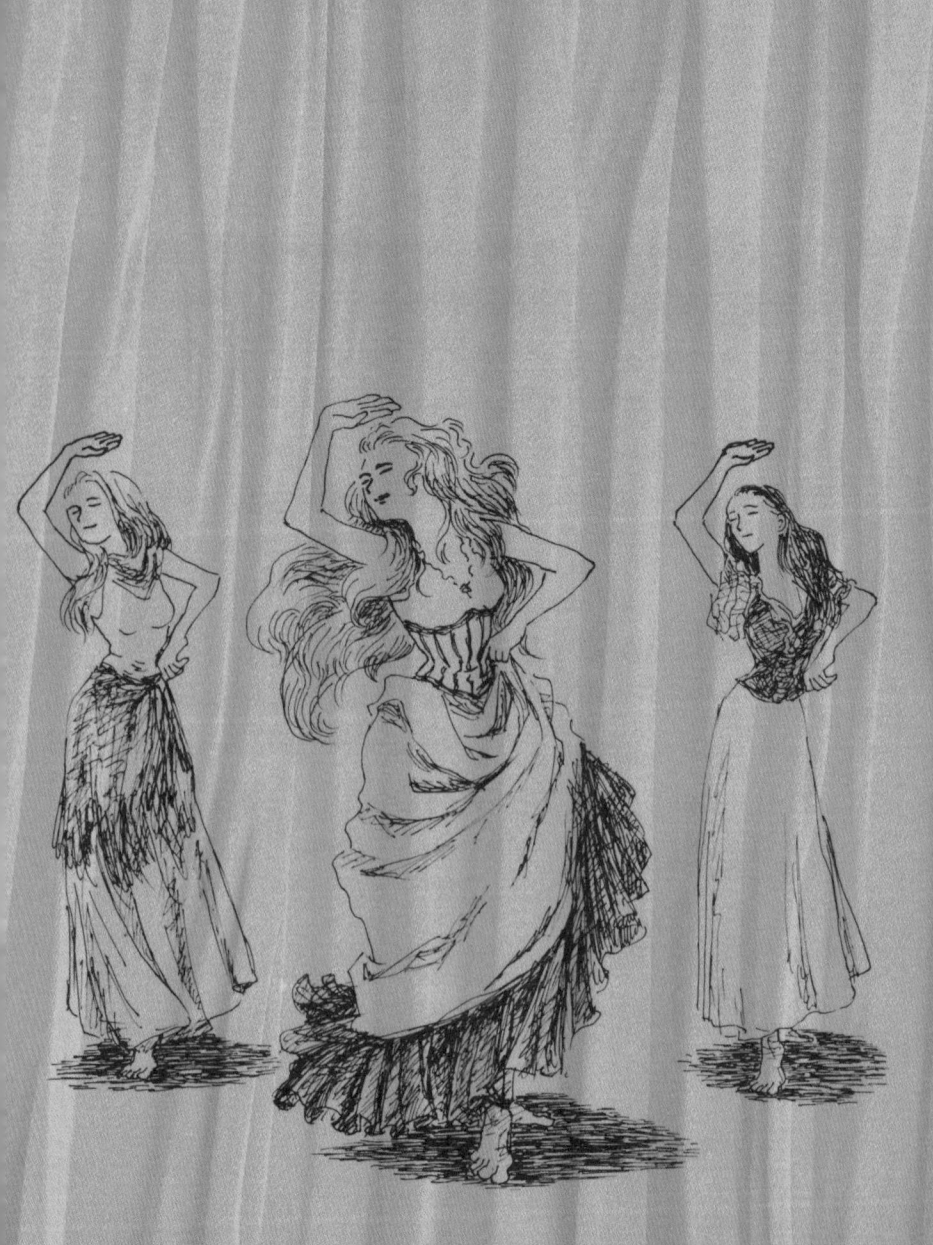

넷째 가름

01 엄마

02 의심

03 자유

젊음은 지나가고 사랑은 시들며

우정의 잎사귀들도 낙엽이 되지만

엄마가 홀로 몰래 간직한 사랑은 이 모든 것보다

더 오래 지속된다.

―O. W. 홈스

엄마

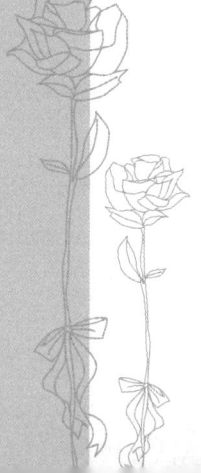

엄마의 회상

호세가 담배공장 앞에서 카르멘과 운명적인 만남이 있던 날, 미카엘라는 호세 어머니의 편지를 전해주려 호세를 찾아왔었다. 호세가 비록 카르멘의 유혹을 받아 순간적으로 흔들리기는 했지만, 아직은 그녀와 격정적인 사랑에 빠지기 전이었다. 그 운명적 만남에서 카르멘은 호세에게 유혹의 주술을 걸고 담배공장 앞 광장에서 사라진 것이다. 혼자 남겨진 호세는 카르멘이 던져주고 간 장미꽃을 아무도 몰래 집어 든다. 그리고 살며시 향기를 맡는다. 호세는 혼잣말로 뇌까린다. "아! 이 고혹적인 향기! 마녀가 있다면 그녀가 틀림없어!" 이 말은 그가 이미 그녀의 포로가 되었다는 것을 스스로 증언하는 것이었는지도 모른다. 그때 미카엘라가 호세 앞에 나타난 것이다.

미카엘라 병장님!
호세 (급히 꽃을 숨기며 허둥댄다.) 뭐? 무엇이라고? 아! 미카엘라, 당신이로군!
미카엘라 네. 당신 어머니께서 절 보내셨어요

그제야 호세는 카르멘의 생각을 떨구고 정신을 차린다. 그리고 미카엘라를 반갑게 맞이하며 어머니의 소식을 묻는다.

호세 어머니에 대해 말해주오
미카엘라 나는 어머니의 충실한 전령, 여기 어머니의 편지를 가져왔어요

호세　편지라고?

미카엘라　그리고 당신 용돈 조금 하고, 그리고 또…

호세　그리고?

미카엘라　그리고… 차마 말을 못하겠어요

　　　　그리고 착한 아들에겐 돈보다 값지고

　　　　값으로 따질 수 없는 다른 것도요

호세　다른 것이라고? 무엇이오? 말해 주오

미카엘라　네, 말하겠어요. 어머니의 선물을 당신께 전하겠어요

　　　　어머니께서 저와 함께 성당을 나올 적에 저를 안으시며 말씀하셨어요

　　　　"내 대신 세비야에 갔다 오너라, 그리 멀지 않으니

　　　　거기 도착하거든 내 아들을 찾아라. 나의 호세, 내 아들을

　　　　그리고 그에게 말해주렴

　　　　그가 없는 동안 밤낮으로 그의 꿈만 꾸고 있다고

　　　　정말 그립고 보고 싶다고

　　　　이미 다 용서했으니 돌아오기를 기다리고 있다고

　　　　얘야, 이 모든 것을 그에게 전해 주지 않겠니?

　　　　그리고 내가 너에게 건네주는 이 키스도 전해주렴"

호세　(미카엘라에게 좀 더 다가가면서) 어머니의 키스라고?

미카엘라　어머니께서 아들에게 하신 키스예요, 돈 호세!

　　　　약속대로 당신께 드리겠어요 (미카엘라가 호세에게 키스한다)

호세　어머니! 어머니가 보이는 구나!

　　　　그래, 고향마을도 다시 보이고!

오! 소중한 옛날의 추억들이여!
행복했던 내 고향의 기억들이여!
나의 가슴에 힘과 용기를 불어넣어 주는구나
오! 소중한 추억들이여!
어머니가 보이고 내 마을이 다시 보이누나

  미카엘라가 전해준 어머니의 키스에 호세는 감격하며 어머니에 대한 그리움을 감추지 못한다. 집 떠나 도시에 나가있는 아들에 대한 걱정과 사랑, 다 큰 자식이건만 용돈을 보내는 엄마의 마음, 이 모든 것들이 우리네 엄마들의 모습과 똑 같다. 어머니와 고향을 그리는 호세의 애틋한 감회는 톰 존스Tom Jones의 노래 〈푸르고 푸르른 고향의 잔디 Green Green Grass Of Home〉를 연상케 한다. 말 그대로 아련한 추억이다. 호세가 고향을 그리워하며 예전의 모습을 되찾자 미카엘라도 기뻐하며 이에 화답한다. 아름다운 하모니가 두 사람을 가득 채운다.

미카엘라(호세와 2중창)   그가 어머니를 다시 보는구나!
고향마을도 다시 보고!
오! 옛날의 추억들, 고향의 추억들이여!
그의 마음에 힘과 용기를 불어넣어 주는구나
오! 소중한 추억들!
그가 어머니를 다시 보고 마을을 다시 보는구나!

  카르멘이 휘저은 마음의 혼란으로 동요하던 호세는 미카엘라가

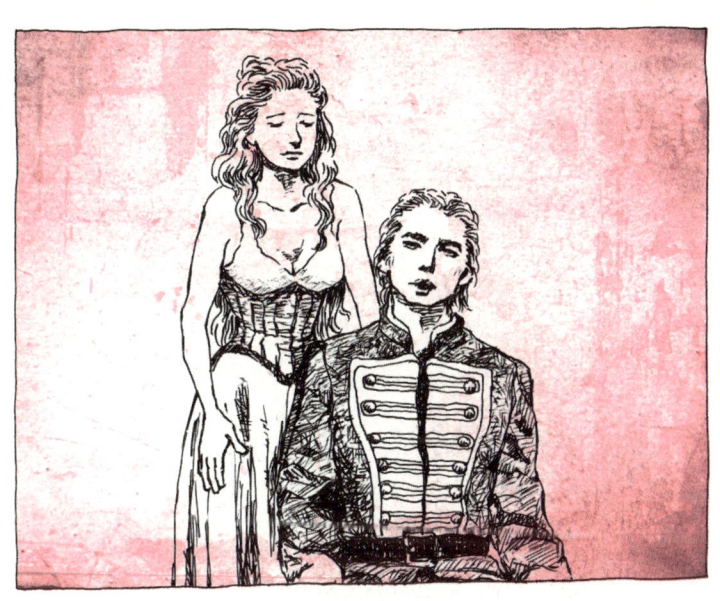

전해준 어머니의 소식에 마음에 평화를 얻고 악몽에서 깨어난 듯 머리를 흔든다.

호세   (혼잣말로) 내가 방금 어떤 악마의 제물이 되려 했는지 아무도 몰라!
비록 멀리 있지만 어머니는 나를 지켜주시는구나
보내주신 이 키스는 위험을 막아주고 나를 지켜줄 거야

미카엘라는 호세의 혼잣말이 이상해서 걱정스레 묻는다.

미카엘라 악마요? 위험이라고요?

이해를 못하겠어요. 무슨 말이죠?

호세 아무 것도 아니오, 아무 것도 아니라니까!

미카엘라, 이제 당신 얘기를 해 봅시다

나의 전령이여, 마을로 돌아갈 거요?

미카엘라 네, 오늘 저녁에요

내일은 당신 어머니를 뵙게 되겠지요

호세 당신이 내 어머니를 뵙는군!

그럼 어머니께 말해주오

당신 아들이 어머니를 사랑하고 있다고

이제는 뉘우치고 있다고

그리고 당신 아들을 자랑스럽게 여기게 해 드리겠다고

이 모든 것을 하나도 빠뜨리지 말고 꼭 말해주오

그리고 당신에게 주는 나의 키스도 꼭 전해주오

(호세가 미카엘라에게 키스를 한다.)

미카엘라 네, 그러겠어요

약속대로 어머니께 아들의 키스를 전하겠어요

2중창, 〈어머니에 대해 말해주오〉, 1막, 동영상: blog.naver.com/docj624

호세와 미카엘라는 다시 한번 어머니와 고향마을의 추억을 함께 노래한다. 평화롭고 따사로운 감동이 아름다운 화음에 실려 머나먼 지평까지 물결친다. 그들의 마음엔 이제 기쁨이 충만하다. 미카엘라는 호세가 다시 옛날의 그로 되돌아 왔다는 사실이 너무도 기쁘다.

호세는 어머니의 편지를 소리 내어 읽는다. "그럼 계속 잘 처신하거라, 내 아들아! 네가 조만간 하사로 진급하기로 되어 있다지. 그 때면 너도 제대해서 내 곁에 살 수 있을 것 같구나. 나도 이제 늙었다. 돌아와 결혼하려무나. 네가 선택해야 할 사람이 누군지는 알겠지? 바로 이 편지를 가지고 간 사람, 그녀보다 더 현명하고 상냥한 사람은 어디에도 없을 게다." 미카엘라는 편지의 내용이 자신을 말하는 것을 듣고 부끄러워 몸 둘 바를 모른다. 바로 얼마 전까시, 우물가에서 표주박에 담은 물을 건네며 얼굴을 붉히던 우리 시골처녀의 수줍은 모습을 꼭 닮아 있다. 이러한 순수한 아름다움을 결국은 보지 못하는 호세! 남자라는 동물의 어리석음! 안타깝다는 말 외로 다른 표현을 찾을 길이 없다.

미카엘라는 호세가 편지 읽는 것을 중단시키면서 이제 가 봐야겠다고 말한다. 자신을 말하는 편지 내용이 부끄럽고 민망해서 그 자리에 있을 수가 없는 것이다. 호세가 한사코 만류하지만, 떠나기 전에 답장을 가지러 오겠다고 하고 허둥지둥 자리를 뜬다. 미카엘라가 떠난 후 호세는 홀로 어머니의 편지를 계속 읽는다. "미카엘라보다 너를 사랑하는 사람은 없단다. 네가 원한다면……" 호세는 편지를 움켜쥐고 다짐한다. "네, 어머니! 당신이 바라는 대로 하겠습니다! 미카엘라와 결혼하겠어요!" 그리고 카르멘이 던지고 간 꽃을 노려본다.

"꽃으로 요상한 주문을 거는 집시여자는 잊겠어요!" 꽃을 바닥에 집어던진다.

호세의 의지대로 이렇게 되었으면 얼마나 좋겠는가! 하지만 이것은 단말마의 마지막 외마디 외침일 뿐이다. 결국 이것은, 호세가 카르멘에게 속수무책의 포로가 되어 걷잡을 수 없이 무너져 버리는 바람에 허튼 맹세가 되고 만다.

엄마는 어떠한 경우에도 자식을 포기하지 않는다. 호세의 엄마는 도시로 떠나간 아들이 이제나 저제나 잘못될까봐 한시도 마음을 놓지 못했다. 미카엘라를 통해 아들이 잘못된 길로 들어서지 않기를 바라는 엄마의 간곡한 뜻이 여기 이 노래(《어머니에 대해 말해주시오》)에 절절히 배어 있다. 이것은 자식을 가진 모든 엄마의 마음이 아니고 무엇이겠는가? 그런데 도대체 왜 자식들은 그렇게도 부모의 속을 썩이는 것일까?

한의원에 있다 보면 자식들이 속을 썩이는 바람에 큰 병을 안고 내원하는 엄마들이 너무도 많다. 사연을 말하는 그들의 눈엔 항상 눈물이 고인다. 우리네 자식들은 악당들인 것이다. 그들은 그들의 철없는 언행이 부모의 마음을 멍들게 하고, 가슴을 도려내는 잔인한 칼이 된다는 것을 왜 모르는 것일까? 호세가 카르멘에 빠져 탈영을 하고 산도적이 되었다는 말을 들었을 때, 그것은 엄마에게 하늘이 무너져 내리는 청천벽력이었을 것이다. 진자리 마른자리 갈아 뉘며 무조건의 마음으로 길렀던 그 엄마의 가슴이 얼마나 찢어졌을까? 자식의 불행은 엄마에겐 죽음의 선고나 다름없다. 자식이 잘못됨은 엄마의 가슴에 못을 박는 것이다. 십자가에 못 박혀 죽는 것이 오히려 더

쉬운 일일지도 모른다.

  호세의 엄마에게 호세는 삶의 의미였다. 호세의 엄마에게 그는 삶의 전부였다. 호세가 카르멘에 빠져 산도적이 됐다는 것은 엄마에게 생의 종결을 의미하는 것이다. 엄마는 그저 몸 저 누울 수밖에 없다. 이것이 엄마의 사랑이다. 수십억 년의 진화가 우리 생명의 유전자에 새겨놓은 절대적 명령이다. 본능이 아니고 무엇이겠는가? 양육에 있어 아비의 역할이란 헛것이나 다름없다. 기저귀도 갈아주고 간혹 노리개로도 놀아준다지만, 그것은 궁극적으로 겉도는 것일 수밖에 없다. 양육은 누가 뭐래도 엄마의 것이다. 담력게임에 항상 지고 마는 여리디 여린 엄마의 것이다. "응애!" 하고 아기가 태어나는 순간, 따스한 젖가슴에 안고 그에게 섯을 물리는 바로 그 순간에 결정되는 것이다. 그것은 머나먼 인류조상으로부터 면면히 이어온 우리 모두의 영원한 아키타입Archetype이다.

정자은행

  대개 체내수정을 하는 동물의 경우, 특히 포유류의 경우는 대부분 암컷이 홀로 새끼를 기른다. 수컷은 정자를 제공하고 바로 떠난다. 또 다른 암컷을 수태시키기 위해. 수컷은 정자은행 그 이상도 그 이하도 아니다. 요즘 여성 중에 아이는 기르고 싶은데 결혼은 원하지 않는 경우가 종종 있는 모양이다. 그래서 이들은 정자은행을 찾는다고 한다. 정자를 사서 자신의 자궁에 집어넣어 자기 난자와 결합시켜 임신하는 것이다. 이것은 그렇게도 양육에 있어 협동을 원했건만 그럴 때마다 좌절되고 만, 뼈저린 진화적 사실의 여진일지도 모른다. 과거에는 그토록 간절히 원했건만 충분한 남자의 지원을 받지 못했다. 경제적으로 독립이 가능한 이제는 구태여 구질구질한 남자의 위세 묻은 지원이 반드시 필요한 것은 아니다. 이것은 양육에 있어 아비의 역할을 구걸하지 않겠다는 자신에 찬 독립선언일지도 모른다. 나도 부분적으로 수긍이 간다. 요즘에도 양육에 전혀 기여를 하지 않는 남편이 있을 정도니까.

"결혼하고 이날 이때까지 한 번도 남편이 가져다준 돈을 받아본 적이 없어요!"
"남편이 돈을 안 벌어요?"
"아니요, 돈은 버는데 안 갖다 줘요."
"아니, 그럼 그 돈을 어디다 써요?"
"어디다 쓰겠어요? 술 먹고 계집질하는 데 쓰겠지!"

식당일이나 청소, 파출부 등 온갖 허드렛일로 생계를 꾸려가는 한 중년 여인이 기나긴 한숨을 토하며 나의 한의원에서 하는 말이다. 이렇게 극단적인 경우가 있기는 하지만, 그래도 양육과 가사에 있어 남성의 분담률은 과거에 비하면 상당히 증가했다. 조만간 양육과 가사에 있어 양성의 평등은 거의 실현되리라 생각한다. 그런데도 굳이 정자은행을 찾는 여성들이 증가하고 있다. 여성 자신만의 힘으로 자신의 아이를 보란 듯이 길러보고 싶은 것이다. 하지만 순수하게 어린 생명을 기르고 싶다는 좋은 취지가 오히려 생명경시와 인성의 황폐화를 부를 수도 있다는 걱정이 앞선다. 홀로라도 아이를 직접 낳아 잘 기르겠다는 선한 동기가 썩어빠진 상혼과 실종된 윤리의식과 결탁하여 단지 우량종을 심겠다는 식으로 변질되고 있는 것이다. 되도록이면 우수한 아이를 얻기 위해 좋은 품종을 사려고 혈안이라는 것이다! 대개 명문대 출신의 천재이면서 잘생기고 돈도 많은 그런 남자의 정자가 불티나게 팔린대냐? 영재교육의 열풍이 정자에까지 열나게 불고 있다.

게다가 정자를 파는 남자들은, 물론 다른 긍정적인 동기로 하는 경우도 있겠지만 돈보다는 자신의 유전학적인 위대함을 자랑하기 위해 그런 행위를 하는 경우도 많단다. 나치 히틀러의 열렬한 추종자라도 되는가? 우생학(優生學)의 망령에 또다시 피비린내를 맡고 싶은가? 아우슈비츠의 가스실에라도 들어가 봐야 정신을 차릴까? 참으로 구역질나는 일이 아닐 수 없다. 그런 무책임한 행위로 인해 겪을 2세들의 고뇌와 시련은 생각이나 해 봤나? 그렇게 해서 태어난 아이는 과연 아비가 있다고 해야 할까? 없다고 해야 할까? 없다면 그 어미는 동정녀 마리아인가? 생명이 상품화되어 한낱 물건처럼 이리저리 거래되는 극악무도한 현실에 개탄하지 않을 수 없다. 진정으로 아이를 기르고 싶다면 도처에 따뜻한 손길을 기다리고 있는 가련한 아이들을 입양하는 것이 도리가 아닐까? 내 한의원에 자주 오는 환자 한 분이 정자은행과 관련된 텔레비전 프로그램을 보고 세상 말세라며 이렇게 개탄의 심정을 절절히 토로한다.

멀고 험한 길 The Long And Winding Road

수컷이 정자만 제공하고 떠나는 짝짓기 패턴을 갖는 동물은 대개 암컷이 홀로서도 새끼를 기를 수 있는 조성종早成種의 경우에 많다. 새끼가 상당히 성숙한 상태로 태어나서 얼마 지나지 않아 독립할 수 있는 종에 적당한 것이다. 만약에 인간처럼 태어나서 근 10년 이상 동안 스스로 힘으론 전혀 살아갈 수 없는, 의존성이 매우 강한 종의 경우에는 얘기가 달라진다. 인간은 자립하는 데 걸리는 사회화 socialization의 기간이 가장 긴 동물 중 하나로 손꼽힌다.

요즘 우리 주위를 보면 사람들이 거대한 집단 패닉에 빠져 있는 듯한 느낌이 든다. 아이들이건 어른들이건 할 것 없이 모조리 늪에서 허우적거리고 있는 것이다. 발버둥 칠수록 더욱 빠져드는 사교육의 늪에서! 남들 다 하는데 우리 아이만 안 하면 완전 낙오자 되는 건 아닐까? 그래서 우리 아이들의 행복한 시절은 생후 삼사년이면 끝이 난다. 유아원에서부터 시작하는 사교육의 대장정은 이제 시작인 것이다. 이른 아침부터 칠흑 같은 밤중까지 피아노, 태권도, 미술, 영어, 수학 등으로 이어지는 학원들의 파노라마! 이들은 자신이 어디를 가는지도 모른 채 부서진 나무 조각을 붙잡고 망망대해를 표류하는 한갓 조난자나 다름없다. 유치원, 초등학교, 중학교, 고등학교, 그리고 대학교까지. 마침내, 지옥의 입시레이스에서 드디어 졸업이다.

하지만 대망의 대학을 졸업해도 부모의 뒷바라지는 여기서 끝나지 않는다. 스스로 열심히 공부해서 좋은 실력으로 어엿한 직장에 취직해준다면야 더 바랄 나위 없겠지만, 그렇지 못한 녀석들은 이제

제 밥벌이를 위해 취직까지 시켜줘야 한다. 여기저기서 가능한 연줄을 다 동원하고, 필요하면 상당한 금품을 먹여서라도 변변한 직장 하나는 안겨줘야 한다.

취직도 시켜줬다. 만세! 이제 겨우 독립? 천만에! 인륜지대사인 결혼이 남아 있다. 알아서 짝을 찾아오면 참 좋겠지만, 그것도 여의치 않으면 짝짓기도 시켜준다. 여기저기 친인척과 지인들을 물색하고, 필요하면 그 유명한 마담뚜까지 동원하여 돈 많고 학벌 좋고 집안 좋고 얼굴도 반반한 배필을 붙여준다. 드디어 결혼! 이제 의무는 끝났구나! 나의 유전자는 이제 영속의 기틀을 마련했다.

그럴까? 가장 큰 일이 남아 있다. 애들 살아가야 할 보금자리도 마련해 주어야 한다. 억! 억! 소리 어지러이 귓선을 때리는 천문학적인 금액의 아파트를 장만해 주거나, 아니면 하다못해 전세라도 구해줘야 대충 남들 하는 중간 정도는 하는 것이다. 인간은, 적어도 한국에 사는 미성년의 인간은 태어나서 근 30년 동안은 부모의 도움 없이는 절대로 성인으로 자랄 수가 없다. 무려 30년!

나는 우리 사회의 이러한 자녀교육의 풍습을 보면서 참으로 씁쓸하고 답답한 마음을 금할 길이 없다. 부모들이 자녀교육에 너무도 자신이 없는 모습이다. 남들 하는 대로 무작정 따라하는 완전히 부화뇌동 그 자체다. 교육의 일차적 목적이란 개체의 온전한 독립인데, 이런 식으로 하는 것은 완전히 그 목적에 반대로 가는 꼴이다. 우리 아이들은 전혀 독립심이 없이, 완전히 마마보이(마마걸)로 키워지고 있는 것이다. 이대로 가다간 우리나라를 걸머지고 갈 건각들은 완전히 실종되고 말 것이다. 아이들이 두 발로 스스로 서도록 그렇게 키워야 하지 않겠나. 바른 교육이 무엇인지 사실은 다들 알고 있지 않은가!

> 왜 바꾸지 않고 마음을 조이며 젊은 날을 헤맬까
> 왜 바꾸지 않고 남이 바꾸길 바라고만 있을까
> 왜 바꾸지 않고 마음을 조이며 젊은 날을 헤맬까
> 왜 바꾸지 않고 남이 바꾸길 바라고만 있을까
>
> 됐어 됐어 이제 됐어 이제 그런 가르침은 됐어
> 그걸로 족해 족해 족해 족해
> 내 사투리로 내가 늘어놓을래

90년대 초반 한국대중음악을 대표하는 그룹 '서태지와 아이들'의 3집(1994년 8월)에 수록된 〈교실이데아〉의 일부이다. 쉴 새 없이 말을 뱉는 랩rap과 격렬한 중금속 사운드의 헤비메탈heavy metal이 결합된 크로스오버crossover 형태의 '랩 메탈rap metal' 사운드가 정신없이 우리의 귀를 때리는 가운데, 획일적 교육에 대한 신랄한 사회비판의 메시지를 직설적으로 표현하고 있다. 당시 이 노래의 파장은 너무도 커서 이들을 열렬히 지지한 신세대와 자신들의 권위에 대한 도전에 크게 심기가 불편해진 기성세대간의 소위 '세대전쟁'으로까지 비화되었다. 그 신세대들이 벌써 애기 엄마·아빠를 넘어 학부형까지 될 시기가 되었으니 격세지감이란 말 외에 다른 표현을 찾을 길이 없다. 이들은 지금 한창 사회생활을 하고 있고, 빠른 사람은 학부형까지 되었을 것이다. 뿌리 깊은 우리 교육의 문제들이 근본적으로 바로잡히기를 이들 '젊은 그대'들에게 기대해 본다.

벽 The Wall

서태지와 아이들의 〈교실이데아〉는 영국의 프로그레시브 록밴드 Progressive Rock Band 핑크플로이드 Pink Floyd의 록오페라 앨범 〈벽〉The Wall, 1979에 실린 노래 〈벽 속의 벽돌 제2부 Another Brick In The Wall Part II〉의 메시지를 연상케 한다. 벽은 소외와 구속을 상징한다. 체제의 획일화된 교육에 의해 단지 벽 속에 존재하는 하나의 벽돌로서 만들어지는 황폐화된 인성을 노래하고 있다. 이 앨범은 이 외에도 전쟁과 인종차별, 폭력, 섹스, 그리고 무관심 등 부조리한 현대문명으로 인한 인간소외의 문제를 노래하고 있다. 앨범의 전곡은 그룹의 리더인 로저 워터스 Roger Waters, 1943~ 가 작곡했다(일부는 공동 작곡).

뒤에 이 앨범은 〈야간 특급 Midnight Express, 1978〉과 〈미시시피 방화사건 Mississippi Burning, 1988〉 등의 문제작을 연출한 알란 파커 Alan William Parker, 1944~ 감독에 의해 동명의 음악영화로 만들어진다(1982). 우리나라에서는 그들의 입맛에 맞을 리 만무한 군사독재정권과 그들의 달리는 개(走狗)인 수구보수세력에 의해 수입이 금지되어 상영되지 못하다가 1999년 5월에야 뒤늦게 상영되었다.

이 영화 속에서 〈벽 속의 벽돌 제2부〉란 노래가 흐르는 가운데, 똑같은 얼굴의 가면 속에 갇힌 어린 학생들이 콘베이어 벨트 위를 줄지어 가다가 통 속에 차례로 떨어져 소시지로 되어 나오는 장면은 가히 온몸을 얼어붙게 하는 충격으로 다가온다. 그 유명한 리프riff, 반복악구를 연주하는 일렉트릭기타와 비장한 느낌의 베이스, 그리고 뚜벅뚜벅 걷는 듯한 드럼 연주를 밟고 이어지는 음산한 저음의 보컬은 듣는 이를 마비시킨다. 그들은 말한다.

We don't need no education
We don't need no thought control
No dark sarcasm in the classroom
Teachers, leave them kids alone!

Hey! Teachers! Leave them kids alone!
All in all it's just another brick in the wall
All in all you're just another brick in the wall

우리는 교육이 필요 없어
우리는 사상통제가 필요 없어
교실 속의 어두운 야유도 이제 필요 없어
선생들, 그 아이들을 내버려둬!

헤이! 선생 나리들! 그 애들을 내버려두라니까!
그것은 모두가 다 벽 속의 한 벽돌일 뿐이야
당신들은 모두가 다 벽 속의 한 벽돌일 뿐이야

핑크 플로이드, 〈Another Brick In The Wall Part II〉, 동영상: blog.naver.com/docj624

우리나 서구의 선진국이라는 나라들이나 정도의 차이는 있지만, 교육의 현실이란 다들 황량하기 그지없는 것 같다.

이 영화 〈벽〉의 마지막에는 그 모든 벽들이 우르르 무너져 내린다. 인간들을 가두고 서로를 철저히 소외시키던 그 장벽들이 무너지는 것이다. 그리고 모든 벽들이 파괴된 바로 그 자리에 꼬마들이 새싹같이 나타나 다시 그 벽돌들을 주워 새로이 벽을 쌓아올린다. 이것은 이중적인 메타포를 가진다! 새로운 세상의 건설이냐? 아니면 또 다른 소외의 장벽 쌓기냐? 숙명적인 인간의 딜레마가 여기 우리 앞에 던져진다.

벽: 베를린 실황공연

1990년 7월 21일 로저 워터스는 베를린의 포츠다머 광장Postsdamer Platz에서 슈퍼스타들을 규합하여 대규모의 록 콘서트 〈벽: 베를린 실황공연The Wall: Live In Berlin〉을 열었다. 여기에는 스콜피언스Scorpions, 신디 로퍼Cyndi Lauper, 시네드 오코너Sinead O'Connor, 브라이언 애덤스Brian Adams, 조니 미첼Joni Mitchel 등 이름만 들어도 육중함이 느껴지는 최고의 가수들이 대거 동참했다. 바로 전 해인 1989년 11월 19일, 동서를 갈라놓고 있던 그 악명 높은 베를린 장벽이 무너진 역사적인 사건을 기념하기 위한 공연이었다. 그 기념비적인 거대한 인류사의 충격을 현장에서 하나의 퍼포먼스로 구현한 것이다. 우리도 남북이 통일되는 그날, 우리를 가로막았던 한 많은 휴전선의 장벽을 폭파시키고, 고난의 상징 판

> 문점을 한 점 흔적도 없이 걷어낸 그 자리에서 온 겨레가 얼싸안고 기쁨의 눈물로 뒤범벅이 될 장대한 공연을 해 볼 날을 손꼽아 그려본다. 이날이야말로 우리 민족의 진정한 독립기념일이 될 것이다.

배란기 감추기

인간은 독립할 수 있게 되기까지 너무도 많은 시간이 걸리기 때문에 반드시 부모의 양육이 필요하다. 원시시대라면 간혹 아비가 양육을 어미에게 떠맡기고 대신에 여타 포유류의 동물들처럼 다른 여자들을 계속 찾아나서는 전략을 택할 수도 있다. 그래서 더 많은 자신의 유전자를 여러 여자들에게 퍼뜨리는 것이 한 아이에 묶여 그 기회를 상실하는 것보다 더 나을 수 있다고 생각하는 경우도 있었던 모양이다(경제학적으로 기회비용에 해당). 버림받은 어미 혼자서라도 열심히 양육하여 그 중에 몇이라도 생존하는 자식이 생긴다면 유전적인 관점에서 볼 때 더 나은 결과를 가져올 수도 있기 때문이다.

하지만 그러기에는 인간의 양육기간이 너무 길다. 채 성인이 되기도 전에 다치거나, 포식자 동물에 당하거나, 질병에 걸려 죽고 마는 경우가 너무 많은 것이다. 특히 생활환경이 척박하여 생존경쟁이 훨씬 치열했을 원시시대에는 여자 혼자 양육을 담당한다는 것은 더더욱 어려운 일이었을 것이다. 게다가 그런 식으로 여러 여자와 성교를 한다 한들 꼭 그 여자가 자기와만 성교를 한다는 보장도 없다. 도처에 자신과 같은 짝짓기전략을 구사하는 놈들이 깔려 있기 때문이다. 괜한 힘만 쓰고 말 그대로 헛지랄하는 결과만 낳을 수도 있다. 한 여자에게 집중 투자하는 것이 보다 유리한 유전적 전략이다. 일부일처제로 낙찰!

일부일처제. 싫으나 고우나 현재 우리는 한 남자와 한 여자가 만나 한 가정을 이루고 한 평생을 살아가게 되어 있다. 중간에 서로 도저히 맞지 않아 이혼을 하지 않으면 안 되는 최악의 상황이 아니라면 말이다. 그런데 이 인간의 일부일처제가 여성이 의도적으로 배란의 징후를 감춤으로써 이뤄지게 되었다는 진화생물학의 연구보고가 있다.

알다시피 인간 여성은 배란의 징표가 겉으로 드러나지 않아 남성이 그것을 잘 알지 못한다. 심지어 여성 자신도 잘 모른다. 그래서 배란여부를 알려면 병원에 가서 초음파 검사 같은 것을 해 보든지, 아니면 자가 테스트를 할 수 있는 시판용 키트를 사야 한다. 예를 들면 '소변 황체호르몬 검사키트Urine LH-kit' 같은 것이다. 배란 직전 황체호르몬Luteinizing hormone, LH의 농도가 급격히 상승하는 점에 착안한 검사법으로, 소변에 나타난 황체호르몬의 농도를 측정하여 배란여부를 알아내는 것이다.

이렇게 배란의 사실을 모르는 인간의 생리적 특징은, 많은 동물이 배란 여부를 공공연하게 알리고 광고하는 것에 비하면 매우 특이한 현상이다. 비비라는 영장류 암컷은 배란기가 되면 성기 주변이 부풀어 오르고 선홍색으로 변한다고 한다. 그리고 암내와 같은 특유의 냄새를 낸다. 못 알아보는 어벙한 수컷에게는 아예 그 앞에서 엉덩이를 들이댄다고 한다. 먼 옛날 인류의 여성 조상도 그러한 배란의 징후를 보였다고 한다. 그러던 것이 언제부턴가 감춰지기 시작한 것이다. 이러한 감추기를 여성이 의도적으로 유발했다는 것이다.

그 때는 인류의 조상이 하렘이나 난교와 같은 문란한 짝짓기 방식을 따르던 때였다. 그 옛날에 여성이 다수의 남자들과 성교를 할 때 봉착하는 큰 문제 중의 하나는 영아살해였다. 자신과 성교하여 낳지 않은, 전 남자와 사이에 낳은 아이를 새로 패권을 잡은 남자가 모조리 죽여 버리는 것이다(요즘도 간혹 언론에 유아를 살해하거나 유기하는 사건이 종종 보도된다. 철부지 청춘 남녀가 하룻밤의 불장난으로, 아니면 생활고에 시달리던 가난한 부부가 뜻하지 않게 아이를 낳게 되자 경제적으로 부양할 능력이 없어서 그런단다. 영아살해가 먼 옛날에만 있던 일이 아니다). 이는 자신의 아이와 잠재적으로 경쟁관계에 있는 전 남자의 아이들을 제거해 버림으로써 자신이 유전적으로 보다 우위를 확보하기 위한 것이다. 사자와 같은 포유류에서 새로운 숫사자가 기존의 숫사자를 꺾고 새로운 하렘의 지도자가 될 때 기존에 있던 새끼사자들을 모조리 물어 죽여 버리는 만행과 같은 것이다.

이렇게 자신이 낳아 애지중지 기르던 사랑스런 아이들이 모조리 하루아침에 살해되는 통한의 아픔을, 어미인 여자들은 참으로 감내하기 어려웠을 것이다. 묘책을 세워야 한다! 배란기를 감추자! 배란기 감추기? 배란기를 감추는 것과 영아살해 사이에 무슨 관계가 있단 말인가?

배란기 감추기, 결론을 말하자면 이는 참으로 기발한 계책이었다. 배란기를 감추면 남자는 여자의 배란기를 확실히 알지 못하게 된다. 따라서 여자는 배란기에 집중되는 남자들의 쇄도를 분산시킬 수 있게 되고, 그래서 다수의 남자에게 성적인 호의를 나누어 줄 수 있게 되었다. 그 결과 남자들은 그 여자가 낳은 아이가 자신의 아이라고 확신할 순 없었지만, 그래도 그 아이가 자신의 유전자를 받은 아이일지도 모른다는 어렴풋한 기대를 갖게 되었다. 결국 남자들은 자신과 성교한 그녀가 나은 아이들을 함부로 해치는 것을 꺼리게 되고, 자신의 아이로 확신하는 일부는 적극적으로 그 아이들을 보호해주고 먹을 것을 갖다 주기도 했다. 여자들은 배란기 감춤이 그러한 이점을 가져다줌을 알게 되면서, 더 좋은 조건의 남자를 유혹하고 그로 하여금 자신과 아이를 보호하고 양육하도록 유도하는 데 배란기 감추기를 더욱 더 애용하게 되었다. 이런 과정을 통해 여성에게서 배란기의 징후가 없어지는 진화가 확립되었다는 것이다.

인간은 다른 여러 동물에 비해서 남성의 아이양육 분담비율이 압도적으로 높은 동물이다. 이렇게 되기까지 배란기 은폐라고 하는, 여성들의 고도의 지략과 피나는 노력이 그 배면에 숨어 있었다는 진화생물학적 사실에 새삼 고개가 절로 숙여진다. 위대하도다, 여성이여!

가끔 나는 아내와 함께 밤늦은 시각에 집 근처에 있는 대형 마트에 가곤 했다(신혼 때 일. 요즘은 잘 안 간다). 거기 가면 그 넓은 매장이 대부분 부부들로 보이는 남녀 쌍들로 만원이다. 대개 삼사십 대의 젊은 부부들이 많지만, 오륙십 대 이상의 노부부들도 심심찮게 눈에 띈다. 커다란 카트를 남자가 밀고 여자는 옆에서 유유히 따라가며 이것저것 물품들을 고른다. 남자는 열심히 물건들을 집어넣고 다시 카트를 민다. 종종 그 카트에는 어여쁜 아이가 타고 있다! 배란기 은폐의 결실이 여기 매장에 넘실대고 있다!

인간은 이렇게 평화스러운 일부일처제의 짝짓기 방식을 채택하여 오순도순 아름답게 살고 있지만, 동시에 끊임없이 다른 상대에 한눈을 팔며 호시탐탐 외도의 기회를 엿보고 있다. 자신의 유전자를 가능한 한 많이 전수하려는 30억년의 기나긴 진화의 동인이 우리 몸의 세포 하나하나마다, 우리 의식 저변에 본능이라는 이름으로 배회하고 있다. 비록 지금 인간의 섹스가 자손의 번식이라는 본래적 의미에서 상당히 동떨어져, 쾌락에만 지나치게 치우친 면이 있다손 치더라도, 그 뿌리는 엄연히 유전자의 전수라는 본능적 소명에 맞닿아 있는 것이다.

의심

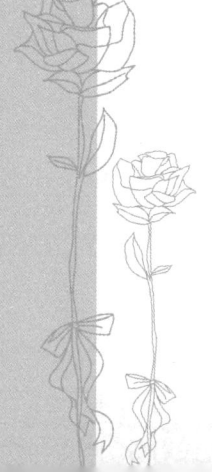

운명

카르멘의 친구 메르체데스와 프라스키타가 카드점을 치고 있다. 카르멘이 옆에서 지켜보다가 카드를 빼앗는다. "카드 이리 줘봐! 이제 내가 해보지." 카드를 넘기기 시작한다.

다이아몬드, 스페이드……
죽음!
내가 정확히 읽었지
내가 먼저고 다음은 그가……
우리 둘 다 죽음을

쓰라린 해답을 피하려는 건 부질없는 짓
카드를 다시 쳐도 소용없어, 도움이 안 돼
카드는 진실 되어 거짓말을 안 해

천국의 명부에 당신이 행운의 장을 갖고 있다면
두려워할 것 없이 카드를 치고 나눠요
당신의 카드는 기꺼이 당신의 운을 보여줄 테니까

그러나 당신이 죽어야 한다면
운명이 그 두려운 선고를 내렸다면
스무 번을 다시 친다 해도

냉혹한 카드는 같은 내용만 되풀이 할 거예요

죽음!

카드를 뒤집는다.

다시! 다시!
하지만 항상 죽음이야!

아리아 〈트럼프의 노래〉, 3막, 동영상: blog.naver.com/docj624

정조대

카르멘은 이제 순진한 호세의 순정에는 싫증이 났다. 대신 세비야의 멋진 투우사 에스카미요에게 완전히 마음이 돌아섰다. 카르멘에 모든 것을 건 호세의 심정은 어떠했을까? 사랑을 배신한 카르멘에 대한 치밀어 오르는 분노와, 사랑을 강탈해 간 에스카미요에 대한 질투, 그리고 사랑을 잃은 자신에 대한 패배의 자괴감이 끝없이 밀려들었을 것이다. 그러면 그럴수록 더욱 심해지는 카르멘에 대한 편집증적인 집착도.

중세에 기나긴 십자군전쟁의 원정에 나서는 남자들은 집에 오랫동안 홀로 남게 될 아내가 참으로 걱정이 되었다. 물론 생계도 걱정됐겠지만, 더 걱정되는 것은 아내의 하반신이었다. 내가 그렇게 멀리 오랫동안 나가 있는 동안에도 그것이 성한 채 잘 남아 있을까? 과연 잘 지켜질 수 있을까? 옆집에 사는 대장장이 놈이 호시탐탐 아내를 곁눈질을 해 왔는데, 그 놈이 밤에 아내가 잠든 방에 기어들어 오기라도 한다면? 그리고 틈만 나면 동네 사내들에게 꼬리를 흔드는 이 여편네는 내가 떠날 날만을 손꼽아 기다리고 있을 텐데! 출정일은 다 가오는데 고민은 더욱 깊어만 갔다. 전전반측, 때 아닌 불면증에 까만 밤을 하얗게 지새우는데, 이 여자, 옆에서 코를 골며 세상모르게 자다 문득 깨어나 한마디 던진다. "잠 안자고 뭐 해요?" 아무래도 안심이 안 된다. 믿을 수가 없다. 그래, 이 방법 밖에 없다. 입구를 봉쇄하자! 남자는 철로 된 갑옷 팬티를 만들었다. 그리고 자물쇠를 채웠다. 중세의 맹꽁이자물쇠, 정조대 chastity belt 가 탄생한 것이다! 열쇠는? 물론 남자가 가지고 떠났다.

박쥐나 고슴도치, 그리고 다수의 설치류 등은 교미 후에 딱딱하게 굳는 액체를 방출하여 암컷의 질을 막는다고 한다. 다른 수컷이 재차 교미하여 사정된 정자가 질 내로 진입하지 못하게 하기 위해서다. 그런데 재미있는 것은 이렇게 막아놓은 마개를 다른 수컷이 와서 후벼 파거나, 심지어는 암컷이 스스로 제거해 버린다는 것이다. 여우는 교미 후 30초 이내에 암컷 스스로 이 마개를 제거해 버린다. 하는 짓이 참 여우같지 않은가? 십자군 원정대의 아내도 그 정조대 차고 어찌 살수나 있었겠나? 며칠이면 몰라도 몇 년을. 정말 그랬다면 철제로 된 정조대에서 나온 녹물에, 그리고 제대로 씻지 못한 불결함에 악취가 천지를 진동했을 것이다. 부득불 옆집 대장장이를 부르지 않을 수 없었을 것이다. 한밤중에 그가 와서 정조대를 풀어 줬을 것이다.

우리 인간 남자의 성기의 귀두(龜頭: 거북이의 대가리 같다고 해서 붙여진 명칭)도 이전의 남자에게서 사정된 정자를 제거하고 대신 자기의 정자를 주입하기 위해 그런 모양을 하게 되었다는 진화생물학의 학설이 있다. 귀두의 테두리가 음경의 평균 직경보다 더 튀어나와 있어서 다른 놈이 앞서 사정해서 고여 있는 정자들을 주걱처럼 사용하여 질 밖으로 퍼낼 수 있다는 것이다. 참 소꿉장난 같이 유치한 짓처럼 보이지만 자신의 유전자만을 전수하기 위한 처절한 몸부림이요, 숭고한 소명의식 같이도 보인다.

정자전쟁

호세와 에스카미요는 카르멘을 놓고 생명을 건 숙명의 결투를 벌였다. 최근의 연구에 따르면 아비가 다른 정자들이 동일한 질 내에서 만났을 때, 다시 말해 두 남자에게서 나온 정자들이 한 여자의 질 내에서 서로 뒤엉켜 있을 때 이 정자들 사이에서도 치열한 전쟁이 존재한다는 사실이 밝혀졌다. 또한 과거에는 정자가 여성생식기 내에서 1~2일 밖에는 생존하지 못한다고 알려졌으나, 최근 연구에 따르면 최장 일주일까지도 정자는 생존할 수 있다고 한다. 따라서 아비가 서로 다른 정자들이 동일한 여성의 생식기 내에서 만날 개연성은 생각보다는 높은 것이다. 통계에 따르면 결혼한 여성에게서 난 아이 중 약 10% 정도에서 많게는 25% 정도가 그 여자의 남편이 아닌 다른 남자의 아이라는 결과가 있다. 비슷한 시기에 그 여자와 성관계를 가진 남자가 남편을 포함해서 둘 이상이었다는 말이다. 각기 다른 뿌리를 가진 정자들의 전쟁에서 남편이 아닌 이방인의 정자가 승리를 거둔 것이다.

정자들 중에 가미가제 정자라고 불리는 꼬리가 둘둘 말린 수영실력이 형편없는 정자가 있다. 이 정자의 역할은 뜻밖에도 수정이 아니라 자살이다. 다른 아비의 정자를 감싸 안고 함께 죽어 버리는 것이다. 이 정자는 난자와 결합하기 위해 존재하는 것이 아니라 근원이 다른 정자를 제거하기 위해 존재하는 것이다. 통속 드라마의 영원한 소재인 삼각관계가 여기 여성의 질속에서까지 존재한다. 이렇게 정자전쟁이 치열했던 까닭에 남자의 고환은 끊임없이 커지고 정액의 양도 계속 증가해 왔다. 인간의 고환의 크기와 정액의 양은 인간과 가까운 영장류에 비해 상대적으로 크고 많다고 한다. 결국 정자전쟁에서 승리하기 위해 남자는 생식세포의 수를 엄청나게 늘리는 방향으로 진화의 군비경쟁을 해 온 셈이다. 이러한 사실은 남성이 비록 여성보다 외도의 경향이 높다 할지라도, 여성 또한 끊임없이 다른 남성을 찾아 그 욕망의 불꽃을 태워왔음을 진화생물학은 입증하는 것이다.

> 서울의 달 밝은 밤에
> 밤늦도록 노니다가
> 들어와 자리 보니
> 다리가 넷이구나
> 둘은 내 것이건만
> 둘은 누구의 것인고?
> 본디 내 것이건만

빼앗긴 것을 어찌 하리

향가 〈처용가〉

처용이 그 여자의 집을 하루만 늦게 방문했어도 처용과 다른 놈의 정자는 피 튀기는 전쟁을 치렀을 것이다. 처용은 비록 그 사실을 전혀 모르겠지만 말이다. 처용가에 나오는 이 이야기는 바람피운 여자에 대한 넋두리라기보다는 통일신라시대 당시 결혼풍습의 한 전형을 보여준다고 한다. 한 남자가 여러 여자를 두고 그 여자들의 집을 돌아가면서 방문하는 형태의 결혼제도(訪問婚) 하에서 발생한 사건이라는 것이다. 그 여자가 일부일처제에 속하는, 처용만의 아내라면 처용이 그렇게 쉽사리 체념해버리는 일은 있을 수 없기 때문이다.

이는 하렘과 비슷한 형태라고 할 수도 있지만, 하렘에 속하는 여자들은 한 남자가 배타적으로 독점한다는 점에서 이 경우와 다르다. 여기 처용가의 경우는 한 여자가 또 다른 남자와 같은 관계를 유지하고 있음을 알 수 있다. 그래서 두 남자가 공교롭게도 같은 날 밤에 한 여자를 방문하게 된 것이다. 말하자면 겹치기 출연을 해서 한쪽을 펑크낸 것과 같다. 이런 형태의 결혼제도가 통일신라시대까지도 있었다는 것은 좀 믿기가 어렵다. 초기 인류 조상의 하렘과 상당히 유사하기 때문이다. 결국 이러한 형태를 결혼제도로 했다는 것은 아무래도 자손을 많이 보기 위한 목적으로 봐야 하지 않을까?

여기서 처용은 체념한 듯한 정조로 그 사건을 노래하고 놀란 기색도 별로 보이지 않는데, 이는 당시 그런 일이 그리 드물지 않았으며, 또 받아들일 수밖에 없는 일종의 보편적 관습이었다는 사실을 방증

한다고 하겠다. 하지만 아무리 그렇다고 해도 역시 자신의 아내를 딴 놈한테 빼앗긴 그 쓰라린 마음은 결코 감출 수가 없었을 것이다.

스웨덴의 세계적인 보컬그룹 아바ABBA! 이들을 모르는 사람은 아마 거의 없을 것이다. 아바란 결성 당시 각기 부부였던 이들의 이름의 이니셜을 따서 만든 명칭이다. 특히 '7080세대'라고 불리는 사람들은 모르긴 해도 이들의 노래를 한두 곡은 다 알고 있을 것이다. 〈댄싱퀸Dancing Queen〉, 이런 노래는 언제 들어도 위대한 노래임에 틀림이 없다. 편안하고 우아하고 흥겹고 매력적인 그 멜로디는 타의 추종을 불허한다. 그룹의 멤버이자 천재적인 작곡가인 베니 앤더슨Benny Andersson, 1946~ 과 비욘 울바우스Björn Ulvaeus, 1945~ 콤비(말하자면 남편들)에 의해 양산된 이들의 히트곡은 도무지 그 수를 헤아릴 수가 없다. 전 세계적으로 무려 3억 5천만 장 정도의 앨범을 팔아치웠다고 하니까 더 이상 말을 말자. 비틀스 다음으로 많은 판매고라고 한다. 단언컨대 정말 편하면서도 흥겹고 아름다운 멜로디로서 이들을 따라갈 자는 지구상, 아니 이 우주 어디에도 없을 것이다. 하지만 애석하게도 이들 부부가 모두 이혼하는 바람에 그룹 아바는 1982년 해체되었다. 그런데 몇 년 전 이들의 음악만으로 만든 뮤지컬 〈맘마 미아!MAMMA MIA: 에구머니나!〉가 전 세계를 휩쓸면서 또다시 화제가 됐다. 특이한 것은 아바의 오리지날 곡의 가사를 전혀 개사하지 않고 그대로 써서 스토리를 만들었다는 것이다. 작가 캐서린 존슨Catherine Johnson의 탁월한 감각이 유감없이 발휘된 작품이라 할 수 있다.

아빠 없이 자란 21세의 처녀 소피(Sophie)는 그녀의 결혼식을 앞두고 아빠를 찾고 싶어 한다. 우연히 엄마 도나Donna의 처녀시절 일기장에서 엄마가 21년 전 세 명의 남자와 비슷한 시기에 차례로 사랑을 나눴다는 사실을 알게 된다. 그녀는 결혼식에 그 세 사람을 초청한다. 그녀의 생부가 누구인지를 알아내고자 함이다. 결혼식 바로 전날 서로 모르는 이들 세 사람의 아버지 후보들이 드디어 도착했다! 아마 소피의 엄마가 그들과 각기 사랑을 나눴을 때 적어도 한 번 이상은 배란기였을 것이다. 그런데 그 배란기가 어느 시기였느냐에 따라 생부가 달라지는 매우 복잡한 함수관계가 여기 존재한다. 당시 배란기가 정확하게 언제 있었으며, 그 배란기를 전후해서 그 남자들과 어떤 순서로 사랑을 나눴느냐에 따라 생부가 시시각각으로 달라질 수 있는 것이다. 그 배란기가 우연히도 세 남자 중 한 사람에게 유효했던 것이다.

하지만 21년이 지난 지금, 어떻게 그 정확한 배란일과 사랑을 나눈 날을 기억할 수 있단 말인가? 지금 이 순간은 셋 다 아버지일 가능성이 있다. 서로 모르는 이 세 남자들의 정자들이 엄마의 자궁 속에서 처절한 사투를 벌였을지도 모를 일이다. 물론 이 남자들과 소피에게 디엔에이DNA 검사를 행하면 생부가 누군지는 금방 밝혀질 것이다. 하지만 그렇게 비인간적으로 하지는 않았다. 그냥 세 사람을 만나보기만 해도 누가 아버지인지 쉽게 알아차릴 수 있을 것 같았다.

그런데, 그게 그렇지 않았던 것이다! 얼굴로 봐서는 도대체 누가 아버지인지 알 수가 없다. 적당한 말로서 유도심문을 해봐도 여전히 오리무중이다. 게다가 세 남자 모두 자신이 소피의 아버지라고 자처하고 나선다. 서로 그녀의 손을 잡고 결혼식에 입장하겠다고 우긴다. 아! 머리가 깨질 것만 같다. 과연 누가 내 아버지란 말인가? 이렇게 해서 벌어지는 우습고 기발한 사건들 속에 피어나는 기성세대와 신세대의 사랑을, 파노라마처럼 이어지는 아바의 노래로 흥미진진하게 그리고 있다. 맘마 미아의 작가 캐서린 존슨이 혹시 처용가에서 극의 힌트를 얻은 것은 아니겠지?

못 믿겠어

한의원에 있다 보면 소화가 잘 안되고, 가슴이 답답하고 두근거리며, 잠이 잘 오지 않고 머리가 자주 아프다는 등의 증상을 호소하며 오는 주부들이 꽤 있다. 치료를 해보면 상당수가 그 원인이 다름 아닌 남편에게 있는 경우가 많다. 대개 남편이 술을 많이 먹는다든가, 낭비가 심하다든가, 골프에만 심취해 있다든가 하는, 가정에 그다지 충실하지 못한 것이 주된 이유지만, 개중에 가끔 남편의 의처증疑妻症으로 인한 경우가 등장한다. 의처증이란 편집증적으로 아내의 외도를 의심하여 일거수일투족을 감시하는, 상당히 중증의 정신과 질환으로서 질투의 극단적 행태에 해당된다고 볼 수 있다. 자신의 처가 혹시 '맘마 미아!'에 나온 도나처럼 여러 놈들과 놀아나지나 않을까 항상 전전긍긍하는 것이다. 어찌 보면 너무도 아내를 애틋하게 사랑해서 빚어진 안타까운 질환일 수도 있겠지만, 의처증에 피해당하는 여자는 이루 말할 수 없는 피 말리는 고통을 겪게 되는, 지독한 정신병의 하나이다. 물론 반대로 여자가 남자를 의심하는 의부증疑夫症도 심각한 문제를 일으킨다.

수컷 게는 교미를 한 후 암컷이 그에게서 벗어나지 못하도록 집요하게 계속 암컷을 따라다닌다고 한다. 새우수컷도 교미를 한 암컷을 붙잡고 철거머리처럼 물고 늘어져 꼼짝을 못하게 하는 놈이다. 암컷에게 정자를 이미 주입한 수컷이 그것이 확실하게 수정될 때까지 다른 놈과 교미를 하지 못하도록 방어하고 감시하느라 그 지겨운 짓을 한다는 것이다. 암컷 게나 새우가 수컷의 심한 의처증에 시달리고 있는 것은 아닌지 모르겠다.

의처증이란 결국 배우자나 파트너의 잠재적 외도에 대한 방어기제로서 발생한 질투적인 감정이다. 이와 유사한 심리가 통속적 삼각관계에서도 많이 발생한다. 다음의 이야기는 삼각관계에 있던 한 소녀에게서 일어난 기기묘묘한 실화이다.

아프리카 남부 내륙의 레소토 왕국에 15세 소녀가 있었다. 그녀는 원래 사귀던 남자친구가 있었는데 새 남자친구를 사귀다가 분개한 전 남자친구에게 칼로 배를 찔렸다. 그로 인해 장에 구멍이 뚫려서 수술을 받고 퇴원해야 했다. 그로부터 278일 뒤 그녀는 심한 복통으로 다시 병원에 들러야 했다. 알고 보니 뜻밖에도 임신으로 인한 진통이었다. 자궁경부 확장 상태를 확인하려던 의사는 두 눈을 의심했다. 그녀에겐 질이 없었던 것이다! 이럴 수가! 상황이 위급했으므로 의사는 분만을 위해 제왕절개를 할 수밖에 없었다. 제왕절개를 하면서 내부를 살펴보니 질이 조금 발달하다 멈춰 외부가 막혀 있는 선천적인 기형이었다. 그런데 어떻게 임신을?

그녀는 질이 없다는 사실을 잘 알고 있었다. 그래서 평소 남자친구와는 구강성교를 했다. 전에 칼에 찔린 것도 새 남자친구와 구강성교를 한 것이 발각됐기 때문이었다. 칼에 찔리기 직전 아슬아슬하게 구강을 통해 들어간 정자는 식도를 통과하고, 위장을 통과하고, 소장을 통과하여 마침내 장에 도달했다. 그리고 칼에 찔려 구멍 난 장을 통해 우연히 복강으로 진입했다. 그때 마침 배란된 난자와 극적으로 결합한 것이다! 그날은 그녀의 생애 첫 배란일! 말하자면 그녀는 그동안 한 번도 월경을 하지 않았던 것이다.

풀리지 않는 수수께끼는 어떻게 정자에 치명적인 위산(pH 2 내외의 강산)의 공격을 무사히 정자가 통과했느냐 하는 것이다. 그것은 소녀의 열악한 영양 상태에서 찾는다. 영양이 좋지 못하면 위산의 분비가 감소하고 타액도 약간 염기성을 띤단다. 그래서 그 정자가 소화되지 않고 그 기나긴 험로의 위장관을 통과한 것이다. 그마저도 다른 수억의 정자들은 통과하지 못했다. 산도(酸度)가 완화됐다 하더라도 여전히 그들에게는 치명적이었던 것이다. 기적이라는 말 외에 다른 말을 찾을 수가 없다.

우리는 주위에서 남녀가 바람을 피웠다는 애기를 흔히 듣는다. 텔레비전 아침 주부 프로그램의 지겹도록 반복되는 단골메뉴는 바로 남편 혹은 아내의 외도에 관한 것이다. 커다란 모자를 푹 눌러 쓰고 궁색한 뒷모습만 보이면서, 변조된 기이한 목소리로 그 케케묵은 배우자 또는 자신의 애정 행각을 늘어놓고, 거기에 전문가들 몇 명이 모여 앉아 낯 뜨거운 내용으로 갑론을박하는, 그런 선정적인 프로를 나는 개인적으로 그다지 달갑게 여기지 않지만 어쨌든 이러한 주제는 인류의 역사가 진행되는 한은 영원히 반복될 수밖에 없는 숙명적인 이슈인 것 같다. 인류 조상들이 오죽이나 한 눈을 팔았으면 다른 놈의 정액을 후벼 파내도록 귀두를 성기 끝에 설계해야만 했을까? 케네디도 마릴린 먼로와 섹스스캔들에 휘말렸으며, 미테랑François Maurice Marie Mitterrand, 1916~1996도 혼외정사로 아이까지 낳았고, 클링턴Bill Cliton, 1946~ 도 르윈스키Monica Lewinsky, 1974~ 의 블로우잡blow job에 심취했다는 역사적 사실이 새삼스레 뇌리를 스친다.

케네디, 미테랑, 클링턴, 이들은 모두 자신들의 의지와는 전혀 무관하게 단지 자신의 유전자를 후대에 전수하기 위해 그저 주어진 과업을 성실하게 수행한, 저 면면하고 도도한 진화의 충견일 따름이었을까?

남자는 나이, 여자는 돈

외도에 대한 진화심리학의 한 연구결과는 남녀의 질투의 양상에 재미있는 점을 시사한다. 남자는 여자가 다른 남자와 성관계를 했느냐 안했느냐 하는, 성관계의 실현 여부에 더 관심이 많은 반면, 여자는 남자가 다른 여자를 진실로 좋아하느냐 안 하느냐 하는, 진실한 사랑의 감정의 존재 여부에 더 관심이 많다고 한다. 남자는 속아서 남의 자식을 기름으로써 엉뚱한 데 귀중한 자원을 낭비할 위험성에 더 촉각을 곤두세우고, 여자는 남자가 자원을 지속적으로 다른 여자에게 빼돌릴 위험성에 더 과민하게 반응하기 때문이라는 진화론의 예측과 정확하게 일치하는 결과라고 한다.

남녀 외도의 결과로 나타나는 가장 결정적인 생물학적 차이는 여자는 임신하고, 남자는 결코 임신하지 않는다는 것이다. 전통적으로 남자에게는 관대하면서 여자에게는 그토록 정조를 중시한 관습도 이와 같은 남녀의 명명백백한 생물학적인 차이와 관련이 있을 것이다.

그래서 자신의 파트너가 바람을 피웠을 때, 남자들은 대개 "그 놈하고 잤어?"라고 묻고, 여자들은 대개 "그 년을 사랑해?"라고 묻는다고 한다. 남자는 다른 놈의 자식을 키우기가 생각조차 싫은 것이고, 여자는 다른 년에게 돈이 빠져나가는 것이 죽기보다 싫은 것이다. 그래서 여자는 뜻밖에도, 별다른 감정 없이 단지 하룻밤 즐긴 남편의 외도는 쉽게 용서한다고 한다.

여기서 그렇다고, 남자는 섹스와 같은 육체적 관계에만 관심이 많고, 여자는 육체보다는 정신적인 것에 더 가치를 둔다는 식으로, 마치 남자는 동물적이고 여자는 보다 고차원적인 존재로 결론을 내리는 것은 맞지 않는 것 같다. 어차피 여자건 남자건 자원, 즉 돈의 손실에 대한 우려를 다른 식으로 자기에게 편리하게 표명하는 것에 불과한 것이니까.

"남자라는 것들은 젊은 년들만 보면 사족을 못 써!"
"여자들이란 돈 많은 놈만 보면 환장한다니까!"

이 두 가지의 전형적 넋두리는 남자와 여자의 이러한 차이를 극명하게 드러내주는 영원한 명구라고 할 수 있을 것이다. 남자에게 젊은 여자는 결국 생식력이 좋은 여자를 의미하며, 여자에게 돈 많은 남자는 말 그대로 경제적인 부양능력이 좋은 남자를 의미하는 것이다. 늙고 쇠잔한 남자 스타와 이슬처럼 영롱한 젊은 미녀의 어울리지 않는 결혼이 왜 톱뉴스로 항상 연예가 소식에 감초처럼 등장하는지 이해가 되지 않는가?

2008년 4월 11일에 러시아의 한 신생 일간지 Moskovski Korrespondent가 푸틴 Vladimir Vladimirovich Putin, 1952~ 대통령의 결혼설을 제기한 것도 정확하게 이런 경우에 해당된다. 푸틴이 체조선수 출신의 미녀 의원 알리나 카바예바 Alina Maratovna Kabaeva, 24와 결혼할 예정이라는 것이다. 역시 능력 있는 늙은 남자와 새파랗게 젊디젊은 미녀의 만남이다. 잠깐 봐도 나이 차가 30년이 넘는다! 사랑이 인종도 초월하고 국경도 초월하고 나이도 역시 초월한다지만, 뭇 남자들의 시기와 질투를 한 몸에 받을만한 보도가 아닐 수 없다. 신문은 푸틴이 2월 조강지처인 루드밀라 Ludmila Putin, 50와 이미 이혼했으며, 6월 15일 상트페테르부르크의 콘스탄틴궁에서 결혼식을 올릴 예정이라고 보도했다. 푸틴은 그 소문에 발끈하며 강력하게 부인했다(신문은 곧 폐간됐다). 푸틴의 변을 들어보자.

"과거에도 많은 아름답고, 사회적으로 성공한 그리고 젊은 여성들과 스캔들이 있었다. 그 여성들을 포함해 러시아 여성 모두가 마음에 들며, 내가 러시아 여성들이 가장 아름답다고 말해야 아무도 서운해 하지 않을 것이다." (2008년 4월 19일자 중앙일보)

러시아의 모든 여성을 다 품고 싶은데 그럴 수 없는 안타까운 심경을 재치 있게 표현한 것일까? 한 여자에만 만족할 수 없는 남자의 잠재적 본능의 토로라고나 할까?

요즘 심각한 사회문제가 되고 있는 원조교제(돈 좀 있는 아저씨와 용돈이 궁한 어린 소녀의 성을 매개로 한 관계)도 역시 동일한 진화생물학의 맥락에 닿아 있음을 알 수 있다. 문제는 현대사회의 모럴에 저촉됨으로써 발생하는 심각한 사회병리현상이다. 그런 관계로 시작한 소녀의 일생은 처참하게 망가질 것이 불을 보듯 뻔하기 때문이다. 인간이 당면하고 있는 수많은 문제들 중에 상당수가 이렇게 인간의 동물적 속성과 문명적 규범의 마찰로 인해 일어난 것들이 많다. 수백만 년의 장구한 세월 동안 지속되어 온 동물적 인간이 갑작스레 문명적 인간으로 전환하면서 그 거대한 갭을 메우지 못해 발생하는 자연과 문명의 충돌현상이 바로 인간의 대부분의 사회문제를 차지하고 있는 것이다.

남녀평등

카르멘이 여러 남자와 닥치는 대로 애정행각을 벌이는 남성편력의 행태는, 일부 예외는 있지만 일반적인 진화생물학의 관점에서 볼 때 상식에 반하는 이례적인 경우에 속한다고 할 수 있다. 물론 오페라 〈카르멘〉의 배경이 된 1820년 경 당시 유럽(극의 무대는 스페인)의 관습에 비춰 봐도 역시 무참하게 상식을 깨는 행위임에는 틀림이 없다. 대개는 남성이 이 여자 저 여자를 농락하면서 쾌락을 일삼는 카사노바 행각이 더 보편적인 그림이었으니까. 이는 이미 논한 바대로 자연 상태에서는 보다 많은 유전자를 퍼뜨리기 위한 남자 또는 수컷의 일반적인 생식전략이었다.

따라서 카르멘의 이러한 행위는 여권의 신장 또는 남녀평등의 시대정신을 극적으로 표방한 것으로 봐도 무방할 것이다. 하지만 당시에도 여성은 여전히 전혀 평등한 인간으로서 대접받지 못하고 있던 열등한 존재에 불과했다는 역사적 사실 또한 결코 간과해서는 안 될 것이다. 현재 여성들이 누리고 있는 남녀평등의 권리는 이러한 수많은 여성 선각들의 피땀 어린 희생 위에서만이 가능했던 것이다.

물론 아직도 완벽하게 남녀평등이 실현된 것은 아니라고 페미니스트들은 말한다. 그런 면이 있다는 것을 인정하지 않을 수 없지만, 남녀평등이 남과 여의 생물학적인 조건이 다르다는 특수성까지 부정하고 나서는 것은 좀 곤란하다고 생각한다. 가끔 여성운동가들의 주장이 "왜 남자들만 서서 오줌 누느냐? 우리들도 이제 서서 오줌 누겠다!" 식의 구호일 때가 있다. 곤란하지 않은가? 서구의 페미니스트 운동도 그런 오류는 이제 지양한지 오래라고 한다. 본질적인 남녀의 차이가 다시금 인식되기 시작한 것이다. 반드시 남녀의 생물학적인 차이가 반영된 상대적 평등만이 진정한 남녀평등이라고 할 수 있을 것이다.

남녀의 만남이 거의 무제한으로 자유로운 현대에서도 여성이 카르멘과 같이 마음껏 여러 남자와 즐길 수 없는 이유는 단순하다. 성행위의 결과로서 생기는 아이가 다름 아닌 여성의 뱃속에서 잉태된다는 너무도 명백한 생물학적인 사실 때문이다. 물론 전술한 대로 여러 가지 효과적인 피임법이 개발되어 과거의 여성보다는 훨씬 더 자유로운 성생활이 가능하게는 되었지만, 이런 방법도 종종 실패의 경우가 있기 때문에 여전히 여성에게 임신의 부담은 남성보다 훨씬 큰 것이다. 결국 폐경이 되어서야 비로소 여자는 임신의 굴레에서 벗어나게 된다.

폐경

우리는 여성에게서 폐경menopause이란 것을 당연한 현상으로 받아들인다(요즘에는 폐경이란 말 대신에 월경의 완료라는 뜻으로 '완경完經'이란 말을 쓰기도 한다). 제한된 소수의 난자만을 갖는 여성생식기의 특성으로 인해 자연적으로 형성된 생식의 종결의 현상이라고. 그런데 이러한 폐경이라는 현상도 아주 소수의 예외는 있으나 대부분의 동물에는 없는 인간만의 특이한 현상이라고 한다. 동물들은 암컷의 경우에도 생명이 있는 한은 계속 수태가 가능한 것이다. 그런데 유독 인간 여성만이 폐경이라는 조기생식선폐쇄의 현상이 일어난다는 것이다. 되도록 자신의 유전자를 많이 퍼뜨리는 것이 자연 선택의 법칙이라면, 이는 스스로 법칙에 위배되는 것이 아닌가? 같은 이유로 남자도 폐경과 같은 현상이 있어야 하는 것 아닌가? 그런데 남자는 거의 전 생애에 걸쳐 생식을 할 수 있지 않은가?

폐경도 인간의 긴 양육기간과 관련된 현상이라고 하는 분석이 있다. 양육의 부담이 너무도 커서 나이가 들어서까지 계속 아이를 낳기보다는, 차라리 먼저 낳은 아이들을 보다 잘 기르고 대신 미래의 아이들은 낳기를 포기하도록 자연 선택이 폐경을 설계했다는 것이다. 그것이 거시적으로 볼 때 아이들이 확률적으로 보다 건강하고 튼튼하게 자라서, 병에 잘 걸리지 않고 발육도 훨씬 좋은 상태를 유지할 수 있었기 때문이다.

폐경이라는 현상이 선택되던 먼 옛날에는 지금보다 훨씬 영양상태도 열악했고 환경도 척박해서, 태어난 아이가 건강하게 자라 생식

가능한 성인으로 성숙하기가 쉽지 않았다. 만성적 영양실조, 질병의 만연, 사냥 등으로 인한 신체손상, 맹수에 의한 희생 등은 영유아나 청소년기 사망의 절대적 비율을 치솟게 했던 것이다. 많이 낳아 봤자 생활고에 시달려서 몇 명 건지지도 못하고 다 죽다시피 하던 시절이었다. 굳이 자연과의 생존투쟁이 한창이던 태고적 얘기는 제쳐두고라도, 불과 몇 십 년 전 우리 베이비붐세대 이전 세대, 즉 우리 아버지 세대 혹은 할아버지 세대만 해도 영유아의 사망은 별로 놀랄 것도 없는 흔하디흔한 현상이었다. 웬만한 가정에 두세 명 정도는 채 생명의 꽃을 피우기도 전에 굶주림과 질병으로 죽고 만 경우가 부지기수였으니까. 자연 선택은 될 놈만을 밀어주기로 한 것이다.

여성의 폐경은 이러한 진화생물학적인 요구로 인하여 여성의 양육 부담을 덜어주기 위해 자연 선택된 생리현상으로서, 어찌 보면 더할 나위 없이 고마운 현상이라고 볼 수도 있다. 그것이 주는 불쾌한 증후들(갱년기증후군)이나 감정적 디프레션에만 너무 포커스를 맞춰 부정적인 관점으로 접근하는 것은 바람직하지 못한 것 같다. 인위적으로 호르몬을 복용하여 일시적으로 그 증상만을 없애려고 하는 것도 득보다는 실이 많을 수 있다. 갱년기호르몬요법이 유방암 등의 원인이 될 뿐만 아니라, 심장질환, 뇌졸중(중풍) 등 심혈관계 질환, 기타 만성성인병을 유발할 수 있다는 보고가 속속 나오고 있기 때문이다. 자연적 생리과정을 억지로 막는 것은 항상 우리 몸에 재앙을 불러오는 것으로 귀착되는 경우가 많다. 진화생물학적인 관점에서 폐경을 긍정적으로 받아들여, 보다 적극적인 삶의 에너지로 전환하는 슬기를 발휘함이 절실히 요청된다.

단기전략, 장기전략

지금 카르멘과 호세 사이에 존재하는 갈등의 원인은 무엇일까? 그것은 서로가 그리는 사랑의 그림이 너무도 다르기 때문이다. 카르멘에게 사랑은 한시적인데 반하여, 호세에게 사랑은 영구적이다. 진화심리학적으로 말한다면, 카르멘은 주로 단기적 짝짓기전략을 구사하는 반면, 호세는 주로 장기적 짝짓기전략을 구사하고 있는 것이다. 장기적 짝짓기전략이란 관계가 오랫동안 지속되는 짝짓기의 형태를 말하며, 흔히 인간의 결혼과 같은 것이 전형적인 것이고, 단기적 짝짓기전략이란 짝짓기의 관계가 비교적 짧은 기간 또는 일회성으로 이뤄지는 것으로, 단기간의 외도나 스쳐가는 하룻밤의 쾌락 one night stand 같은 것이다.

일반적으로 남자가 대개 단기적 짝짓기전략을 구사하고, 여자가 장기적 짝짓기전략을 구사하는데 반해, 여기 오페라 〈카르멘〉에서는 반대로 여자인 카르멘이 단기적 짝짓기전략을 구사하고, 남자인 호세가 장기적 짝짓기전략을 구사하고 있다. 여기에 오페라 〈카르멘〉의 묘한 뒤틀림의 구조가 있는 것이다. 그런데 우리가 주위에서 발견하는 가장 흔한 그림이란 대개 사람들이 이 두 가지의 전략을 혼용해서 사용한다는 것이다. 말하자면 결혼생활을 영위하면서 배우자 몰래 이따금 외도를 감행하는 것이다.

동물의 경우에는 대개 단기적 짝짓기전략을 구사하는 경우가 많다. 서로 만나 뜨겁게 사랑을 한 후 아무 일도 없었던 것처럼 훅! 떠나는 것이다. 하지만 조류 중에는 양육기간이 길고 새끼의 먹이를 조달하기가 어려운 경우가 흔하여 장기적 짝짓기전략을 구사하는 종이 많다. 흥미로운 것은 이렇게 장기적 짝짓기전략을 구사하는 종에서 태어난 새끼들을 디엔에이DNA 검사한 결과 상당수가 다른 아비의 자식임이 드러났다는 것이다. 통계적으로 20~30% 정도가 다른 수컷의 새끼였던 것이다(인간도 결혼한 여성이 낳는 아이 중에 대략 10%에서 많게는 25% 정도가 다른 남자의 아이라고 한다. 과거에는 심증은 있으나 물증이 없어 대충 넘어갔는데, 요즘은 유전자 감식이 나오는 바람에 상당수가 들통나고 있다). 수컷이 모르는 사이 암컷이 딴 놈하고 서방질을 한 것이다. 그런 것도 모르고 수컷은 그렇게도 헌신적으로 먹이를 구해다 날랐던 것이다.

더욱 재밌는 것은 외도하는 수컷은 대개 자신의 둥지에서 상당히 멀리 떨어진 둥지의 암컷만을 임신시킨다는 것이다. 자신의 본 부인인 암컷에 들키지 않기 위해 나름대로 상당히 잔머리를 굴린 것이다. 더더욱 재미있는 것은 오쟁이질 당한 수컷도 사실은 또 다른 암컷(말하자면 정부)과 놀아나고 있었다는 것이다. 물고 물리는 난장의 형국이라 하지 않을 수 없다. 바로 지금 현대를 사는 우리 인간들의 행태와 너무도 닮아 있는 모습에 쓴웃음이 절로 난다.

자식놈이 이웃 동네 건달놈하고 쏙 빼닮았다면 심정이 어떨까? 심증은 있는데 물증이 없고. 속이 부글부글 끓고 가슴은 숯처럼 타들어 갈 것이다. 발가락이 닮았으니 그것으로 위안을 삼을까? 이놈이 진짜 내 아이일까? 물론 지금이야 디엔에이 검사 하나면 금방 친자확인이 된다. 하지만 배우자를 의심하고, 서로 상대를 죽일 듯 몰아붙이고, 법원을 밥 먹듯이 들락날락하며 친자확인소송까지 간다면 결국은 돌이킬 수 없는 데까지 갈 수밖에 없지 않겠는가? 서로 노력을 해서 어떻게 해서든 파탄만은 막아야겠다고 두 팔 걷어붙이고 나선다면 한 가닥 해결의 실마리는 있겠지만.

자유

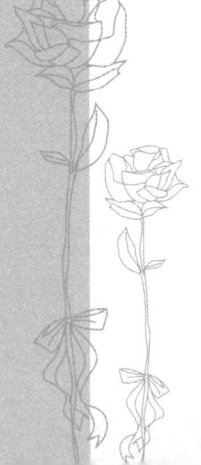

돌아오지 않는 강 River With No Return

   카르멘은 이미 마음이 떠났다. 더 이상 돌아올 수 없는 다리를 건넜다. 호세가 애원하며 매달리면 매달릴수록 카르멘의 마음은 더욱 더 멀리 날아갈 뿐이다.

   투우사 에스카미요가 투우를 하는 날 카르멘은 경기장 앞 광장에 나타났다. 이제는 호세가 아닌 에스카미요의 애인으로서. 투우장 앞 광장은 투우를 보러온 수많은 군중과 행상들로 인산인해를 이루고 있다. 행상들이 소리친다.

합창

시원한 부채나 오렌지가 2 쿠아르토(화폐단위)요!
경기 안내책자가 2 쿠아르토요!
포도주요! 물이요! 담배요! 신사 숙녀 여러분!

한 병사	오렌지 줘, 빨리!
행상들	(앞 다퉈) 여기 있어요!
	드세요, 숙녀님들!
오렌지 행상 여인	감사합니다! 감사합니다!
행상들	시원한 부채요!
안내서 판매인들	경기 안내서요!
한 집시	오페라용 쌍안경은 어떠세요?

   이윽고 화려한 투우사들의 퍼레이드가 펼쳐진다. 투우사들의 당

당한 행렬이 진행할 때 운집한 군중들이 열렬히 환호하며 이들을 맞이한다.

> 투우사들이 여기 도착했다!
> 창과 솜브레로가 태양에 빛나누나!
> 투우사들이 여기 도착했다!
> 〈마지막 합창〉, 4막, 동영상: blog.naver.com/docj624

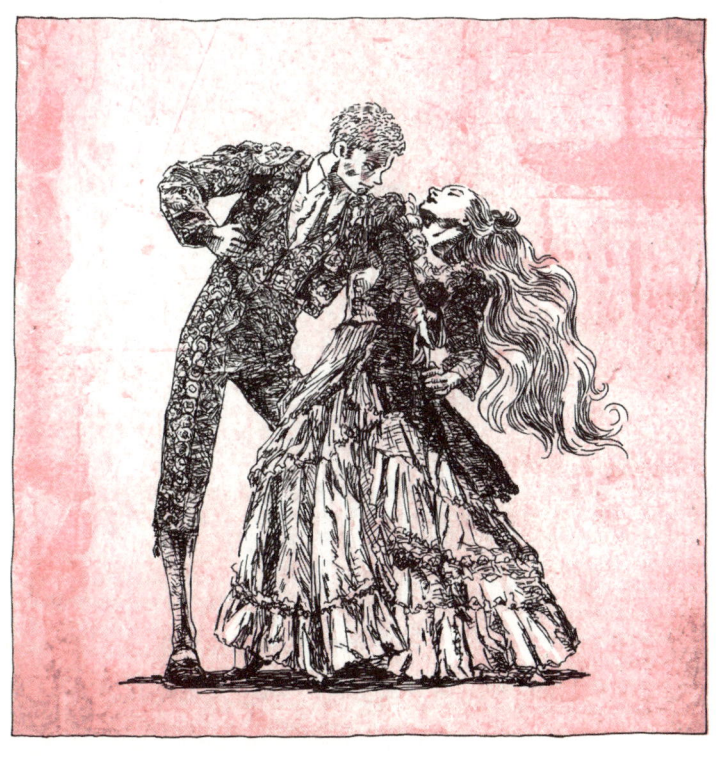

솜브레로sombrero는 투우사가 쓰는 챙이 넓은 모자이다. 맨 먼저 조역을 맡는 투우사들인 슈로Chulos와 반데리에로Banderilleros들이 등장한다. 이어 말을 탄 투우사 피카도르Picador들이 등장한다. 행렬의 마지막에 드디어 마타도르(Matador, 주연을 맡은 투우사)가 등장한다. 오늘의 마타도르는 바로 에스카미요다. 중세풍의 금은, 비단으로 장식된 화려한 복장으로 잔뜩 멋을 부린 모습이다. 그리고 바로 옆에 그의 새로운 애인 카르멘이 아름다운 자태를 뽐내며 미소 짓고 있다.

투우경기

투우경기는 다음과 같이 진행된다. 먼저 검은 수소가 등장한다. 이때 3명의 보조투우사들이 번갈아 가며 카파(Capa, 붉은 망토)로 소를 자극한다. 빛이 차단된 방에 갇혀 있다가 강렬한 햇빛과 열광하는 관중 속으로 나온 소는 쉽게 흥분하게 되는데, 여기에 투우사들이 붉은 망토로 유인하므로 소가 더욱 흥분하게 된다.

다음, 갑옷을 입힌 말을 탄 기마투우사 피카도르Picador들이 등장하여 창으로 소의 등골을 찌른다. 상처를 입은 소가 머리를 숙일 때, 등의 급소가 잘 보이도록 하기 위함이다. 피카도르가 탄 말은 눈을 가리고 있는데, 이는 말이 소를 겁내서 도망가기 때문이다.

다음으로 반데리예로Banderilleros들이 차례로 나와 소를 중심으로 빙빙 돌다가 화려한 장식이 붙은 반데리야스(작살)를 등의 급소에 찔러 넣는다. 여러 개의 작살들이 등에 꽃처럼 어지러이 꽂힌 채 이리저리 날

뛰는 투우소를 흔히 볼 수 있다. 거듭 된 고통스런 가격으로 소가 크게 흥분하지만 상처로 인해 힘이 많이 빠진다.

이윽고 악대의 파소 도블레Paso Doble, 빠른 춤곡 연주를 신호로 그날의 투우경기의 주역을 맡은 마타도르Matador가 등장한다. 대개 다음과 같은 화려한 복장을 하고 나온다. 장식이 주렁주렁 달린 짧은 상의와 조끼, 그리고 무릎까지 내려오는 몸에 꼭 끼는 바지를 입고, 거기에다 붉은 색 스타킹에 굽이 없는 검정색의 신을 신고 있다. 햇빛이나 조명에 빛나는 이 투우사의 복장은 화려함과 섹시함을 겸비한 최고의 복장이다.

마타도르는 붉은 천 물레타Muleta를 들고 나와 검은 수소와 예술적인 경지의 기예를 펼치는데 이렇게 성난 소와 탱고를 추듯 가지고 노는 것이 바로 투우경기의 꽃이다. 숙련된 투우사일수록 두발을 땅에서 떼지 않고 가능한 한 소와 가까이에서 물레타로 소를 요리조리 요리한다. 마타도르가 사나운 뿔을 들이대는 소를 물레타로 아슬아슬하게 비껴나가게 할 때 관중들이 "올레Ole!" 하고 그 유명한 환호성을 지른다.

드디어 그날의 좌장(주로 시의 고위관리나 경찰서장)의 신호와 함께 우렁찬 트럼펫 소리가 울려 퍼진다. 최후의 시간이 온 것이다. 기다란 검으로 바꿔 든 마타도르는 씩씩거리며 거친 숨을 몰아쉬는 소와 딱 맞선다. 소와 정면으로 마주하는 긴장된 순간이다. 이때 투우사는 소등의 조그만 급소를 정확히 조준해서 일거에 끝내야 한다. 그렇지 않으면 소가 고통받는 가운데 계속 칼을 찔러야 한다. 여러 번 찌를수록 마타도르의 수준은 떨어진다. 정확히 명중하면 기다란 칼이 거의 칼자루까지 들어가 심장을 관통하게 되므로 잠시 후 소가 무릎을 꿇고 죽게 된다. 훌륭한 경기를 보인 마타도르에겐 상으로 죽은 소의 귀가 주어진다.

합창

투우사다! 능숙한 검객이자 모든 것을 마무리 짓는 사람!
경기의 마지막에 등장해서 최후의 일격을 가하지
만세! 에스카미요 만세! 에스카미요 만세!

많은 사람이 운집한 가운데 카르멘과 에스카미요가 서로 마주보고 섰다.

에스카미요 당신이 나를 사랑한다면, 카르멘
　　　　　　곧 나를 자랑스럽게 생각하게 될 거요
카르멘　　사랑해요, 에스카미요! 사랑해요!
　　　　　　내가 전에 다른 사람을 당신만큼 사랑한 적이 있다면 난 죽어도 좋아요

에스카미요와 카르멘은 서로의 사랑을 확인한다. 잠시 후 에스카미요는 카르멘에 키스를 하고 군중들에게 손을 흔들면서 투우장 안으로 들어간다. 그때 카르멘과 같이 온 친구 프라스키타Frasquita와 메르체데스Mercédès가 카르멘에게 다가온다. 호세가 근처에 와 있으니 피신하라고 주의를 준다. 카르멘은 두렵지 않다며 도망가지 않는다. 잠시 후 모두들 경기장 안으로 들어가고, 카르멘도 주위를 두리번거리며 경기장으로 들어가려 한다. 바로 그때! 그녀 앞에 호세가 나타난다.

카르멘 그래, 당신이군!

호세 그렇소, 나요!

카르멘 당신이 멀지 않은 곳에 있고

또 여기 올 거라고 경고를 받았어요

목숨이 위험하다는 충고도 들었지만

난 겁쟁이가 아니에요. 도망가지 않겠소

호세 당신을 협박하는 것은 아니오

당신에게 빌고 애원하오

카르멘, 지나간 일 내 모두 다 잊었소

둘이 함께 여기를 떠나 저 멀리 새로운 하늘 아래 새롭게 살아요

카르멘 불가능한 것을 요구하는군요!

진실로 말하건대, 내 맘 그 무엇으로도 움직일 수 없어요.

당신과 나 사이에 모든 게 끝났소

진실로 말하건대, 사랑은 다 끝났소

   호세는 카르멘에게 애원한다. 다시 돌아오라고, 자신을 버리지 말라고, 예전처럼 다시 사랑을 나누자고. 호세가 떠나가자는 '새로운 하늘 아래'는 소설 『카르멘』에서는 신대륙, 즉 미국으로 나온다. 19세기에 벌써 미국은 희망의 나라로 떠오르기 시작한 것이다. 사랑의 질곡에 빠져 있는 호세에게 신대륙은 카르멘과 사랑을 다시 시작할 수 있는 유일한 돌파구다. 그곳에만 가면 모든 것을 씻고 새 출발을 할 수 있다! 카르멘, 우리 같이 떠나자! 미국은 모든 사람들(사업실패자, 실연당한 자, 가난한 자, 정치적으로 박해받는 자, 간혹 사기꾼, 그리고 물

론 아메리칸 드림을 꿈꾸는 진정한 프론티어들)에게 꿈을 주는 희망의 도피처인 것이다. 하지만 카르멘은 명료하다: "당신과 나 사이에 사랑은 끝났소!" 칼로 가슴을 도려내는 말이다. 애원이 통하지 않자 호세는 더욱 애절한 목소리로, 그러면서도 은근한 협박조로 호소한다. 슬프고 아름다운 멜로디가 흐른다.

호세 카르멘, 아직 시간이 있소. 오! 나의 카르멘!
당신을 구하게 해주오, 내가 숭배하는 당신을!
그리고 당신도 나를 구원해 주오!

카르멘 안 돼요. 난 최후가 다가온 걸 잘 알고 있어요
하지만 내가 죽건 살건, 싫어요, 싫어요, 싫어요
난 절대로 당신에게 굴복할 수 없어요

호세 카르멘, 아직 시간이 있소. 오! 나의 카르멘!
당신을 구하게 해주오, 내가 숭배하는 당신을!
그리고 당신도 나를 구원해 주오!

카르멘 내 마음은 더 이상 당신에게 없어요
왜 아직도 다 끝난 사랑에 집착하는 거예요?
"당신을 숭배해요" 이런 말은 소용없어요
내게선 아무 것도 얻을 게 없소, 아무 것도 소용없어요!

남녀 간의 관계에서 가장 힘든 것이 이런 경우인 것 같다. 한 사람은 말할 수 없이 좋아하는데, 다른 사람은 별로 마음에 들어 하지 않는 것. 이 사람이 조금만 양보하면 될 것 같은데 결코 그렇게 되지 않

는다. 사랑은 동정이 아니다. 사랑은 전부 아니면 전무의 게임이다 Love is an all-or-nothing game. 카르멘과 호세는 서로 완강하게 맞서다 갑자기 멈춰 선다. 호세, 지푸라기라도 잡는 심정으로, 마지막으로 그녀의 사랑을 확인하려 한다.

호세 그럼 나를 더 이상 사랑하지 않는단 말이오?
그럼 나를 더 이상 사랑하지 않는단 말이오?

정적이 흐른다. 호세, 가슴을 졸이며 대답을 기다린다. 순간이 영겁처럼 까마득히 길게 느껴진다. 카르멘, 서서히 그리고 단호한 어조로 말한다.

카르멘 그래요! 난 당신을 더 이상 사랑하지 않아요!

카르멘이 그를 더 이상 사랑하지 않는다는 말에 호세는 절망한다. 이렇게 말하는 카르멘도 속으로는 가슴이 아팠을 것이다. 사랑하던 사람들이 헤어질 때, 차이는 사람보다 차는 사람이 더 가슴이 아플 때가 많다. 싸늘한 카르멘의 말에 호세는 걷잡을 수 없이 무너진다.

호세 카르멘, 그러나 난 당신을 지금도 사랑하오
아! 카르멘, 난 당신을 숭배하오!
카르멘 이 모든 게 다 무슨 소용이 있단 말이오?
다 쓸 데 없소!

호세	카르멘, 당신을 사랑하오. 당신을 숭배하오
	날 사랑하지 않소?
카르멘	그렇소, 사랑하지 않소!
호세	그러나 카르멘, 이 마음은 카르멘, 그댈 아직 사랑하오!
카르멘	그게 무슨 소용이야? 내겐 소용없는 말이오!

호세는 자존심이고 뭐고 다 팽개치고 카르멘에게 매달린다.

호세	카르멘, 그댈 아직 사랑하오
	당신이 원한다면, 꼭 그래야 한다면
	난 다시 전처럼 산도적이 되겠소
	당신이 원한다면 무엇이라도, 무엇이라도
	그대 다 듣고 있소? 다 듣고 있소?
	아! 날 어찌 버리려하오!
	오! 나의 카르멘!
	아! 사랑의 꽃 피던 날을 기억하오?
	바로 얼마 전까지 우린 사랑했잖소!
	날 버리지 말아주오, 카르멘!
	날 버리지 말아주오!

카르멘은 고개를 들고 저 멀리 하늘을 바라보며 두 손을 불끈 쥐고 외친다.

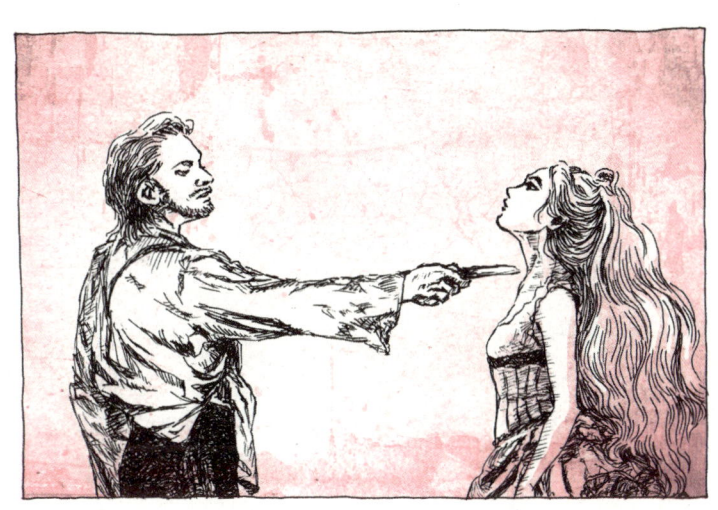

카르멘 나 카르멘은 결코 굴복하지 않아요!
자유롭게 태어났으니 자유롭게 죽으리라!

〈2중창과 마지막 합창〉, 4막, 동영상: blog.naver.com/docj624

이 말은 프랑스대혁명이 일어난 지 100년도 더 된 당시에도 도처에서 비참하게 인권이 유린되고 자유로운 삶에서 철저하게 소외됐던 서구 여인들의 소망을 담은 처절한 절규가 아니고 무엇이겠는가!

"자유롭게 태어났으니 자유롭게 죽으리라(Free I was born and free I shall die)!"

카르멘의 이 절규는 프랑스의 위대한 계몽주의 철학자 장 자크 루소Jean-Jacques Rousseau, 1712~1778의 대표적인 저서인 『사회계약론』의 서두를 장식하는 저 유명한 말을 연상케 한다. "인간은 자유로운 존재로 태어났다. 그럼에도 불구하고 도처에서 사슬에 얽매여 있다."

2중창과 마지막 합창 Duo Et Choeur Final

제4막에 나오는 곡으로서, 가슴을 에이듯 절절한 노랫말이 심금을 울리는 오페라 〈카르멘〉의 마지막 곡이다. 결코 타협하지 않는 두 사람의 불꽃 튀는 라스트 신이 볼만하다. 카르멘과 호세의 물고 물리듯 오고가는 노래와 더불어 경기장에서 들려오는 흥분한 군중의 함성이 가져다주는 오버랩이 극적인 콘트라스트를 이룸으로써 극의 비장미를 한층 더 가중시킨다. 오페라 〈카르멘〉은 참으로 훌륭한 예술작품이라고 생각한다. 곡도 빼어나지만, 극적인 요소 또한 발군이다. 이 마지막 듀엣 곡의 노랫말은 모든 사람들에게 깊은 사랑의 아픔을 공감케 한다.

사랑을 팔고 사는~

여성의 성이나 섹슈얼리티에 대한 관심이 지대한 페미니스트들은 당연히 매매춘에 대해서도 선구적인 연구와 노력을 기울여 왔다. 이들은 매춘여성의 보호와 그들의 인권의 회복 등 인도주의적인 측면에서 매춘여성들에게 많은 호의적인 운동을 해 왔지만, 이들 역시 매매춘에 대해서는 바람직하지 못한 것으로서 근절되어야 하는 부도덕한 것으로 간주해 왔다. 따라서 필연적으로 매매춘의 추방을 지지할 수밖에 없었고, 그에 따라 매춘여성의 규제를 가져올 수밖에 없는 자가당착적 모순에 빠지고 만다.

국가 또한 매매춘을 불법으로 규정하면서도 사회적으로는 어쩔 수 없는 필요악이라고 살짝 뒷걸음질 쳐, 가끔 전시적인 단속이나 행정규제로 '하는 시늉'만 하는 미온적 대처로 일관함으로써 사실상은 허용하고 있는 어정쩡한 이중적 자세를 취하고 있다. 이로 인해 주로 남자인 고객은 사실상 성적서비스를 받는 것이 허용되고, 반면 불법이라는 명에 속에 매춘여성은 계속 피해의식과 인권유린의 사각지대 속에 놓이게 되는 악순환이 계속되고 있다.

매매춘은 인신을 수단으로 하여 욕구를 채우고 돈벌이를 하는 것으로서 매춘 여성이나 남성 고객 모두를 타락시키는 부도덕한 행위이므로 반드시 단죄해야 한다든지, 매매춘은 남녀 불평등의 가장 상징적인 사회현상으로서 매매춘의 사슬에서 신음하는 여성들을 구출하는 것이야말로 여성을 성적억압에서 진정으로 해방시키는 참다운 페미니스트 운동이라는 등, 매매춘에 대한 여러 가지 시각과 견해가 제시되고 있지만, 이들은 스스로가 가진 이론의 한계와 모순 때문에 이렇다 할 근본적인 해결책을 제시하지 못한 채 표류하고 있는 실정이다. 한편, 매매춘이 성욕을 지닌 인간의 본성으로서 결코 근절될 수 없는 것이니 차라리 공창제 같은 제도를 도입하여 아예 국가가 철저하게 매매춘을 관리하자는 주장도 있는데, 이 역시 매매춘의 국가적 통제가 생각보다 쉽지 않고, 또 일시적인 매춘여성을 평생 매춘부로 낙인찍는 등 인권침해의 소지도 심각하여 현재로서는 대표적으로 실패한 정책의 하나로 평가되고 있다.

혹자는 매매춘이 뭐가 나쁘냐고 반문하기도 한다. 매춘이란 성적 욕구를 가진 남성에게 그에 합당한 성적 서비스를 제공하고 그 대가로 돈을 받는 너무도 당연한 상거래의 하나일 뿐이라는 것이다. 옆구리에 담이 결려 견디기 어려울 때 이를 치료하기 위해 한의원에 가서 침치료나 물리치료 등의 의료서비스를 받고 의료비를 지불하는 것이나, 성적 서비스를 받고 금전을 지불하는 것이나 뭐가 다르냐는 것이다. 둘 다 무형의 서비스를 받고 그에 대해 금전적인 대가를 지불한다는 면에서 완전히 동일한 상거래라는 것이다.

혹자는 또, 매매춘이 인간의 성을 상품화 하여 돈 거래를 하는 것이라 부도덕한 것이라고 한다면, 사랑이 식어 버린 전업주부가 남편이 벌어다주는 돈으로 생활을 영위하면서 그 대가로 남편을 위하여 내키지도 않는 성적 쾌락을 제공하는 것은 과연 도덕적인 것이냐며 반론을 편다. 후자는 장기적 '전속매춘'이요, 전자는 일시적 '프리랜서매춘'일 뿐, 결국 돈이 매개된 바에 있어서는 매춘임에는 매 한 가지라는 것이다.

또, 부부나 연인간의 성관계는 사랑이 동반되는 것임에 반해, 매매춘에서 이뤄지는 성관계는 사랑이 없는 단순한 욕망의 충족과 금전적 거래일뿐이므로 부도덕한 것이라는 주장에 대해서도, 성관계가 꼭 사랑을 전제로 해야 할 하등의 의무를 지니지 않으며, 또 연인이나 부부 사이에도 얼마든지 사랑이 전제되지 않은 단순한 욕구의 충족을 위해 성관계를 하는 일이 헤아릴 수 없이 많기 때문에, 매매춘만을 불법적이고 부도덕한 것으로 봐야만 할 필연성은 어디에도 없다고 반박한다.

권투선수

1960년대 말, 당시 꽤 명성을 떨치던 베니 페랏트Benny Perat라는 쿠바 출신의 권투선수가 시합 도중 불시에 쓰러져 사망하는 사건이 발생한다. 이를 본 폴 사이먼Paul Simon, 1941~ 은 큰 충격을 받는다. 그 사건은 예민한 감성의 그에게 영감을 주었다.

> When I left my home and my family
> I was no more than a boy in the company of strangers
> In the quiet of the railway station, running scared
> Laying low, seeking out the poorer quarters
> Where the ragged people go
> Looking for the places, only they would know

내가 집과 가족을 떠날 때

나는 낯선 무리 속의 한 소년에 불과 했어요

기차역의 정적 속에서 겁에 질린 채 헤매고

잔뜩 몸을 움츠리고 빈민들의 처소를 찾았지요

남루한 사람들이 가는 곳

오직 그들만이 아는 장소를 찾아

시골 출신의 한 소년이 청운의 꿈을 품고 문명의 심장 뉴욕으로 올라왔건만, 아무도 반기는 이 없어 막노동 일거리도 찾지 못한 채 빈민가를 떠돈다.

Asking only workman's wages

I come looking for a job

But I get no offers

Just a come-on from the whores on Seventh Avenue

I do declare there were times

When I was so lonesome

I took some comfort there

단지 막노동 품삯 정도만 달라며

일자리를 찾아 헤매지만

아무 데서도 오라는 곳이 없어요

단지 "놀다가세요" 하는

7번가 창녀들의 손짓뿐이죠

고백컨대

너무도 외로움이 사무칠 때는

그들에게서 위안을 얻을 때도 있었어요

사이먼과 가펑클의 〈The Boxer〉,
동영상: blog.naver.com/docj624

이 가엾은 소년이 갈 곳은 그 넓은 뉴욕 어디에도 없었다. 음산한 뒷골목, 날카로운 바람에 쓰레기더미와 추악함만이 뒹구는, 더럽고, 황량하고, 난폭하고, 고독한 풍경만이 그에게 다가올 뿐이다. 그에게는 어쩌면 7번가의 창녀들만이 유일한 친구였을지도 모른다.

권투선수 The Boxer

역사상 가장 위대한 듀엣으로 평가받고 있는 사이먼과 가펑클Simon & Garfunkel이 1970년 발표한 앨범 〈험한 세상에 다리가 되어Bridge Over Troubled Water〉에 수록된 명곡이다. 이 곡은 언뜻 들으면 경쾌하고 즐거운 캠퍼스송 같이 들린다. 그런데 그 노랫말을 들어보면 섬짓한 느낌이 드는 처절한 노래이다. 폴 사이먼 음악의 특징이요, 아이러니라 할 수 있다. 이렇게 비극적인 노래를 이렇게 아름다운 멜로디와 경쾌한 리듬에 싣다니! 그 패러독스에서 오는 비장감이 비수처럼 가슴을 헤집는다. 그의 이러한 패러독스는 그의 또 다른 명곡 〈침묵의 소리The Sound Of Silence〉에서 절정에 이른다. 노래 〈권투선수〉가 수록된 앨범 〈험한 세상에 다리가 되어Bridge Over Troubled Water〉는 그래미상Grammy Awards 시상식에서 올해의 레코드Record Of The Year, 올해의 앨범Album Of The Year, 올해의 노래Song Of The Year 등 6개 부문을 휩쓸었다. 그러나 사이먼과 가펑클은 이 앨범을 끝으로 해산되어 각자 솔로의 길로 들어섰다.

폴 사이먼은 그 후로도 훌륭한 곡들을 계속 발표했다. 폴은 내가 특히 좋아하고 존경하는 음악가이다. 그의 음악에는 아름다움과 깊은 철학적 메시지가 있다. 그는 종종 인간문명에 대한 깊은 사색과 날카로운 비판, 그리고 진심에서 우러나오는 우려를 노래한다. 그래서 참다운 삶이란 과연 무엇인가 하는 심오한 문제의식을 던져준다. 그는 1941년 10월 13일 뉴저지주 뉴어크Newark, New Jersey에서 태어나 이 곡의 무대가 된 뉴욕New York에서 자랐다. 그는 뉴요커New Yorker인 셈이다. 인류문명의 최북령에서 어린 시절을 보내면서 화려한 문명의 뒤안길에 서성이는 어둠에 대한 통찰을 얻은 것으로 보인다. 그의 노래 곳곳에 이런 모습이 번득이는데, 아마도 뉴욕의 뒷골목이 그의 놀이터였을지도 모르겠다. 이렇게 몸으로 체득한 사실적 경험이 이 노래와 〈침묵의 소리〉의 밑거름이 되었으리라. 그는 뉴욕의 퀸스 칼리지Queens College에서 영문학을 전공했다. 그의 노랫말의 범상치 않은 문학적 향취는 하루아침에 저절로 이뤄진 것이 아니다. 그의 실황공연은 지적인 관객들로 가득 찬다. 그윽한 철학과 사색, 문학의 향기가 물씬 풍긴다.

그는 음악적으로도 한 곳에 머물지 않고 끊임없이 새로운 세계를 개척해 나갔다. 단순한 포크음악에서 시작한 그는 후에 포크록folk rock으로 그 영역을 확장했고, 나아가 카리브해의 토속음악으로부터 레게음악Reggae Music을 작곡했으며, 남미 브라질로부터 라틴음악Latin Music을, 그리고 남아프리카공화국으로 날아가서는 아프리카음악African Music을 수용하여 독특한 음악세계를 개척했다. 아프리카음악을 소재로 정치적 박해와 빈곤에 시달리는 제3세계의 문제를 노래한 앨범 〈은총의 땅Graceland, 1986〉은 그에게 두 번째 그래미상인 '올해의 앨범상'을 안겨다 주었다.

그의 대부분의 노래가 다 좋지만, 개인적으로 나는 그의 노래 중 〈시간이 흘렀지만 아직도Still Crazy After All These Years〉와 〈늦은 밤에Late In The Evening〉, 〈그대를 위한 노래Song For The Asking〉, 〈북엔드Bookends〉 등을 좋아한다.

성매매를 뿌리뽑자?

　인간에게서 매매춘은 태고 적부터, 아니 인간 이전 동물이었을 때부터 늘 있어 왔던 것이다. 그런 인류의 가장 뿌리 깊은 행태의 하나인 매매춘을 섣부른 도덕주의의 잣대를 대고 갑작스레 뿌리 뽑는다는 것은 불가능한 일일지도 모른다.
　몇 년 전 한 여성 경찰서장이 미성년자 매매춘을 완전히 뿌리 뽑겠다고 두 팔 걷어 부치고 의욕적으로 나서 한동안 화제가 됐었다. 몇몇 관료들과 국회의원 나리들도 이에 편승하여 '성매매특별법'('성매매 방지 및 피해자보호 등에 관한 법률'의 약칭. 2004년 3월 22일 제정, 같은 해 9월 23일 시행)'인지 뭔지 하는 것을 입법하고 차제에 매매춘을 완전히 근절시키겠다며 대대적으로 목에 핏대를 세웠던 것 같다. 성을 판 사람 뿐만 아니라, 성을 산 사람도 처벌하고(이전 법에도 있던 조항인데 거의 실행되지 않았다) 심지어는 그 명단도 공개해 자손대대로 망신을 주어 사회적으로 생매장하겠다고 단단히 으름장을 놓았던 것 같은데, 지금은 먼 옛날 얘기처럼 아른아른, 가물가물하다. 여전히 홍등가의 불빛은 붉게 빛나고, 짙은 화장에 야하게 노출을 한 원색의 여인들은 쇼윈도우 속에서 왕래하는 취객들을 향해 유혹의 손길을 날리고 있다.
　그리고 단속의 눈을 피해 보다 교묘한 변형태의 매매춘은 더욱더 기승을 부리고 있다. 일부 유흥가나 유곽에서만 주로 행해지던 매매춘이 이젠 개인 통신망과 인터넷 등의 네트워크를 통해 전국적으로, 아니 전세계적으로 점조직화되어 우리 안방에까지 직접 노크하고 있는 것이다. 인류사에서 매매춘을 근절하기 위한 모든 종교적·정치적·사회적·문화적·도덕적 강압은 단 한 번도, 단 한 차례도 성공한 유례가 없다고 한다. 중세의 그 서슬 퍼런 악질적 종교재판 하에서 무고한 여성과 매춘부를 단지 성적인 부정이나 루머에 불과한 이유 하나만으로 악마의 화신이요, 귀신들린 마녀라며 만인에게 치욕을 주고 활활 타오르는 장작불 속에 수만 명을 태워 죽였어도, 매매춘은 전혀 수그러들지 않고 그 질긴 생명력을 꿋꿋이 유지하여, 지금은 오히려 그 양이나 질에서 유래 없이 확장 일로에 서있다. 매매춘은 그만큼 인간이라는 존재의 가장 근본적인 본능과 직접 맞닿아 있기 때문이다.

통계에 의하면 매춘여성을 찾는 대다수의 남성ㅗ색은 가정을 가진 유부남이라고 한다. 전체 고객의 75% 이상을 차지하는 숫자다. 아내와의 관계나 기타 가정생활에 아무런 문제가 없는 충실한 남편인데도 여전히 매춘여성을 찾는 경우가 많단다. 성적으로 불만족스런 미혼 남성이나 이혼남, 기타 욕구가 제대로 충족되지 않은 소외된 남성들이나 매춘을 이용할 것이라는 통념을 여지없이 깨는 의외의 결과이다.

일전에 엘에이 다저스 LA Dodgers의 상징 토미 라소다 Tommy Lasorda, 1927~ 전 감독이 콜걸(고급 매춘부)들과 지속적으로 성매매를 해 왔다는 사실이 알려져 망신살이 뻗쳤었다. 미국 메이저리그 엘에이 다저스의 감독과 부사장, 미국 야구 올림픽대표팀 감독을 역임했으며, 우리에겐 한국인 최초의 메이저리거, 투수 박찬호가 그의 첫 메이저리그 야구인생을 엘에이 다저스에서 시작한 바람에 친숙해진 바로 그다. 할리우드 스타나 유명인들에게 고급 매춘부들을 소개해주는 '마담뚜' 조디 깁슨Jody Gibson이라는 여자(말하자면 포주)가 자신의 인터넷 판 자서전 『할리우드 수퍼마담의 비밀Secrets Of Hollywood Super Madam』이란 책에서 실명으로 밝힌 그녀의 고객 명단에 액션스타 부르스 윌리스Bruce Willis 등과 함께 그가 있었던 것이다(당연한 수순이지만, 이들은 그 책의 내용이 완전한 날조라며 완강히 사실을 부인했다).

이 책은 그녀가 미국과 유럽 등에 걸쳐 국제적인 매춘 조직을 운영하다가 유죄 판결을 받고 22개월을 복역한 뒤 쓴 것으로, 그녀의 고객이었던 할리우드 스타들의 명단과 개개인의 성적 습관까지 담고 있는, 다분히 돈을 목적으로 한 선정주의의 폭로성 자서전으로 보인다. 이런 류의 외신기사는 사실 어제오늘의 일이 아닌 데도 마치 대단한 특종이나 되는 것처럼 센세이셔널하게 취급되는 것은 옐로우 저널리즘이 판을 치는 경망스런 현대 언론비지니스의 극치요, 우스꽝스런 희극이 아닐 수 없다. 이 사실을 특종 보도한 엘에이 타임스LA TIMES 등의 언론매체들은 특히 80세 전후인 라소다의 나이를 강조하면서 가십gossip 거리를 창조하는 데 혈안이었다. 이 라소다 감독도 부인 조 라소다Jo Lasorda와 함께 단란한 가정을 일구며 50년 이상의 건실한 결혼생활을 이어오고 있는, 귀여운 손녀까지 둔 어엿한 유부남이다.

근년엔 뉴욕주 검찰총장 출신으로 깨끗하고 강직한 이미지의 뉴욕 주지사 엘리엇 스피처Eliot Spitzer, 1959~ 가 주지사 직에서 사임한 일이 있었다. 금융가의 거물들을 거침없이 단죄하여 월스트리트 저널이 '오만한 사형집행관'이라 부르던 그였다. 그리고 뉴욕의 고급 성매매 조직을 체포하여 성매매 척결에도 앞장선 '미스터 청렴Mr. Clean'이란 별명의 그였다. 그런 그가 '9번 고객'으로서 고급 콜걸 크리스튼Kristen, 가명과 워싱턴의 유서 깊은 메이플라워 호텔방 871호에서 성매매를 한 사실이 들통 난 것이다. 그는 '황제클럽 비아이피VIP'라는 성매매 조직의 단골고객이었던 것으로 밝혀졌다.

성매매 척결하겠다며 철퇴를 휘두르던 도덕군자가 성매매 애호가로 판명됐으니 이건 완전히 이미지를 구긴 것이다. 우리 어렸을 적에 쓰던 은어로 '쪽 팔리다'라는 말이 있는데 이보다 더 적확한 표현이 없을 것 같다. 이 잘나가던 정치가 역시 어엿한 부인 실다Silda Spitzer와 딸 셋을 둔 유부남이었다. 실다는 명문 하버드 출신으로 기업 인수합병M&A의 전문 변호사로 화려한 경력을 떨치던 여자였다. 그 보장된 부와 명예를 포기하고 남편의 정치적 성공을 위해 헌신적으로 도왔는데 결국 어처구니없는 배신을 당한 꼴이 됐다.

이 외에도 유명인의 매매춘 스캔들은 말하면 입이 아플 정도로 셀 수 없이 많다. 골프 황제 타이거 우즈의 섹스스캔들은 아마도 이 분야에선 인류 역사상 최고, 최대의 핵폭탄이었다고 해도 과언이 아닐 것이다. 우즈는 이후 메이저대회에서 번번이 우승 한 번 못하고 부진 속에서 계속 헤매다 최근에야 조금 회복의 기미를 보이고 있다. 아메리칸 드림의 표상이요 미국인의 영웅이었던 전 캘리포니아 주지사 아놀드 슈왈제네거의 추락은 그 중에서도 압권이었다. 그는 그 집에서 일하던 가정부와 간통을 하다 들통 나 전 세계적으로 개망신의 대명사가 되었다. 근엄하던 터미네이터의 위상은 온데간데없고 본부인에게 이혼당한 뒤 초라한 행색으로 다시 할리우드에 컴백해 영화판에서 쓸쓸히 노년을 보내고 있는 듯하다. 이들 기라성 같은 스타들이 그토록 위대했던 명성을 하루아침에 물거품으로 만들 것임을 뻔히 알면서도 그 끝없는 욕망의 연옥으로 하릴없이 빠져들고 마는 한심한 작태를 반복하고 있는 것을 보면, 남성이란 동물은 한 여성에만 결코 만족할 수 없는 본능적 욕구가 그 의지와는 무관하게 저 깊은 곳 어딘가에 이미 유전적으로 흐르고 있는지도 모르겠다.

카르멘은 여자인데도 이러한 기질이 있다. 물론 요즘에는 호스트바와 같이 여성고객을 상대로 한 남성접대부도 생기고, 여성의 성적 만족을 위한 남성매춘도 상당한 수준으로 증가하고 있다. 가치관의 다양화와 양성의 평등은 인간의 모든 분야로 계속 퍼지고 있는 것이다. 따라서 매매춘은 이미 남성이나 여성 어느 한 성만의 문제가 아닌, 인간의 보편적인 문제로 떠오르고 있다.

그러므로 일각에서는 이러한 성적 서비스를 제공하는 행위를 여타의 상행위와 동등한 것으로 간주하여 합법화함으로써, 매매춘에 종사하는 남녀나 이를 이용하는 남녀 모두가 부도덕이라는 죄의식의 굴레에서 벗어나 서로가 원하는 것을 마음껏 충족시킬 수 있도록 하자는 의견이 조심스럽게 제기되고 있다. 아무리 법과 도덕으로 규제를 해도 이 매매춘이라는 현상은 인간의 자유의 확대와 함께 기하급수적으로 증대되어 갈 수 밖에 없는 인간의 본능이므로, 타율적인 강압으로 제어하기보다는, 차라리 이를 아예 합법화하여 사회적 규범과 상식에 의해 자율적으로 통제되는 건전한 성생활의 하나로 양성화하자는 것이다. 일견 논리적으로 일리 있어 보이는 이 주장은 매매춘의 문제에 있어 여태껏 단 한 번도 실행해 보지 못한 유일한 대안이라고 한다(이상 매매춘에 대한 논의는 이성숙의 『매매춘과 페미니즘, 새로운 담론을 위하여』를 참조).

하지만 섣불리 이러한 견해에 동의하기가 쉽지는 않다. 너무도 복잡한 인간의 문제가 여기 얽혀 있기 때문이다. 무엇보다 먼저 인간에 대한 보다 본질적인 이해와 사랑에 기초한 사려 깊은 논의가, 모든 계층의 다양한 사람들이 참여한 가운데 충분한 시간을 두고 신중하게 이뤄져야 하지 않을까 생각한다. 매매춘의 문제를 너무 사회학적인 문제로만 접근할 것이 아니라 인문, 사회, 그리고 과학 전반의 근원적인 인간의 관점에서 봐야 하지 않느냐 하는 것이다.

철학자 러셀은 매매춘이 바람직하지 않은 이유로 그것이 인간을 수단으로 삼은 것을 든다. 쾌락을 위해 인간인 여성과 인간인 남성을 수단으로 삼았다는 것이다. 이는 칸트가 말한 바, 정언명령定言命令, Categorial Imperative을 떠올리게 한다:

"너 자신이나 다른 사람의 인격을 항상 목적으로 다루고 결코 수단으로 다루지 말라."
"너의 의지의 준칙이 항상 동시에 보편적 입법의 원리로서 타당할 수 있도록 행위하라."

나에겐 매매춘에 대해 이 이상의 결론이 있을 것 같지 않다. 어떠한 경우에도 우리는 인간을 수단으로 삼을 수 없다. 나의 행위가 항상 보편적 입법의 원리로 타당하도록 끊임없이 채찍질하지 않을 수 없다. 매매춘에 대해서도 이 준칙 하에 접근한다면 합리적인 해결책을 찾을 수 있을 것이다.

자유로운 사랑을 위해

원작 소설 속의 카르멘은 살인자인 아버지와 창녀인 어머니 사이에서 태어난다. 그리고 자신도 매춘부로 잡초처럼 아무렇게나 살아왔다. 밥 딜런의 대표곡 〈구르는 돌처럼 Like a Rolling Stone〉에는 다음과 같은 구절이 나온다.

"가진 게 아무 것도 없으면 잃을 게 아무 것도 없지(When you got nothing, you got nothing to lose)."

카르멘은 잃을 게 아무 것도 없었다. 그래서 구애될 게 없이 그렇게 살아 온 것이다. 그녀는 아무도 믿을 수 없다. 오직 그녀 자신만이 유일한 신앙이다. 그녀는 아무도 의지할 수 없다. 오직 자신만이 의지할 수 있는 유일한 안식처인 것이다.

카르멘도 한때는 호세를 사랑했으리라. 하지만 그녀에게 저돌적으로 집착하는 호세를 받아들일 여분의 공간이 그녀에겐 없다. 호세의 넘치는 사랑은 그녀를 질식케 할 뿐이다. 그녀의 유일한 안식처인 자유를 앗아갈 뿐이다. 카르멘에게 자유란 하나의 신앙이다. 아무리 지고한 사랑이라도 그녀에겐 하나의 속박에 불과할 수 있다.

하지만 호세의 마음은 카르멘으로 가득 차 있다. 그에게 사랑이란 어쩌면 소유의 대상일 뿐인지도 모른다. 비움으로써 오히려 더욱 충만해질 수 있다는 생각을 그는 상상조차 할 수 없다. 그의 마음은 오로지 사랑이란 강박관념으로 꽉 차있을 뿐이다. 다가서면 멀어지고 잡으려하면 날아 가버리는 사랑의 새를 이해할 길이 없다. 그 미묘한 심리학을! 그에겐 이제 절망적 질투만이 최후의 방어선이다.

"만세! 만세! 승리다!" 투우장 안에서 군중의 함성이 들려온다. 카르멘이 경기장으로 들어가려고 한다. 호세는 카르멘의 앞을 가로막는다.

호세 어디로 가려는가?
카르멘 날 내버려둬!
호세 환호를 받는 저 자가 너의 새로운 사랑인가?
카르멘 날 내버려둬! 날 내버려둬!
호세 카르멘, 절대 못 가. 너는 나를 따라야 헤!
카르멘 이것 놔, 돈 호세, 난 널 따라가지 않겠어!
호세 저 자를 맞으러 갈 건가? 말해봐! 그를 사랑하나?
카르멘 그래! 사랑해!
  내 죽는다 해도 다시 말하지, 나는 그를 사랑해!

투우장 안에서는 군중들의 함성이 하늘을 찌른다.

만세! 만세! 승리다!
황소가 쓰러졌다! 정통으로 심장이 찔렸다!
승리한 투우사에게 영광을! 승리다!

투우장에서 에스카미요에게 보내는 우뢰와 같은 박수 소리가 들려온다. 카르멘의 얼굴은 기쁨으로 빛난다. 카르멘은 에스카미요를 향하여 투우장으로 들어가려 한다. 호세가 그녀를 껴안고 막아선다. 카르멘이 저항하다가 힘이 부치자 호세의 얼굴을 할퀸다. 호세는 분노에 몸을 부르르 떤다.

호세　왜 나의 영혼은 구원받지 못하지?
　　　이 배신녀가 저자의 품에 안기어 나를 조롱하다니!

호세, 단검을 쥔다.

호세　너는 결코 못 가리라
　　　카르멘, 너는 나와 함께 가야해!
카르멘　안 돼! 싫어! 싫단 말야!
호세　협박하기도 지쳤어!
카르멘　좋아! 그렇다면 나를 죽이든지 가게 놓아 줘!

군중들의 함성이 또다시 하늘을 찌른다. "승리다! 승리!"

호세　마지막으로 말하겠다!
　　　나와 같이 가지 않겠나?

마지막 질문이다. 카르멘은 주저하지 않고 받아친다.

카르멘 그래! 싫어!

네가 준 이 반지 도로 가져가, 자!

카르멘은 호세가 준 반지를 빼서 땅바닥에 내동댕이친다. 그 반지는 어머니가 호세에게 준 것이다. 땅바닥에 굴러가는 어머니의 반지! 피가 거꾸로 흐른다. 분노에 이글거리는 호세의 눈동자! 그의 눈엔 더 이상 아무것도 보이지 않는다. 그는 카르멘에게 달려든다. 그리고 그녀의 복부를 찌른다. 날카로운 칼끝이 어여쁜 육신을 관통한다. 외마디 비명소리! 붉은 선혈이 바닥에 번져나간다. 카르멘은 축 늘어진다. 투우장 안에서 팡파르와 군중들의 함성이 들려온다.

투우사여 주의하라! 투우사여, 투우사여!
잊지 마라, 그대가 싸울 때면
검은 눈동자가 그댈 지켜보리니
사랑이 그댈 기다릴지니

호세는 망연자실 카르멘의 옆에 무릎을 꿇고 주저앉는다. 주위로 사람들이 몰려들고 호세는 이들을 향해 절규한다.

호세 날 잡아가시오. 내가 그녀를 죽였소!

아! 카르멘!

오! 카르멘!

오! 내 사랑!

호세에겐 달리 방법이 없었을 것이다. 그가 카르멘을 가질 수 있는 방법은 이것밖에. "내가 가질 수 없는 여자라면 그 누구도 가질 수 없다(If I can't have her, nobody can)."

사랑은 소유할 수 없다. 소유란 곧 죽음이다. 사랑의 소유란 자신과 상대를 죽음으로 몰고 갈 수밖에 없다. 진실한 사랑은 궁극적으로 자신과 사랑하는 사람을 자유롭게 하는 것이라야 할 것이다.

호세는 성실하고 착한 군인이었다. 카르멘은 자유로운 사랑을 추구하는 집시였다. 호세에겐 미카엘라 같은 여자가 제 짝이었고, 카르멘에겐 에스카미요와 같은 남자가 어울렸다. 하지만 카르멘은 호세를 유혹했고, 호세는 카르멘에 한없이 빠져들었다. 인간에겐 스스로 비극의 주인공이 되고픈 환상이 있는 걸까? 스스로 산화하면서까지 불꽃같은 사랑을 하고픈 치명적 갈망이 있는 걸까? 사랑이란 생명의 갈망인 동시에 죽음의 충동!

호세는 진실로 카르멘을 사랑했다. 하지만 호세의 마음엔 여백이 없었다. 카르멘에 집착하면 할수록 그녀는 더욱 호세에게서 더욱 멀어져 갔다. 날아가는 새처럼! 카르멘은 외친다.

"사랑하는 이들이여, 그대들이 사랑하는 사람을 자유롭게 하라!"

우리는 저 하늘의 별처럼 기적 같은 우연으로 사랑하는 사람을 만나 꿈처럼 사랑을 한다. 그리고 또 살을 에는 듯한 쓰라린 이별을 한다. 우리는 언젠가는 사랑하는 사람과 이별할 수밖에 없다. 백년해로를 한 그 사람과도 죽음이 갈라놓는 이별은 피할 수 없다. 하지만 삶의 한 모퉁이에서 진실로 사랑하는 사람을 만나, 그토록 아름다운 사랑을 나눴다는 애틋한 기억만은 모든 것을 초월해서 영원히 우리 곁에 살아 있으리라. 실연의 아픔을 간직한 이들이여, 위안 받으라!

- 끝 -

뒷풀이

　우리는 문명 속에서 자연의 몸을 가지고 태어났다. 하늘을 찌르는 빌딩 숲속에 벌거벗은 몸으로 온 것이다. 인간의 모든 고뇌와 환희는 이 단순한 사실로부터 비롯된 것이다. 우리 몸은 자연이지만, 문명은 우리에게 온전한 자연의 삶을 용인하지 않는다. 끊임없는 작위를 강요한다. 문명과 자연이 시시각각 충돌하는 갈등의 시공간이 바로 우리의 몸이다.

　자연(自然)은 스스로(自) 그러하다(然). 그때그때 상황에 따라 상응하여 최적으로 조율되는 자동제어 시스템이다. 우리 몸도 스스로 그러하다. 몸의 스스로 그러함을 우리는 본능本能이라고 부른다. 그 본능 중에서도 가장 원초적인 것, 그래서 우리 삶에서 결코 떼려야 뗄 수 없는 것이 바로 이 글의 테마 성性이다.

　몸은 자연이다. 그럼에도 불구하고 인간은 스스로 그러하게 살 수가 없다. 본능이 본래 능한 그대로 펼쳐질 수가 없다. 인간은 문명 속에서 살아가야만 하기 때문이다. 이러한 모순적 상황 때문에 본능은 자기 변신을 꾀할 수밖에 없다. 문명과의 절충과 타협을 통해 변용된 형태로 자신을 드러낸다. 스스로 그러한 본능인 성이 스스로 그렇지 않은 작위의 문명 속에서 천변만화하며 펼쳐내는 장대한 파노라마! 이것이 바로 이 글에서 드러내고자 했던 바로 그것이다.

카르멘은 자유로운 사랑을 추구한다. 누구나 그런 사랑을 꿈꾼다. 그러나 사랑은 완전히 자유로울 수는 없다. 그것은 이미 문명이라는 관계 속에서 형성되는 사회적 행위이기 때문이다. 완전한 자유란 나와 관계된 모든 것들을 단절할 때에만 얻어진다. 카르멘은 죽을 수밖에 없다.

우리는 항상 자유로운 사랑을 꿈꾼다. 하지만 그것은 환영일 뿐이다. 사랑이란 것 자체가 일정한 속박을 전제로 하는 것이기 때문이다. 인간은 속박을 싫어한다. 그런데도 우리는 사랑을 원한다. 왜? 그것은 본능의 부름이기 때문이다. 본능의 스스로 그러함이 우리를 사랑하지 않으면 안 되게 조종하고 있는 것이다. 주체적으로 판단하고 결행하는 듯이 보이는 인간의 모든 행위의 배후에는 이렇게 보이지 않는 손이 항상 이끌고 있다. 누군가 사랑을 이렇게 정의했다. '사랑이란 노예의 상태로 진입하는 감미로움'이라고.

사랑이 이렇게 본능의 그림자를 드리우고 있으므로 남녀의 사랑과 관련된 많은 행태는 동물들의 짝짓기에서 발생하는 여러 습성들과 닮은 데가 있다. 이 글의 많은 부분이 진화생물학과 사회생물학에서 소재를 끌어온 것은 바로 이 때문이다. 이와 같은 이론들로부터 사랑과 성에 관련된 다양한 인간의 행동양식을 알기 쉽게 설명할 수 있는 좋은 근거들을 얻을 수 있었다. 하지만 성과 관련된 인간의 많은 행위가 이렇게 자연에 근거함에도 불구하고, 그것만으로 인간의 성행동을 모두 다 합리화시켜주지는 못한다. 인간의 몸은 자연이지만, 그것이 담긴 장은 문명이기 때문이다.

동물은 몸과 마음이 모두 다 자연이다. 동물은 그래서 본능대로 살기만 하면 그만이다. 도덕에 눈치 볼 필요도 없고, 규범에 얽매일 필요도 없다. 발정기에 색욕이 동하면 적당한 파트너를 찾아 짝짓기를 하면 그만이다. 꼴리는 대로 살면 그 자체로 완결된다.

하지만 인간은 그렇게 살 수가 없다. 꼴려도 할 수 없는 상황이 훨씬 더 많다. 인간이 문명 속에서 사는 한, 이 모순된 상황은 영원히 해결될 수 없는 숙제이다. 그럼 어찌 해야 할까? 자연으로 돌아가야 할까? 이 괴물 같은 문명을 쟁기로 갈아엎지 않는 이상 우리는 결코 그럴 수 없다. 우리가 할 수 있는 유일한 방책은 이 모순된 상황에 적응하는 것이다. 이 한계상황을 당연한 전제로서 받아들이고 거기에서 실천적인 적응을 모색해야 한다.

성에는 정칙이 없다. 개별적인 적응의 모델만 있을 뿐이다. 어떤 사람은 게걸스럽게 성에 탐닉하지만, 어떤 사람은 그것에 그다지 관심이 없다. 어떤 사람은 언제 어디서고 하고 싶어 안달이지만, 어떤 사람은 절세의 미녀(또는 미남)가 벌거벗고 덤벼도 시큰둥하고 도덕적 훈계나 늘어놓는다. 이렇게 사람마다 다양한 스펙트럼이 성행동에 펼쳐지므로 아무도 일방적인 모델을 주장할 수는 없다.

성이란 각자의 능력에 따라 개별적 합의로 이루어가는 자율적인 과정이다. 성이란 그래서 자율의 게임이다. 이것은 관계가 완전히 단절되는 무차별적 자유와는 차원을 달리한다. 자율autonomy은 자유freedom와 다른 것이다. 자유는 속박하는 그 무언가로부터 벗어나는 수동적인 상태인 반면, 자율은 자기를 스스로 규제하는 자발적 훈련이다.

일부 급진적 성개방주의자들은 성의 해방을 외친다. 간혹 이들이 주장하는 바가 완전히 자유로운 쾌락의 추구와 그리 다르지 않음을 느낀다. 그것은 결국 성에의 탐닉이나 타락, 도착으로 흐르기 쉽다.

성에 대한 그릇된 도덕적, 종교적, 사회적, 정치적 억압으로부터 벗어나기만 하면 성의 해방이 이뤄질 거라는 것도 환상에 불과하다. 물론 우리는 모든 종류의 맹목적 터부로부터 해방되어야 한다. 하지만 성에 집착하고 얽매이는 바로 그 마음으로부터 온전히 해방되지 않는 한, 진정한 성의 해방은 결코 이뤄지지 않는다. 참된 성의 해방은 끝없는 자기규율의 실천적 삶을 통해서만이 이룩될 수 있는 엄격한 수신修身의 산물이다.

우리는 자유로운 성이 아닌, 자율적인 성을 창출해내야 한다. 스스로 정한 룰에 따라 협동적 쾌락을 창출하는 것, 그것이 비로 바람직한 성의 모습이라 할 수 있을 것이다.

우리들 마음 한 구석에는 항상 자유로운 사랑과 성의 환상이 있다. 그러나 카르멘은 도달할 수 없는 우리의 영원한 이상이다. 한 번쯤 그 환각에 취해 볼만은 하다. 그렇다 해도 자신만의 자유로움으로만 머물러서는 안 될 것이다. 그래서 나는 이렇게 말한다.

"사랑하는 사람들이여, 그대들이 사랑하는 이를 자유롭게 하라!"

끝으로 우리 마음을 정화하는 음악을 하나 들어보는 것이 어떨까? 카치니Giulio Caccini, 1551~1618의 〈아베 마리아〉 같은 것으로.

카치니 아베마리아: blog.naver.com/docj624

참고문헌 및 자료

- 존 스파크스 저, 김동광, 황현숙 공역, 『동물의 사생활』(서울: 까치글방, 2000), p.59~60, 62~70, 76~80, 146~147, 225, 249~253, 261
- 도올 김용옥, 『건강하세요 I』(서울: 통나무, 1998), p.138~146, 157~323
- 도올 김용옥, 『여자란 무엇인가』(서울: 통나무, 1987), p.101~175, 162~164, 210~221
- 리처드 도킨스 저, 홍영남 역, 『이기적 유전자』(서울: 을유문화사, 2003), p.22~23, p.37~48
- 버트런드 러셀 저, 김영철 역, 『결혼과 성』(서울: 간디서원, 2004), p.302~308
- Vander, Sherman, Luciano, Human Physiology, 6th edition, McGraw Hill, 1994, p.653~656, 663~671
- 맬컴 포츠, 로저 쇼트 공저, 최윤재 역, 『아담과 이브 그 후』(서울: 도서출판 들녘, 2004), p.55, 58, 60~61, 64, 97, 98~99, 119, 124~125, 411, 477
- 제러드 다이아몬드 저, 임지원 역, 『섹스의 진화』(서울: 사이언스북스, 2005), p.32, 37~40, 53, 129~176, 205~244, 272~279
- 로버트 라이트 저, 박영준 역, 『도덕적 동물』(서울: 사이언스북스, 2003), p.144, 157~158, 162, 167, 191, 204
- 데이비드 버스 저, 이상원 역, 『위험한 열정 질투』(서울: 추수밭, 2006), p.27~35, 55~67, 39~40, 87~120
- 나일즈 엘드리지 저, 김원호 역, 『우리는 왜 섹스를 하는가』(서울: 조선일보사, 2004), p.140~184

- 프란츠 부케티츠 저, 김영철 역, 『사회생물학 논쟁』(서울: 사이언스북스, 2002), p.23~49
- 캘빈 S. 홀, 버논 J. 노드비 공저, 김형섭 역, 『융 심리학 입문』(서울: 문예출판사, 2006), p.60~78
- 데이비드 프리드먼 저, 김태우 역, 『막대에서 풍선까지 남성 성기의 역사』(서울: 까치글방, 2003), p.12~16
- 이제마, 『동의수세보원』(서울: 행림출판, 1993), p.137
- 2004년 2월 17일자 JOINS CNN 한글뉴스
- 도올 김용옥, EBS TV강의 「논술세대를 위한 철학교실」, 2006. 7. 18. 방영분
- 이싱숙, 『매매춘과 페미니즘, 새로운 담론을 위하여』(서울: 책세상, 2005), p.15~134
- 이혜숙, 손우석 공저, 『한국대중음악사』(서울: 리즈 앤 북, 2003), p.315~435
- 앤서니 서머스, 「마릴린 먼로 죽음의 미스터리」, 『리더스다이제스트』 12월호(서울: 두산잡지BU, 2006), p.141~154
- 한경식, 『The Beatles Collection』(서울: 친구미디어, 2001), p.241
- 유형종, 『불멸의 목소리 2』(서울: 시공아트, 2006), p.156~170
- 딜런 에번스 저, 오스카 저레이트 그림, 이충호 역, 『진화심리학』(서울: 김영사, 2003), p.40~45, 124~136
- 리차드 아피냐네시 저, 오스카 저레이트 그림, 박지숙 역, 『프로이트』(서울: 김영사, 2002), p.13, 36, 132, 155
- 매기 하이드 저, 마이클 맥귀니스 그림, 방석찬 역, 『융』(서울: 김영사, 2002), p.63~65, 97~100

- 이용숙,『오페라, 행복한 중독 아이다에서 서푼짜리 오페라까지』(서울: 예담, 2003), p.340~342
- 프로스페 메리메 저, 편혜원 역,『카르멘』(서울: 한숲, 2004), p.39~40, 79
- 『최신명곡해설전집 21』 오페라Ⅲ(서울: 세광음악출판사, 1991), p.115~117
- 공연 실황 영상물(VCR): Agnes Baltsa (mezzo-soprano), José Carreras (Tenor), James Levine (Conductor), Georges Bizet, Opera 〈Carmen〉, The Metropolitan Opera Orchestra and Chorus (1987)
- 공연 실황 영상물(DVD): Maria Ewing (Soprano), Luis Lima (Tenor), Zubin Mehta (Conductor), Georges Bizet, Opera 〈Carmen〉, The Orchestra Of The Royal Opera House (1991)
- 공연 실황 영상물(DVD): Anne Sofie Von Otto (mezzo-soprano), Marcus Haddock (Tenor), Philippe Jordan (Conductor), Georges Bizet, Opera 〈Carmen〉, London Philharmonic Orchestra (2002)
- 이덕희,『세기의 걸작 오페라를 찾아서』(서울: 이마고, 2005), p.308~311
- 박종호,『불멸의 오페라 Ⅱ』(서울: 시공사, 2007), p.461~468
- 박종호,『박종호에게 오페라를 묻다』(서울: 시공사, 2007), p.86~119
- 레슬리 오레이 저, 류연희 역,『오페라의 역사』(서울: 도서출판 동문선, 1990), p.195~197
- 최유덕 편,『새 임상산과학』제2판(서울: 고려의학, 2001), p.566~578
- 한방여성의학편찬위원회,『한방여성의학Ⅰ』(서울: 도서출판 정담, 2007), p.59~73
- 섭덕휘 편찬, 최형주 해역,『원본 素女經』(서울: 자유문고, 2005), p.40~41, 112~113, 257~259

- 옐토 드렌스 저, 김명남 역, 『버자이너 문화사』(서울: 동아시아, 2007), p.63, 130~144, 151~152, 285~288, 299, 302~313, 317, 330~331
- 도올 김용옥, 『요한복음강해』(서울: 통나무, 2007), p.231~233
- 카르멘 대사 참조 사이트, www.aria-database.com/translations/carmen.txt
- 이동진 편역, 『지혜의 보물창고 세계의 명언 2』 (서울: 해누리. 2009) p.101, 102, 306, 754
- 이동진 편역, 『지혜의 보물창고 세계의 명언 1』 (서울: 해누리. 2009) p.364, 365
- 기타 포털 사이트 네이버, 다음, 야후, 구글, 유튜브 등의 검색 서비스

주석원

여수 출생. 1981년에 순천고등학교를 졸업하고, 1988년에 고려대학교 공과대학 기계공학과를 졸업했다. 3년가량 대기업과 공기업에서 직장생활을 한 후 한의학에 뜻을 품고 사직, 학력고사를 치르고 1993년 동신대학교 한의과대학에 입학, 6년여의 한의학 과정을 마쳤다. 졸업 후 도올한의원 원장으로 재직하면서 도올 김용옥선생님으로부터 8체질의학을 사사받았으며, 현재에는 잠실(신천역)에 주원장한의원을 개설, 임상 및 8체질의학의 연구에 매진하고 있다. 다른 한편으로 가요, 팝, 락, 재즈, 국악, 클래식 등 다양한 장르의 음악을 접해오다 최근 오페라에 심취하면서 급기야 오페라〈카르멘〉의 매니아가 됐다.

저서로는 『8체질의학의 원리』(2007), 『몸의 원리 8체질이야기』(2008), 『나의 체질은 무엇인가』(2009), 『체질식건강법』(2010), 『8체질다이어트』(2012)가 있다.